药学概论

Introduction of Pharmacy

张庆柱 主 编

山 东 大 学 出 版 社

《药学概论》编委会

主　编　张庆柱

编　者　（按编写章节顺序排列）

张庆柱（药理学）

方　浩（药物化学）

崔慧斐（生物药学）

黄桂华（药剂学）

王唯红（药物分析学）

韩秀珍（药理学）

孙淑娟（临床药学）

赵丽霞（临床药学）

左根永（药事管理学）

内容简介

本书主要供药学专业继续教育网络教学使用，也可作为高等学校药学、临床药学及其他相关专业本科生的教科书或学习参考书。本教材的特点是，针对药学教育的培养目标，本着跨越学科、通俗易懂、深入浅出和融会贯通的方针，从应用和实践出发，将大药学各学科的相关知识融为一体，系统讲述药学的基本概念、性质、内容、学科构成及发展前景，作为入门教材，引导后期课程的学习。本教材的知识单元包括：药学的性质与任务、化学药物、生物药物、生物药剂学与药动学、体内药物分析与治疗药物监测、药物的作用与药效学、受体理论与构效关系、影响药物效应的因素、特殊群体的临床用药、遗传药理学与个体化给药、时辰药理学与临床合理用药、药品不良反应监测与药物警戒、联合用药与药物相互作用、抗菌药物的合理应用、药物滥用与药物依赖性、药事管理学和药物经济学，共17章。每章正文后附有“思考题”和“阅读材料”或“案例讨论”，联系主要内容，提示学习重点。全书约50万字左右，可供教学24～48学时。

前 言

《药学概论》是为药学继续教育而编写的一本药学综合类教材，主要供药学专业网络教学使用，也可作为高等学校药学、临床药学及其他相关专业本科生的教科书或学习参考书。本教材的特点是，针对药学教育的培养目标，本着跨越学科、通俗易懂、深入浅出和融会贯通的方针，从应用和实践出发，将大药学各学科的相关知识融为一体，系统讲述药学的基本概念、性质、内容、学科构成及发展前景，作为入门教材，引导后期课程的学习。

药学继续教育主要面向药店以及基层医院的广大从业人员，他们的学历层次较低，专业知识匮乏，有一些甚至是非药学专业人士涉足药学领域的工作。网络培训目的是使他们保持良好的职业道德，以病患者和消费者为中心，提高专业知识水平和业务能力，适应药学服务的需要，保障公众用药安全、有效、经济、合理。本书构建新的课程体系，内容设置特色鲜明，与现有的《药学概论》教材不同，不是以传统的二级学科介绍方式描绘药学学科，而是突出药学知识和能力的综合性要求，强调药学与生命和健康的关联性，重在药学临床实践和药物应用。本教材的知识单元包括：药学的性质与任务、化学药物、生物药物、生物药剂学与药动学、体内药物分析与治疗药物监测、药物的作用与药效学、受体理论与构效关系、影响药物效应的因素、特殊群体的临床用药、遗传药理学与个体化给药、时辰药理学与临床合理用药、药品不良反应监测与药物警戒、联合用药与药物相互作用、抗菌药物的合理应用、药物滥用与药物依赖性、药事管理学和药物经济学，共 17 个章节的基本知识。每章正文后附有“思考题”和“阅读材料”或“案例讨论”，联系主要内容，提示学习重点。以使学生在进入专业课程学习之前，对药物知识与药学职业特点有一全面的大致了解，有助于学生把握学习的方向和目标，清晰地看到未来所从事的工作内容，培养其“统揽全局，综合思维”的专业素质。

参加本书编写的人员均为山东大学药学院和附属医院各专业课程的任课教师，具有多年从事教学和培训工作的经验。编写工作受到国家卫计委培训部门和有关专家的启发与指导，分管继续教育的张建副院长进行了精心组织并给予大力支持，主编、编写人员与山东大学(继续)网络教育学院及山东大学出版社通力合作，基本达到了预期目标，在此一并表示真诚的谢意。书中疏漏和不足之处在所难免，还请药学界同行赐教，广大师生提出批评意见，教学相长，与时俱进，共同提高。

张庆柱

2015 年 5 月

目　录

第一章
药学的性质与任务

一、药物与药学

（一）药物

药物（drug）是指能影响机体生理、生化和病理过程，用于治疗、预防、诊断疾病和控制生育的化学物质。我国临床应用的药物有西药和中药两大类。

1. 西药（western drug）　也称现代药（modern drug），即化学药品（chemicals），包括天然物质的有效成分，人工合成、半合成品及生物制品（biological products 或 biologicals）。

(1)自然界的天然产物：是指在现代医药理论指导下，由天然物质中提取或者通过发酵提取的新的有效单体及其制剂。如吗啡（morphine）、阿托品（atropine）、奎宁（quinine）、肝素（heparin）等。

(2)合成化合物：通过合成或者半合成的化学方法制备的药用物质及其制剂。如麻黄碱（ephedrine）、尼可刹米（nikethamide）、磺胺药（sulfonamides）、氯霉素（chloroamphenicol）等。

(3)生物技术产品：是应用普通的或以基因工程、细胞工程、蛋白质工程、发酵工程等生物工程技术获得的微生物、细胞及各种动物和人源的组织和液体等生物药品。如胰岛素（insulin）、白介素-2（interleukin-2，IL-2）、干扰素类（interferons，IFNs）、肿瘤坏死因子-α（tumor necrosis factor-α，TNF-α）等。

2. 中药（Chinese herbs）　或称传统药（traditional Chinese medicine），是指依据中医学理论和中医临床经验，应用于医疗保健的单味药或复方药物。按其来源可分为植物（中草药）、动物、矿物质药物。但不同于一般天然药物，其基本特性是遵循中医理论来使用。

（二）毒物

毒物（poison 或 toxicant）是指损害机体的一类化学物质。毒物与药物之间并无绝对的界线,绝大多数药物都有一定的毒性。毒物使用恰当可治疗疾病,是为药物,药物用之不当引起毒性而成为毒物,两者仅存在着剂量的差别。

(三)药学

药学(pharmacy)是以现代化学、医学为主要理论指导,研究、开发和生产用于治疗疾病和预防疾病药物的一门科学。那么如何理解药学与化学和医学的关系呢?

1.化学是基础　人体是由物质组成的,物质的本身是化学的。有生命的机体功能的正常维持是由于体内特定的化学物质间的反应并不断处于动态平衡来完成的。特定物质间的平衡被打破,正常的生理功能受到影响,产生病理状态。也就是说,机体的正常生理状态的保持和病理状态的产生都是有其物质基础的,即机体内化学反应的不断持续或失去平衡的结果。而药物就是通过维持或干预这些化学反应来达到治疗的目的。

2.临床医学为指导　由于药物是用于防病、治病的物质,因此药物的发现一定是在疾病的发现之后,否则药物就失去了其本身的意义。由此可见,药学是化学和医学间的桥梁学科。一个优秀的药物学家往往同时具备深厚的化学基础和丰富的医学知识。

(四)药学二级学科

药学主要包括6个主干学科:药物化学(medicinal chemistry)、药理学(pharmacology)、药剂学(pharmaceutics)、生药学(pharmacognosy)、药物分析学(pharmaceutical analysis)及微生物与生化药学(microbiology & biochemical pharmacy)(见图1-1)。

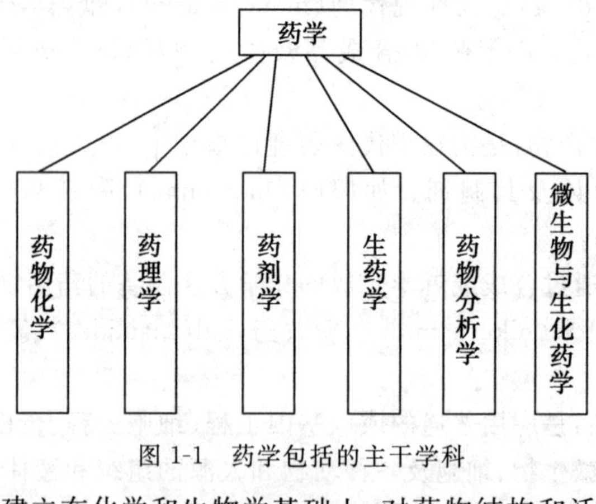

图1-1　药学包括的主干学科

1.药物化学　是建立在化学和生物学基础上,对药物结构和活性进行研究的一门学科。研究内容涉及发现、修饰和优化先导化合物(lead compound),从分子水平上揭示药物及具有生理活性物质的作用机理,研究药物及生理活性物质在体内的代谢过程。药物化学是一门发现与发明新药、合成化学药物、阐明药物化学性质、研究药物分子与机体细胞(生物大分子)之间相互作用规律的综合性学科,是药学领域中重要的带头学科。

2.药理学　是研究药物与机体之间相互作用机理和规律的一门学科。包括药物和机体两个方面,而且是两者(药物小分子和生物大分子)之间的相互作用。因此药理学研究包括药物效应动力学(pharmacodynamics,简称药效学)和药物代谢动力学(pharmacokinetics,简称药动学)两个方面。药效学主要研究药物对机体的作用及其规律,阐明药物防治疾病的机制。药动学主要研究机体对药物处置的过程,包括药物在机体内的吸收、分布、生物转化(代谢)和排泄四个基本过程,以及血药浓度随时间而变化的规律。

3.药剂学　是研究药物配制理论、生产技术以及质量控制合理利用等内容的综合性应用技术学科。其基本任务是研究将药物制成适宜的剂型,保证以质量优良的制剂满足医疗卫生工作的需要。由于方剂调配和制剂制备的原理和技术操作大致相同,将两部分合在一起论述的学科,称药剂学。现代药剂学有很大发展,还包括生物药剂学(biopharmaceutics)、物理药剂学(physical pharmaceutics)、化学药剂学(chemical pharmaceutics)、工业药剂学(industrial pharmaceutics)等。

4.药物分析学　是运用物理学、化学、物理化学、生物学和微生物学等的方法和技术,研究药物的定性和定量分析,药物的质量控制和新药开发研究的一门科学。涉及的研究范围包括药品质量控制、临床药学(clinical pharmacy)、中药与天然药物分析、药物代谢分析、法医毒物分析、兴奋剂检测(dope test)和药物制剂分析等。目前,药物分析学不再仅仅局限于对药物进行静态的质量控制,而是发展到对制药过程、生物体内和代谢过程进行综合评价和动态分析研究。

5.微生物与生化药学　目前倾向于更名为"生物制药科学"(biophamaceutical sciences),是一门以先进的分子生物学技术如DNA重组技术(recombinant DNA technology)、分子克隆技术(molecular cloning techniques)和生物化学技术(biochemical technology)来研究生化药物的一门新的学科。研究内容主要包括基因克隆(gene cloning)、表达、载体构建、在真核细胞和原核细胞中的高效表达、表达蛋白质的分离纯化、生物学活性和药效学作用的研究。同时,也研究一些趋化蛋白受体(chemokine receptor)的表达,结构与功能及与一些疾病的关系。

二、药学的起源与发展

(一)中药药学

药物学(materia medica)是在人们寻找和发现药物的基础上发展而来的。中华民族应用中草药的历史可追溯到五六千年以前,是从人们尝试各种食物时遇到毒性反应,寻找解毒药而开始的,这是药物发现的最初阶段。此后,人类在数千年文明史发展过程中逐渐认识和发现了许多天然药物,在防治疾病的历史上起到了巨大作用,取得了辉煌成就。

我国使用天然药物历史悠久,古有神农尝百草之说,商代有伊尹用药草为汤液的记述,《诗经》记载药物50余种,《山海经》(公元前770～公元前221年)记载药物139种。秦汉三国时期(公元前221～公元265年)的《神农本草经》记载药物365种,其中不少药物沿用至今。唐代显庆四年(公元659年)出版的《新修本草》是我国第一部政府颁发的药典,收载药物884种。宋代《证类本草》记载药物1445种。明代医药学家李时珍倾其毕生精力,广收博采,历时28载,三易其稿,于公元1596年完成了《本草纲目》这一巨著,成为药物学的集大成者。全书约190万字,共52卷,收载药物1892种,方剂11000多条,插图

1160 幅,已译成英、日、俄、法、德、朝及拉丁七种文字,在世界药学史上影响极大。清朝赵学敏于 1765 年发表了《本草纲目拾遗》,共 10 卷,载药达到 2813 种。晚清吴琪睿在 1848 年编写了《植物名实图考》,收药 1714 种。中华文明史上的伟大先人,为药物学的发展作出了杰出贡献,也为现代药学(modern pharmacy)提供了大量有用的知识和需要进一步研究的课题。

20 世纪 20～40 年代,我国学者陈克恢(Chen K. K.)在协和及留美期间,对中药麻黄进行了化学成分和药理作用的研究,发现麻黄的主要化学成分是"生物碱",即麻黄碱,属拟肾上腺素药,具有兴奋心脏、收缩血管、平喘等作用,是中药现代化研究成功的范例,也将古老悠久的中医药学与现代的西方医药学有机融合起来。随后相继被研究的中药有当归、草乌、延胡索、防己、浙贝母、川贝母、黄花夹竹桃、三七、川芎等,形成了延续至今的中药药理研究思路,即从天然药材中提取其化学成分,通过饰选确定其药效,与植物药的研究思路相似。

新中国成立后,国家重视、提倡、支持对中药进行药理研究,标志性成果有丹参、川芎、冠心Ⅱ号方的活血化瘀、延胡索的镇痛镇静、橘梗及满山红的祛痰镇咳等,发现和确定了一些中药的有效成分,如小檗碱(berberine)、苦参碱(matrine)、川芎嗪(ligustrazine)、丹参酮(tanshinone)、葛根黄酮(puerarin)、麝香酮(muscone)等。特别是从中药菊科植物黄花蒿中提取的青蒿素(artemisinin),是一种含有过氧基团的倍半萜内酯化合物(sesquiterpene lactones),具有高效低毒的抗疟疾作用,是中国发现、国际公认的为数不多的Ⅰ类新药之一,被世界卫生组织(World Health Organization,WHO)批准为全球范围内治疗脑型疟疾(encephalic malaria)和恶性疟疾(falciparum malaria)的首选药物,并在其基础上合成了多种衍生物,如双氢青蒿素(dihydroartemisinine)、蒿甲醚(artemether)、青蒿琥酯(artesunate)等。总之,中医药学已成为我国传统文化的宝库,是四大国粹之一。在今后相当长的一段时间内,如何将中药研究现代化仍是当代药物学家们面临的重大课题。

(二)现代药学

现代药学产生于 19 世纪初,与现代科学技术的发展密切相关,是随着化学、生物学、实验医学及生理学的发展而发展起来的。吗啡的成功分离是现代药学开始的一个里程碑,而以生产奎宁为主开设的药厂则是现代制药工业的鼻祖。

1803 年,德国药师 Serturner 从阿片中提取吗啡,用狗做实验证明有镇痛作用。1818 年分离出番木鳖碱(士的宁,strychnine),1823 年从金鸡纳树皮中分离出奎宁,1833 年从颠茄及洋金花中提取得到阿托品。法国 Magendi(1819 年)和 Bernald(1856 年)用青蛙做实验,分别确定了士的宁作用于脊髓,筒箭毒碱(tubocurarine)作用于神经肌肉接头。德国 Buchheim 及 Schmiedberg(1832～1921 年)创立了实验药理学(experimental pharmacology)。英国 Langley(1878 年)根据阿托品和毛果芸香碱(pilocarpine)对猫唾液分泌的拮抗作用提出了接受物质(receptive substance)的概念,为受体学说(receptor theory)的建立奠定了基础。据记载,仅在 1805～1835 年的 30 年间即有约 30 种重要的有效成分被分离出来,这种分离天然药物有效成分的热潮一直持续到 20 世纪初,可以划为药学发展的第一阶段。

1909 年，德国 Ehrlich 合成胂凡纳明（arsphenamine，606），并发现其能治疗锥虫病（trypanosomiasis）和梅毒（syphilis），从而提出受体（receptor）学说。以此为开端，药物合成的兴起标志着药学发展进入第二阶段。一直到 1935 年，德国人杜马克（G. Domark））发现磺胺类可治疗细菌感染，则是一个标志性的成就。1940 年，英国人弗洛里（Florey）和钱恩（Chain）在弗莱明（Fleming 1928 年）研究的基础上，从青霉菌培养液中分离出青霉素（penicillin），开创了抗感染化学治疗学（chemotherapy）的先河。虽然青霉素和链霉素（streptomycin）等产自微生物，但有机化学在两种药物的生产中也发挥着重要作用。随着合成药物的发展，药物化学也从普通有机化学中分离出来而形成一门独立的学科。同时化学与医学产生了汇合，对药物作用及其机理的研究也深入到细胞水平。

药学发展的第三阶段始自 20 世纪中叶。在合成药物大量上市的同时，生物化学取得了巨大的进展。至 20 世纪 30 年代，大多数维生素（vitamins）已分离成功，并发现了胰岛素；40 年代，肾上腺素（adrenaline 或 epinephrine）、皮质激素（cortical hormones）等激素研究形成高潮，而且糖代谢、脂肪代谢、蛋白质代谢、能量代谢等基本动态变化过程也相继得到阐述。这就吸引人们更进一步去研究体内活性物质及其功能，因而在体内活性物质基础上形成了一系列激素、维生素及其类似药物，同时也为在分子水平上研究药物奠定了基础。

20 世纪 70 年代以来进入药学研究的第四阶段。由于自然科学各学科的蓬勃发展，特别是分子生物学的兴起，以及新技术、新方法在药学研究中的应用，药物学家将医学、化学、生物学三者紧密结合，研究体内调控过程，从整体直达分子水平，使药学得到空前发展，这一时期可称为生物药学时期。突出表现在新药层出不穷，老药发现新用途。现在临床上广泛使用的几大类药物都是在这一时期研制开发的，如 β 内酰胺类（β-lactams）抗生素、喹诺酮类（quinolones）抗菌药物、抗组胺药（antihistamines）、镇痛药（analgesics）、抗精神失常药（agents against psychiatric disorders）、抗癌药（anti-cancer drugs）等，尤其是 β 受体阻断剂（β-blockers）、钙通道阻滞剂（Ca^{2+} channel blockers）和血管紧张素转化酶抑制剂（angiotensin converting enzyme inhibitors，ACEIs）等，以及小剂量阿司匹林（aspirin）预防心脑血管栓塞性疾病，在临床治疗学中发挥着极其重要的作用。

目前，药学各学科随着相关学科不断发展变化和交叉渗透，逐渐发展成具有基础知识、基本理论和大量实验手段的重要学科。

1. 药物化学　根据受体等靶点的定量构效关系研究，由过去的随机、逐个、多步骤的液相合成发展到计算机辅助设计、定向一步固相合成药物的组合化学阶段，大大提高了新药研究的速度和命中概率。

2. 药理学　对新药的筛选已发展到高质高效的机器人筛选（高通量筛选，high throughput screening，HTS）；对药物作用机理研究从整体、器官水平发展到细胞水平、分子水平、量子水平。

3. 药剂学　由一般制剂发展到缓释（slow release）、控释（controlled release）、速释制剂（immediate release formulation），以及靶向制剂（targeting preparation），纳米制剂（nano preparation），极大地提高了药物的生物利用度（bioavailability）以及治疗效果，降低了不良反应（adverse drug reaction，ADR）；在生物药动学理论指导下，由以工艺为主到

与生物效价相结合。

4.药物分析学　从化学比色(chemical colorimetry)到高效液相色谱(high-performance liquid chromatography,HPLC)、气相色谱(gas chromatography,GC)、质谱(mass spectrometry,MS)及其联用,药物分析的灵敏度不断提高;体内药物及代谢物(metabolites)分析的兴起与发展,提升了临床药物治疗学水平以及新药研发速度。

5.微生物与生化药学　借助现代生物技术的发展进步更快,从基因水平上研究与开发药物已成为现实。近三十年来,应用DNA重组技术生产基因工程药物异军突起,如重组链激酶(recombinant streptokinase)、人胰岛素(human insulin)、人生长素(human growth hormone)、干扰素类及白介素类(interleukins)、等,极大地加快了新药上市的速度,降低了生产成本。目前国际上已取得的生物技术研究成果有60%以上集中在医药工业,这种趋势仍将延续,会有更多的生物制品被研制和开发,用于临床治疗。

三、现代药学的性质和任务

(一)研究新药

药物和药学的发展,对人类平均寿命的延长、生活质量的提高功不可没,而且随着社会的进步,人们对药物的要求会越来越高,需要科学家不断去研究和开发疗效更好、不良反应更小的药物。

1.已有药物的不良作用,常用药物引起的机体耐受性(tolerance)和病原微生物产生的抗药性(resistance)等问题。例如,青霉素的发现带动了抗生素(antibiotics)的研究与发展,现在一般的细菌性感染不会构成对人类生命的主要威胁。但由于对人体的一些严重不良反应以及细菌出现抗药性,迫使人们研究新型抗菌药物,如头孢菌素类(cephalosporins)、喹诺酮类等。

2.新的疾病的出现,如艾滋病(acquired immune deficiency syndrome,AIDS)、疯牛病(mad cow disease 或 bovine spongiform enceohalopathy,BSE)等;疾病谱的变化和扩大,原有的非致命性疾病上升为主要致命疾病,如心血管疾病(angiocardiopathy)、肿瘤(tumors)、糖尿病(diabetes mellitus)、神经退行性疾病(neurodegenerative diseases)等;另外,原有不为人类所关注的小病及不适也成为影响人类生命质量的重要问题,如消化性溃疡(peptic ulcer)、胃肠动力障碍(gastrointestinal motility dysfunction)、焦虑(anxiety)等,也需要研究和开发针对性更强、疗效更高的新药。

(二)阐明药物作用机制

一种药物治疗疾病是通过怎样的途径,作用于哪一个部位或酶、受体而发挥作用？这是药理学工作者需要解决的问题。确定药物发挥治疗作用及产生不良反应的机制,则更有利于高效低毒药物的研究与开发。如一些非甾体类抗炎药(non-steroid anti-inflammatory drug,NSAID),具有诱发消化性溃疡的不良反应,其机制是抑制了机体前列腺素合成酶(prostaglandin synthetase 或环氧合酶,cyclooxygenase,COX)中 COX_1 和 COX_2 而发挥其解热镇痛抗炎作用。研究表明，只抑制 COX_2 则不但保留原作用，并可以大大减低诱发溃疡病的不良反应。

（三）开发新型制剂

一个药物发现之后，并不能直接用于临床，这其中有许多因素，如用药是否方便，药物能否吸收，药物何时能起作用等等，因此，要进行制剂学方面的研究。各种剂型有其独特的应用价值，如片剂服用方便，其中包括控释、缓释、速释的片剂；需要快速起效，口服不能被吸收，或易被破坏者可制成针剂进行肌内注射或静脉注射。此外还有冲剂（electuary）、糖浆剂（syrup）、贴膏剂（emplastrum）、搽剂（liniment）、气雾剂（aerosol）、滴鼻剂（nasal drops）、栓剂（suppository 或 turunda）、丸剂（pills）、散剂（pulvis）等等，都有其特定的用途和优点。

（四）控制药品质量

在药学领域中，有一个非常重要的分支即药品的质量控制，它包括：①药物含量的控制，研究和应用有效、灵敏、简便的方法控制药物的含量，使用药控制在一个安全有效的范围内。②药物杂质性质的确定和含量的控制，以减少不必要的不良作用。③实施这些方法，有效地监控药品质量。

（五）提高用药水平

在我国，医院的医疗与药学服务长期处于分离状态，缺乏学科间的相互融合，医生侧重于医疗、诊断、手术，对药物的规范应用缺乏了解或关注度不够；而药师则由于本身知识结构的局限性，难以在临床合理用药方面发挥应有的作用。随着我国医疗卫生体制改革开放的深入进行，新药的研制、开发、上市速度的加快，国外进口药品品种的增多，导致临床用药混乱，药物资源浪费，不良反应增加，使临床合理用药问题愈加突出，成为目前医疗体制和医院服务中急需解决的重要问题。

在医院从事临床药学工作的临床药师（clinical pharmacist），必须具备丰富的药学、医学专业知识，才能真正与临床医师“对话”，参与药物治疗方案的设计与实施，协助临床医师选药和合理用药，提高医疗质量，更好地为患者服务。如何培养高水平的临床药师，解决“药学监护（pharmaceutical care）”和“药事服务（pharmaceutical services）”这一瓶颈问题，成为药学工作的一项重要内容和紧迫任务。

（六）规范药品管理

药品作为一种特殊的商品，在具有一般商品可以购买的性质的同时，由于使用不当会直接引起一些不可挽救的后果（包括中毒死亡），因此又有其特殊性。药品同时也是一种高科技产品，需要具有医药知识同时又有经济学（市场）理论的人去从事它的营销工作，因此，药物经济学应运而生。

由于药品的特殊性，使得社会对其从研究、生产到使用的一系列管理办法倍加关注，因而就有了药事管理学。当今世界许多国家对新药研究做出的种种严格规定，是以临床上人类所得到的惨痛教训和高昂代价换来的，比如反应停事件（thalidomide incident）。目前，药物从研究到使用的各个环节都有严格的规范，如药品的临床前研究规范（good laboratory practice，GLP），临床研究规范（good clinic practice，GCP），生产规范（good manufacture practice，GMP），销售规范（good selling practice，GSP）等。

四、临床药学

（一）临床药学的概念

临床药学是以患者为对象研究药物及其剂型与病体相互作用和应用规律的综合性学科，旨在用客观科学指标来研究具体患者的合理用药。以患者为对象，是指为适应复杂多变病情的防治需要，运用药剂、药理等专业知识，密切结合临床患者的状况，摸索用药规律，监测用药过程。核心问题是最大限度地发挥药物的临床疗效，确保患者的用药安全与合理。

临床药学的研究范围包括药效学、药动学、生物药剂学、药物治疗学（pharmacotherapy）等方面。药效学研究药物对机体的作用、药物相互作用及药物作用于机体的机制；药动学研究是通过测定体内药物浓度及其变化，应用数学方程式求出药动学参数，从而定量地描述药物在体内吸收（absorption）、分布（distribution）、代谢（metabolism）及排泄（excretion）的变化情况；生物药剂学是研究在合理服用的前提下对药物剂型进行设计，按照药物在体内释放和被吸收的速度，提出科学的剂量和用法。上述三个方面的内容往往是相互交叉和相互渗透的。目前对药物作用质量的评价已发展到在测定血药浓度、尿药浓度及溶出速率等方面指标的基础上来进行评定。

临床药学是随着医药科学的发展而兴起和发展的。随着实践的发展，人们逐渐认识到药物的疗效与药物的成分、配方和剂型等之间的密切相关，因此逐渐从过去片面重视药物体外物理、化学、含量、不纯物质质量项目，重点转向最终用药对象患者方面。药学工作人员必须与临床工作人员相结合，才能提高药物治疗效果，所以说临床药学也是现代药学与临床医学密切结合的产物，是医药实践和社会发展的必然结果。

（二）临床药学与临床药理学的关系

临床药学和临床药理学（clinical pharmacology）在我国均是 20 世纪 80 年代随医药科学的发展而新兴的两门学科。它们都有自己特定的内容和实践范围，而又互相交叉。

1. 临床药理学　是研究药物和人体间相互作用及其规律的一门学科，是药理学联系临床医学的桥梁，是药理学与临床医学结合的产物，也是药理学研究的最后综合阶段，故仍属药理学范畴，是药理学的一个分支。临床药理学通过运用药理学的基本理论和方法及生物医学知识来研究药物在人体内的作用规律，进而阐明药动学、药效学、药物不良反应及相互作用，从而为新药剂型的有效性与安全性的评价提供科学依据，为科学用药提供指导。它的基础是临床药效学（clinical pharmacodynamics）、临床药动学（clinical pharmacokinetics）及毒理学（toxicology），吸收和利用相关学科的进展，使基础理论与方法直接用于临床，并通过临床试用评价新药的疗效与毒性，为研制开发新药及提高治疗水平服务。

2. 临床药学　是以患者为对象，研究合理、有效与安全使用药品的一门学科，是现代药学与临床相结合的产物。它利用多学科的理论和成果，包括物理学、化学、药物化学、生物化学、生物药剂学、临床药理学、临床医学和治疗学，结合患者的具体情况，研究合理应用药物的方法，以达到安全、有效的用药目的。以合理用药为中心的临床药学内容较为广泛，如处方分析、参与临床治疗、协助与指导医生制定个体给药方案、进行药物信息咨询、进行药动学试验等。临床药学也是将临床药理学、临床药剂学（clinical pharmaceutics）的理论落实到剂型设计中以提高药品质量的一种科学实践，对提高用药水平和医疗质量有十分重要的意义。

临床药学与临床药理学既互相渗透，又存在差别。差别在于临床药理学研究的主要目的是评价新药，对象是群体健康人和患者；而临床药学是通过设计生产的剂型实现用药个体化，以提高用药方法水平为主要目的，其对象是患者。

（三）临床药学的研究内容

1. 临床药效学　是研究药物在人体内效应部位的浓度与药效之间关系的一门学科，与临床药动学一起，成为现代药物治疗学的理论基础。通过药动学和药效学模型，定量评价、分析和预测药物效应与浓度之间的关系，求出药效学参数，预估药效起始和持续时间以及药效强度的动态变化，从而制定给药方案，精确估算具体患者达到所需药效的给药剂量。其临床意义在于：①为正确选药提供理论基础，从而更好地为临床制定给药方案服务，避免和减少药疗事故及药源性疾病的发生。②科学地对新药进行临床评价，为临床合理用药和优选药物提供科学依据。

2. 临床药动学　是临床药学中最重要内容，而血药浓度监测（blood drug concentration monitoring）、药物半衰期和肝肾功能状态测定所提供的数据则是临床合理用药的基础。它不仅对提高药物治疗的有效性和安全性具有十分重要的意义，而且在指导新药设计，改进剂型及优选给药方案，减少不良反应等方面都有重要临床价值。具体包括：①确定每个患者的给药方法（用量、用法、给药间隔、给药途径、用药剂型）。②对不良反应作出定量的解释。③可以发现生物等效性（bioequivalency）和未知药物的相互作用。④根据生物等效性算出的特殊药物的动力学参数，得出给患者投药时有用的数值。

3. 生物药剂学　通过对药物体内过程的研究，来阐明药物剂型因素、生物因素与药效之间的关系。药物和制剂的生物利用度研究是生物药剂学研究的重要内容，主要内容包括：①药物溶出速率：临床常用的剂型是片剂（tablet）、胶囊剂（capsule）及颗粒剂（granules），这些药物口服后必须先崩解（disintegration 或 sputtering）、溶解后才能被消化道上皮细胞吸收，其吸收速度决定于药物在消化道吸收部位的溶解度和溶解速度。药物的溶解度小，吸收速度也小。药物的溶解速率一般与药物的理化性状有关，为增加药物生物利用度，增大药物溶解速率和增加药物颗粒的表面积具有重要价值。②给药剂型和途径：药物剂型的生物利用度顺序一般是：注射剂（injection）＞溶液剂（liquores）＞散剂＞颗粒剂＞胶囊剂＞片剂。

4. 药物的相互作用　两种以上药物同时并用或先后序贯应用时，药物的疗效会发生改变，称之为药物相互作用（drug interaction）。疗效变化虽然有多种多样表现，但其结果只有两种可能性：作用增加或减弱，作用时间延长或缩短。从临床角度考虑，作用加强可表现为有益的治疗作用提高，也可表现为有害的不良反应加大；作用减弱可表现为不良反应减轻，也可表现为疗效降低。后果可以表现为有益的治疗作用或有害的不良反应。因此，研究药物相互作用具有重要的临床意义。在联合用药时，应达到疗效提高或（和）不良反应减轻的合理药物相互作用，力求避免不良反应加大或（和）疗效降低的不良药物相互作用。

另外，临床药学除了研究药物间的相互作用、药物对营养素作用外，还研究膳食与口服制剂共用时对药物作用的影响。

（四）临床药学的任务

1. 参与合理用药　与医护人员一起，正确地选择和使用药物，是临床药师的一项重要任务。临床药师可以运用其药物知识、最新药物信息资料和药物检测手段，为提高疗效、减少不良反应的发生，在用药和品种选择上提出意见，与临床医生共同制定药物治疗方案。临床药师不但可以利用自己的药学知识处理有关用药问题，并且能够在临床工作实践中发现有关用药问题，随时提出修正意见。

2. 治疗药物监测（therapeutic drug monitoring，TDM）　采用不同的测试手段来研究体液特别是血液中药物浓度与疗效和不良反应的关系，制定最佳给药方案，从而提高药物疗效，避免或减少不良反应的发生，是治疗药物监测的目的。

3. 药物不良反应监测报告　通过药物不良反应的监测报告，可以把分散的不良反应病例资料汇集起来，并进行因果关系的分析和评价。

4. 药物信息的收集与咨询服务　临床药物治疗的合理性，是建立在及时掌握大量和最新药物信息的基础上的，因此临床药师应经常收集有关药物治疗方面的资料，以便针对临床治疗工作中的问题，提供药物信息。通过开展药物咨询（drug counselling）、提供信息，可以促进医药合作，使用药更加安全、有效和合理。同时还应进行药物知识的科普宣传，以增强全民的合理用药知识。

5. 药物相互作用和配伍研究　目前已从体外理化性质的研究进入生物体内的研究，其研究结果对指导临床合理配伍用药具有重要意义。

6. 药动学及生物药剂学研究　结合临床治疗需要进行药代动力学和生物利用度的研究。为适应临床治疗的需要，开展新制剂、新剂型的研制，也是临床药学的重要任务。

7. 药学监护　是近年来国外临床药学实践中提出的一个新观念。药学监护既是临床药学的组成部分，也是临床药学的发展方向。临床药师在实施药学监护实践中，对患者承担更多的药物治疗责任，从参与合理用药走向被授权处理与药物治疗有关的问题，直接面向临床指导患者药物治疗，有条件的医院应开展患者用药全过程（包括门诊、住院、家庭）的监护，为患者服务。

五、处方药和非处方药

药物分为处方药(prescription drug 或 ethical drug)和非处方药(nonprescription drug)两大类。与处方药相对,非处方药是消费者不需医生开处方即可自行购买服用的药品。非处方药可在药店购买,处方药必须凭处方购买。

非处方药又称为柜台发售药品(over the counter drug,OTC),是指为方便公众用药,在保证用药安全的前提下,经国家卫生行政部门规定或审定后,不需要医师或其他医疗专业人员开写处方即可购买的药品,一般公众凭自我判断,按照药品标签及使用说明就可自行使用。这些药物大都用于多发病、常见病的自行诊治,如感冒、咳嗽、消化不良、头痛、发热等。为了保证人民健康,我国非处方药的包装标签、使用说明书中标注了警示语,明确规定药物的使用时间、疗程,并强调指出"如症状未缓解或消失应向医师咨询"。

目前世界 OTC 的主要类别有以下 6 种:解热镇痛药,镇咳抗感冒药,消化系统药,皮肤病用药,滋补药,维生素、微量元素及添加剂。而下列几类药物可能经转换后上市成为 OTC:止喘药、口服避孕药、肌肉松弛药、心血管药(不包括钙拮抗剂)和抗感染药。

世界上的所有实行处方药和非处方药分类管理制度的国家均严格规定:处方药不得对公众做广告宣传,但允许其产品信息在医药工业学术杂志上传播。我国规定:"处方药只准在专业性医药报刊进行广告宣传,非处方药经审批可以在大众传播媒介进行广告宣传。"

思考题

1. 解释下列概念:(1)药物;(2)西药;(3)中药;(4)毒物;(5)药学;(6)药物化学;(7)药理学;(8)药剂学;(9)药物分析学;(10)微生物与生化药学;(11)药动学;(12)药效学;(13)临床药学;(14)临床药理学;(15)GLP;(16)GCP;(17)GMP;(18)GSP;(19)生物药剂学;(20)药物相互作用;(21)治疗药物监测;(22)药学监护;(23)处方药;(24)非处方药。
2. 西药的来源有哪些?
3. 如何理解药学与化学和医学的关系?
4. 药学的二级学科包括哪些?
5.《本草纲目》是一部什么样的著作?
6. 现代药学的四个阶段是如何划分的?
7. 现代药学的性质和任务是什么?
8. 试述临床药学与临床药理学的关系。
9. 临床药学的研究内容有哪些?
10. 临床药学的任务是什么?
11. 非处方药有哪些? 有什么管理规定?

阅读材料

奎宁是怎样发现的

奎宁(quinine)是最古老的抗疟疾特效药,俗称金鸡纳霜,是从茜草科植物金鸡纳树及其同属植物的树皮中提取的主要生物碱,化学上称之为金鸡纳碱。金鸡纳树原产南美洲,自古当地居民即用其树皮治疗疟疾,1820 年分离出奎宁后,迅即用于临床,曾经挽救了许多疟疾患者的生命。自合成氯喹等药后,奎宁已不作首选抗疟药用。但当今氯喹的耐药性问题日趋严重,因而奎宁又被重视。关于奎宁的发现,有一则流传很广的故事。

金鸡纳树原产于南美洲的厄瓜多尔。相传有一个患严重疟疾的印第安人来到了厄瓜多尔南部洛哈省的马拉卡拉斯地区,由于口渴难耐,他爬到了当地一个小池塘边喝水。小池塘里浸泡了许多树,水很苦,但喝完水后,他的病情却好了许多。这件事很快在印第安人中传开,从此印第安人便最先开始用这种树皮治疗疟疾。在欧洲殖民者征战美洲时,很多人因染上了疟疾而丧生。1638 年,当时秘鲁总督的夫人安娜·辛可(Cinchon)跟丈夫来秘鲁定居,心地善良的安娜曾帮助一个叫珠玛的印第安姑娘摆脱了困境。有一天,安娜不幸染上了疟疾,生命垂危。珠玛想救治安娜,以表感激之情。于是,就悄悄地将一包树皮粉倒入安娜的药中。原来,印第安人有用金鸡纳树的树皮制成粉末来治疗疟疾的秘方,但印第安人不愿将秘方传给殖民者,并规定,谁要是泄露了秘方就处死罪。不巧,珠玛往安娜药中倒树皮粉的事被伯爵发现了,伯爵以为珠玛要暗害自己的夫人,于是叫人将珠玛拉到广场上。伯爵问珠玛为什么要往碗中放毒药,珠玛宁死不说。伯爵见她守口如瓶,只好下令将她烧死。正在这紧急关头,安娜赶到了,她不相信珠玛会暗害自己,制止了伯爵的行动。后来,西班牙人将这种树皮粉带回国,经过科学家的反复化验和研究,终于发现,原来树皮中含有一种叫奎宁的生物碱。当时疟疾在欧洲大陆肆虐,这种树皮粉就成为欧洲人首次有效治疗疟疾的药品,人们便以总督夫人的名字命名这树皮为辛可那(Cincnona)。

但经历史研究发现,可能根本无此事,总督夫人没得过疟疾。奎宁治疗疟疾的最有效的形式被发现于 1737 年。1820 年,两位法国化学家白里悌(Pelletier)与卡芬土(Caventou),从规那(quia)的树皮中分离出来,将之称为奎宁或金鸡纳霜(quinine),名称来自印加土语的树名 quina-quina。1850 年左右开始大规模使用。二战期间美国的 Sterling Winthrop 公司以此为引导,合成了氯喹(chloroquine),取代奎宁,成为治疗疟疾症状发作的首选药。

(张庆柱)

第二章
化学药物

一、化学药物的起源

化学药物(chemical drugs)指的是从天然矿物、动植物中提取的有效成分，以及经过化学合成或生物合成而制得的药物。化学药物起源于古代的炼丹术或炼金术，虽然最初是为了追求长生不老和点石成金等不切实际的梦想，但在长期演化发展的过程中，涉及许多化学药物和药物化学制备过程。因此，炼丹术和炼金术对药物化学的发展，起到了奠基石的作用。

(一)中国的炼丹术

在我国，化学药物始于周代，当时就有“五毒”“聚毒药以供医事”的记载。战国末期，我国兴起了神仙术和炼丹术，秦汉时期风行一时。统治阶级好神仙长生之说，帝王权贵听信方士所言，希望借助丹药追求长生不死。这种思想固然无稽，但炼丹术堪称世界上最早的制药化学。汉代魏伯阳所著《周易参同契》是现存最早的炼丹术著作，记载了许多有价值的古代化学知识和较多的药物，如汞、硫碳、铅、胡粉、铜、金、云母、丹砂等的化学性质及提炼方法；黄金不易氧化，几种金属可制成合金等相关内容，对制药化学的发展起到了引领作用。关于炼丹所用工具和设备，南宋吴埃《丹房须知》一书记载略详，还有清晰的插图。炼丹所用方法大致有加热法、升华法、蒸馏法、沐浴法、密封法、溶液法等多种，而所涉及的化学药物有 60 余种，可以说是最早化学合成药物的雏形。

(二)阿拉伯的炼金术

早在公元前 2 世纪的西汉时期，中国开始与西部的中亚、波斯等国进行经济及文化交流；唐代凭借着陆上的丝绸之路和航海两条途径进行，达到了新的阶段。炼丹术就此通过中阿间物质文化交流从中国传到了阿拉伯，并与古希腊传来的炼金术相融合，从而形成了阿拉伯的炼金术。其进步之处，在于它不只囿于追求黄金，而是具有相当浓厚的学术气息，撰写了不少重要的化学实验著作。早期人物有扎比尔·伊本·海扬(Jabirinn

Hayyan,公元721～815年),拉丁化名字为贾伯(Geber),是一位学识渊博的医生,著有《物性大典》,《浓缩汁》,《炉火术》,《东方水银》等著作,提出金属可互相转变,并最早应用蒸馏方法制备硝酸。其后的代表人物是拉泽(Razis,公元860～933年),写下了不少炼金术著作,其中以《秘典》一书最为驰名,是一本关于化学工艺制作、配方的书。后期代表人物当推阿维森纳(Avicenna,公元980～1037年),是集阿拉伯炼金术、医学、数学、物理学、化学等知识之大成之人物,著述颇丰,代表作当属《医典》。在这本著作中,他把无机矿物分为四类:石、可溶物、硫和盐。按照他的观点,金属是由硫、汞及决定金属本性的杂质所组成,炼金家能够得到的只是贵金属的合金,或者是金属带有贵金属的颜色。

(三)欧洲的炼金术

欧洲炼金术主要源自12世纪。公元1144年,英国人罗伯特首先翻译了阿拉伯人所写的《炼金术的内容》一书,至1350年,以拉丁文出现的炼金术作品已达70余种,由此欧洲的炼金术得以形成和发展。1250年,德国人马格努斯(Magnus,公元1193～1282年)首先发现了砷,这是化学史上的重大发现。英国人罗哲·培根(Roger Bacon,公元1214～1294年)关于炼金术的著作存18本之多,以《炼金术原理》最为重要。罗哲·培根接受了亚里士多德的土、火、水、风四元素说及原性说,认为"炼金术是叙述制备某些灵药的科学"。尽管欧洲炼金术有其荒谬的一面,但一些炼金术士在实际操作过程中,完成了一些化学转变,积累了一些化学知识和实验方法及手段。

二、化学药物的来源

(一)从天然药物中来

18世纪至19世纪近代化学的蓬勃发展,为药物的研发奠定了坚实的基础。科学家们应用化学知识分离、提取、纯化天然植物中的有效成分。1803年从鸦片中分离出吗啡;1823年从金鸡纳树皮中分离到奎宁;1833年从颠茄和洋金花中提取出阿托品。当时选用的植物多为作用强烈的植物药。这些被分离出的有效成分被用于动物试验和临床,开始了天然药物(natural drug,natural medicine)研究的新阶段。

(二)如何从植物中获得化学药物

目前,国内外公认的天然药物概念是:来源于自然界所有生物(包括植物、动物、矿物、微生物、海洋生物等),具有明确疗效的单一化学成分或多组分物质,以植物为主,种类繁多。天然药物是由动植物和微生物原料发展形成,具有生理活性的产物的总称,它包括民间药(folk medicine)和民族药(ethno drug)。植物药(vegetable drug,plant medicine)是天然药物的主要组成部分,研究方法主要包括提取、分离和结构鉴定。

1. 提取

(1)溶剂提取法:从天然药中提取有效成分的方法。根据中草药中各种成分在溶剂中的溶解性,选用对活性成分溶解度大、对不需要溶出成分溶解度小的溶剂,而将有效成分从药材组织内溶解出来。

(2)水蒸气蒸馏法：系指将含有挥发性成分的药材与水蒸馏，使挥发性成分随水蒸气一并馏出，经冷凝分取挥发性成分的浸提方法。该法适用于具有挥发性，能随水蒸气蒸馏而不被破坏，在水中稳定且难溶或不溶于水的药材成分的浸提。

(3)升华法：某些固体物质如水杨酸(salicylic acid)、苯甲酸(benzoic acid)、樟脑(camphor)等受热，在低于其熔点的温度下，不经过溶化就可直接转化为蒸气，蒸气遇冷后又凝结为固体。

2. 分离

(1)吸附色谱：利用固定相吸附中对物质分子吸附能力的差异实现对混合物的分离，吸附色谱的色谱过程是流动相分子与物质分子竞争固定相吸附中心的过程。

(2)分配色谱：利用固定相与流动相之间对待分离组分溶解度的差异来实现分离。分配色谱过程本质上是组分分子在固定相和流动相之间不断达到溶解平衡的过程。

(3)高效液相色谱法：以液体为流动相，采用高压输液系统，将具有同极性的单一溶剂或不同比例的混合溶剂、缓冲液等流动相泵入装有同定相的色谱柱，在柱内各成分被分离后，进入检测器进行检测，从而实现对试样的分析。

3. 结构鉴定

(1)紫外光谱：分子吸收波长范围在200～400nm的电磁波产生的吸收光谱称为紫外吸收光谱(简称紫外光谱，ultraviolet absorption spectra，UV)。紫外光谱在许多领域里得到了广泛的应用。在有机化合物的结构解析中，紫外光谱主要用于提供分子的芳香结构和共轭体系信息。

(2)红外光谱：红外线可引起分子振动能级的跃迁，所形成的吸收光谱叫红外吸收光谱(infrared spectroscopy，IR)，由于振动能级跃迁的同时也包含着转动能级跃迁，所以红外光谱也叫振-转光谱。在有机化合物的结构解析中，紫外光谱主要用于提供分子的官能团信息。

(3)核磁共振：核磁共振谱(nuclear magnetic resonance spectroscopy，NMR spectroscopy)是20世纪中叶起步并发展起来的，在核磁共振技术中，氢(^{1}H)及碳(^{13}C)核磁共振(^{1}H-NMR及^{13}C-NMR)是在有机化合物分子结构测定中最重要的工具。两者相辅相成，提供有关分子中氢及碳原子的类型、数目、相互连接方式、周围化学环境乃至空间排列等结构信息，在确定有机化合物分子的平面及立体结构中发挥着巨大的威力。

(4)质谱(mass spectrum，MS)：就是把带电荷的分子或经一定方式裂解形成的碎片离子按照质荷比(m/z)大小排列而成的图谱。质谱中并不伴随有电磁辐射的吸收或发射，它不属于光谱，它是对具有不同质量的离子的观测。由于分子离子和碎片离子往往带有一个电荷，因此，质谱所给出的信号又表示分子离子或碎片离子的质量。

(三)化学合成和生物合成

19世纪末，随着化学工业和染料工业的兴起，科学家发现染料的药用价值。1891年，将亚甲蓝(methylene blue)用于治疗疟疾；1907年，发现锥虫红(trypanroth)杀锥虫作用。而1878年，Langley提出受体(receptor)概念，更是加速了化药的研发。1928年，弗莱明

(A. Fleming)发现青霉菌代谢物可以抵抗葡萄球菌，1940 年开始生产青霉素(penicillin)，这一成果表明药物的生物合成技术的出现。

三、新化学实体如何成为新药

新药(new drug)是指第一次用作药物的新的化学实体。新化学实体指以前没有用于人体治疗并注定可用作处方药的产品，可以治疗、缓解或预防疾病或用作体内疾病的诊断。它不包括现存化合物的新型盐类、前药、代谢物和酯类以及一些生物化合物(如疫苗、抗原和生物技术的其他产品)，也不包括组合产品，除非其中一种或几种活性成分以前没有市售。

药物分子设计可分为两个阶段，先导化合物(lead compound)的产生和先导化合物的优化。先导化合物又称原型物(prototype)，简称先导物，是通过各种途径或方法得到的具有某种特定生物活性并且结构新颖的化合物。

(一)先导化合物的产生途径和方法

1. 由天然资源获得先导化合物　长期以来，人们把天然资源作为发现新药先导化合物的主要来源，往往能意外地发现全新化学结构，用作新药的结构类型衍化。我国有丰富的动植物资源，并有中医药资源宝库。沿着我国中医药传统经验，采用现代技术，必然会发掘出更多更好的生物活性物质。例如，我国研发的抗疟疾特效药物青蒿素(artemisinin)是从中药菊科植物黄花蒿中分离的有效成分。实验证明该药对耐氯喹疟原虫有极高的杀灭作用，后经结构修饰(见图 2-1)，发现了抗疟效果更好的蒿甲醚(artemether)和青蒿素琥珀酸酯(artesunate)，疗效比青蒿素高 5 倍，且毒性比青蒿素低。

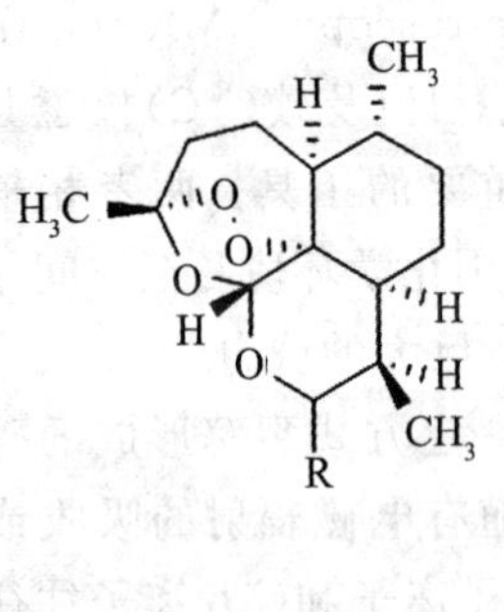

化合物名称	R基
	R
青蒿素	═O
蒿甲迷	◀OCH$_3$
青蒿素琥珀酸酯	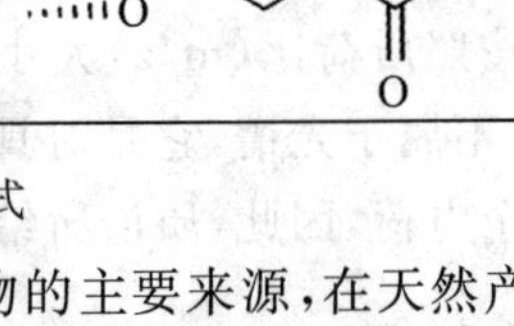

图 2-1　不同 R 基所对应的化合物结构式

微生物资源的合理开发，也是获得新药和模型先导化合物的主要来源，在天然产物的开发中占有重要地位。例如多数抗生素都是从微生物发酵液提取得到的有效成分。为了解决 β-内酰胺类(β-lactams)抗生素的耐药性问题，又发现了克拉维酸(clavulanic acid)(见图 2-2)和硫霉素(thiomycin)(见图 2-3)等强力抑制 β-内酰胺酶活性的药物。

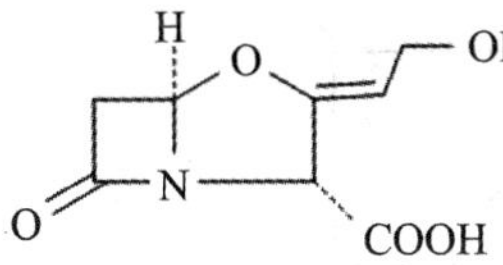

图 2-2　克拉维酸

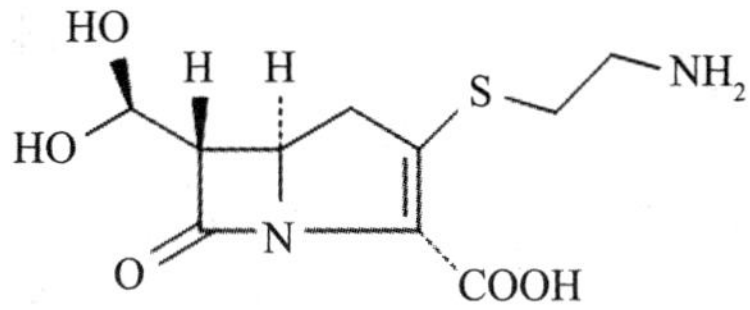

图 2-3　硫霉素

2.生命基础过程研究中发现先导化合物　肾素-血管紧张素-醛固酮系统(rennin-angiotensin-aldosterone system,RAAS)对机体血压调节机制的阐明,为寻找高效特异性降压药奠定了基础。肾素是肾脏所分泌的一种特异性水解蛋白酶,它催化血管紧张素原的球蛋白水解,在其第十位的亮氨酸和第十一位的缬氨酸之间裂解,产生由十个氨基酸所组成的血管紧张素Ⅰ(angiotensin Ⅰ),后者经血管紧张素转化酶(angiotensin-converting enzyme,ACE)的催化,水解脱去C末端的两个氨基酸,成为由八个氨基酸组成的血管紧张素Ⅱ。血管紧张素Ⅱ有强烈的收缩血管和升高血压的作用,从而维持机体的正常血压。如果肾脏的功能失调,使血管紧张素Ⅱ产生过量,就会产生高血压。图 2-4 所示为肾素-血管紧张系统血压调节机理。

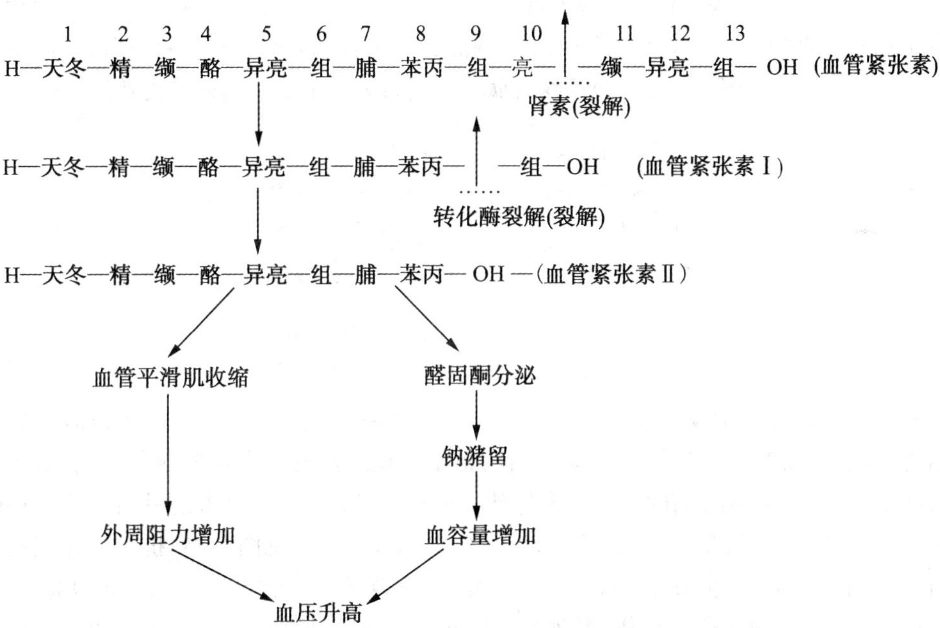

图 2-4　肾素-血管紧张素系统血压调节机理

根据这一机理,通过以药物抑制肾素或血管紧张素转化酶的活性,干扰或阻断血管紧张素的产生,就会产生降压作用。肾素血管紧张素转化酶与其抑制剂的结合模式如图 2-5 所示。

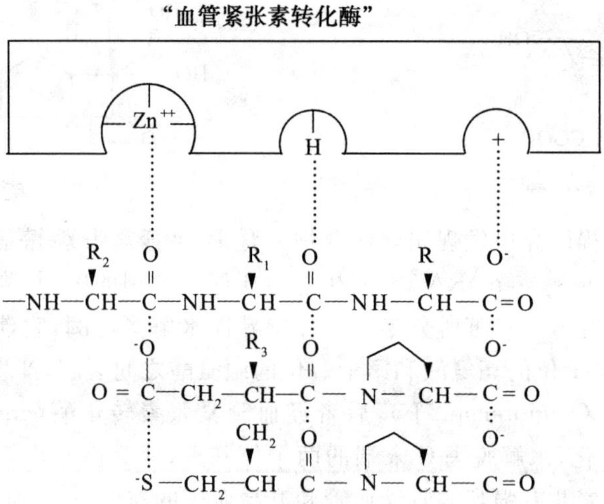

图 2-5　血管紧张素转化酶与底物或抑制剂的作用模式图

毒蛇九肽(替普罗肽,teprotide)可抑制该酶,但不能口服,后对其结构改造得巯甲丙脯酸(卡托普利,captopril),为一优良的口服降压药。由于巯基可引起皮疹和不适臭味,故用羧基代替巯基与酶的 Zn^{2+} 结合,发现了苯丁酯丙脯酸(依那普利,enalapril),具有降压作用持久,不良反应小的优点。图 2-6 所示为毒蛇九肽与卡托普利及依那普利的结构转换。

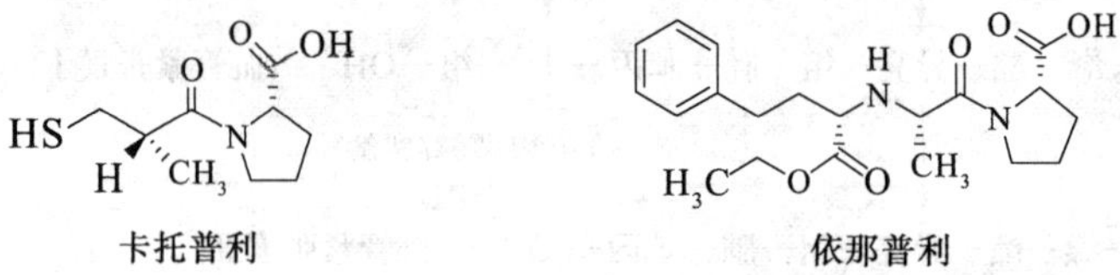

Glu-Trp-Pro-Arg-Pro-Glu-Ile-Pro-Pro

图 2-6　毒蛇九肽与卡托普利及依那普利的结构转换

3. 药物代谢过程中发现先导化合物　有些药物在体内代谢后,能转化为活性更强的代谢物。因此,研究药物活性代谢物的结构也是发现新药的一个重要途径。例如,抗抑郁药丙咪嗪(imipramine,米帕明)和阿咪替林(amitriptyline)的代谢物去甲丙咪嗪(desipramine,地昔帕明)(见图 2-7)和去甲阿咪替林(nortriptyline)(见图 2-8),抗抑郁作用比原药强,且有不良反应小、起效快的优点。再如,羟基保泰松(oxyphenbutazone)是保泰松(phenylbutazone)的活性代谢物,奥沙西泮(oxazepam)是地西泮(diazepam,安定)的活性代谢物等。

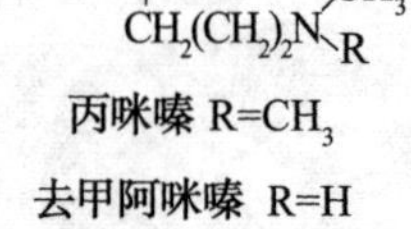

丙咪嗪 R=CH_3

去甲阿咪嗪 R=H

图 2-7　丙咪嗪与去甲丙咪嗪

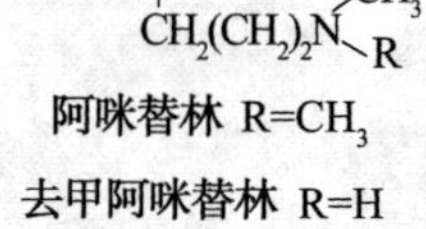

阿咪替林 R=CH_3

去甲阿咪替林 R=H

图 2-8　阿咪替林与去甲阿咪替林

4.由药物不良反应发现先导化合物　在药物研究中，常可以从已知药物的不良反应出发找到新药，或将不良反应与治疗作用分开而获得新药。在某些情况下，某一药物的不良反应可能对另一种疾病有治疗作用。当然，首先要了解药物的药效学基础，如不良反应与治疗作用的药效学基础不同，就有可能将二者分开，否则就难以实现。例如吩噻嗪类(phenothiazines)安定药氯丙嗪(chlorpromazine)及其类似物，是由结构类型相同的抗组胺药异丙嗪(promethazine)的镇静不良反应发展而来的(见图 2-9)。

氯丙嗪　　异丙嗪

图 2-9　氯丙嗪与异丙嗪

5.组合化学与高通量筛选发现先导化合物　高通量筛选(high throughput screening，HTS)技术，又称大规模集群式筛选，是 20 世纪 80 年代后期发展起来的，将计算机自动化操作、高灵敏度检测、数据结果自动采集等融为一体的新型药物筛选新技术。该技术以分子水平和细胞水平的实验方法为基础，通过自动化操作系统处理实验过程，应用快速、灵敏的检测仪器采集实验数据并进行处理分析，具有微量、快速、灵敏等特点，日筛选量达到数万甚至数十万样品次，是新药发现技术和方法的一大进步。高通量自动化药物筛选技术的出现，意味着大批量的化合物可以在很短时间内快速地进行筛选，传统的药物先导化合物的来源远远不能满足这一需求。在过去的十几年中，组合化学(combinatorial chemistry)的兴起与快速发展，打破了这一“瓶颈梗阻”的被动局面。因此，开发和构建组合化学库已成为药物先导物发掘的一个重要方向。

所谓组合化学是将一些称之为构建模块的基本小分子(如氨基酸、核苷酸、单糖以及各种各样的化学小分子)通过化学或生物合成的手段将这些构建模块系统地装配成不同的组合，由此得到大量具有结构多样性特征的分子，从而建立起化学分子库，这一思路实际上是来源于仿生学。多少世纪以来，自然界就利用各种构建模块分别进行组合，生成了寡聚核苷酸、糖类、多肽/蛋白质等，从而构成了色彩斑斓的大自然。图 2-10 所示为产生组合多样性的各种途径。

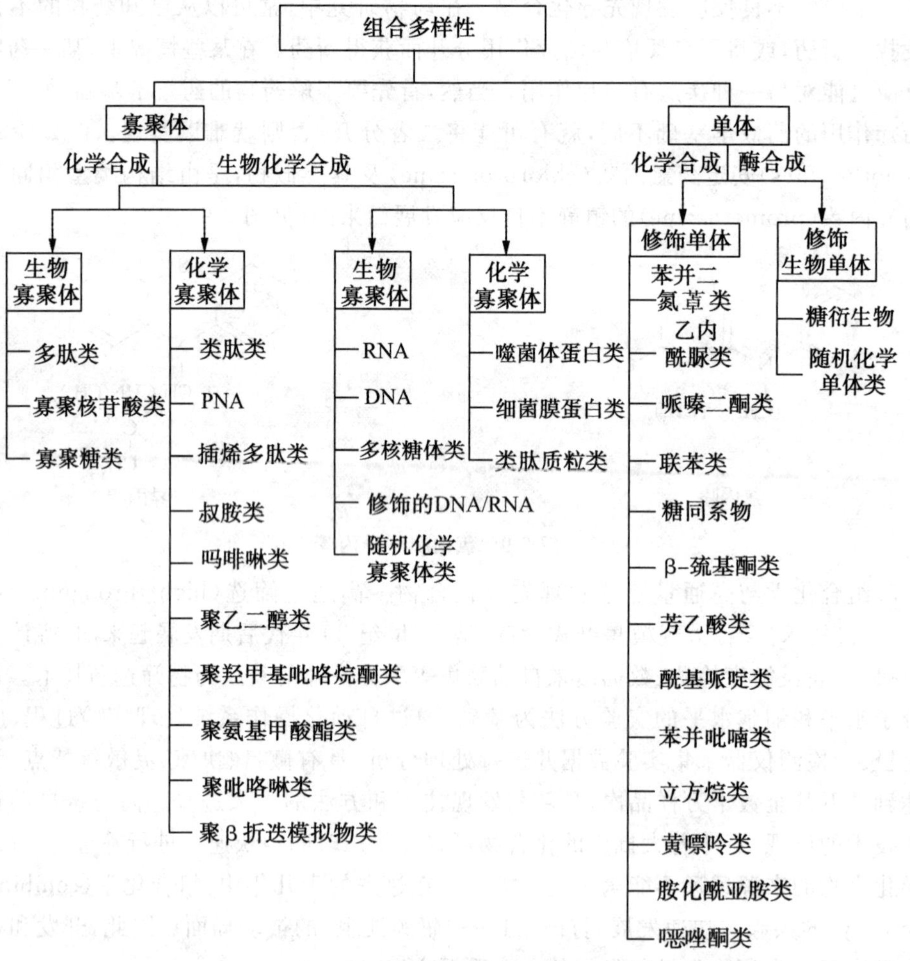

图 2-10　产生组合多样性的各种途径

通过对上述建立的化学分子库中的化合物进行高通量筛选，最后寻找到具有生物活性的先导物，因所筛选的化合物数量巨大，该方法的也拥有更高的成功率。据统计，20 世纪 90 年代后期用组合技术获得的各类化合物总和，已超过人类有史以来研究发现全部化合物的总和。这种快速获取多样性分子，并经大范围集中筛选，获得有苗头的化合物和结构与活性信息，大大提高了研究新药的效率和水平。

6. 基于靶点结构和药效团发现先导化合物　过去人们在研究药物时对于靶点与药物结合情况一无所知。目前随着基因组学（genomics）和蛋白组学（proteomics）的发展，越来越多的药物靶点结构已经得到解析，并可以进一步培养靶点蛋白与其配体分子的共结晶。通过解析靶点蛋白与配体分子结合的三维结构区域，可为合理地进行新药先导化合物设计提供依据。

另一方面，随着计算机科学和计算方法的发展，计算机辅助药物设计（computer aided drug design，CADD）技术日益成熟和完善，为基于靶点结构的药物发现提供了现实基础。在基于靶点结构的药物发现中，一般有两种策略。第一种方法被称为从头设计，即根据靶点结构，应用相关程序设计与靶点活性区域互补的小分子配体(ligand)；第二种方法是分子对接(molecular docking)，即应用程序计算小分子化合物与靶点相互作用能，并进行打分排序，从而看出哪些化合物与靶点的结合能力更好。当前药物研究中，第二种方法应用得更多，特别是运用分子对接方法对化合物库结合进行虚拟筛选(virtual screening)已成为当代先导化合物发现的重要途径之一。

在靶点结构未知的情况下，可通过研究对该靶点具有较高生物活性的一系列化合物获得其药效团模型。当药物某一特定结构发生变化时，其生物活性也发生相应改变；而其他部分结构发生变化时其生物活性发生变化却很小。这些活性化合物所共有的，对化合物的活性有重要影响的一组原子或基团，被称为药效团(pharmacophore)。构建三维药效团模型，可以涵盖设计新配体分子所需的三维结构信息，只要符合药效团模型要求的就可能有活性，因而为我们提供了一种发现先导化合物新结构类型的有效途径。

随着计算机辅助药物分子设计技术的发展，虚拟筛选已成为发现先导化合物的重要手段。它利用计算机强大的运算能力，根据某个靶标的相关性质，利用三维药效团或分子对接等方法，搜索商业化的化合物样品库，以期在化合物数据库中寻找可能的活性化合物。应用计算机虚拟筛选技术发现潜在的活性分子后，可以向公司或有关机构定购，然后进行药理测试。与传统的高通量筛选技术相比，虚拟筛选缩短了化合物重新合成和鉴定的时间，减小了测试化合物的数量，拥有较高成功率的同时降低了药物研发的投入。图2-11 所示为虚拟筛选发现活性化合物的流程。

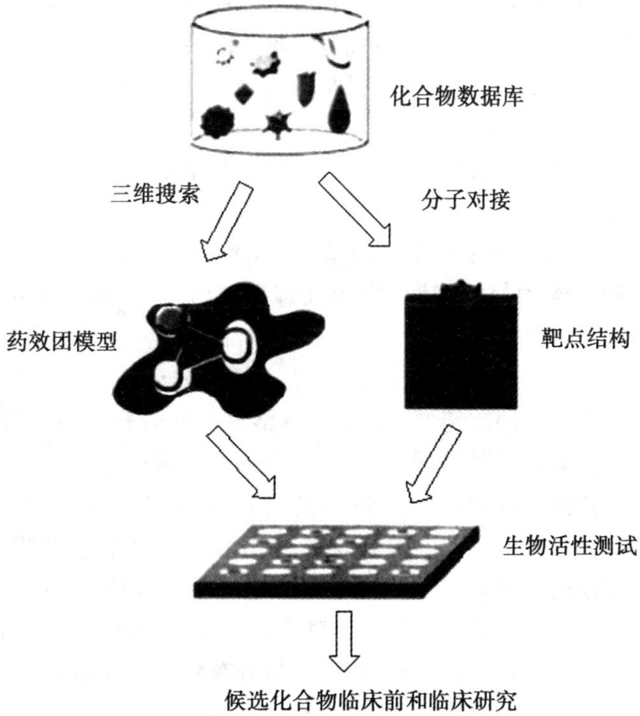

图 2-11　虚拟筛选发现活性化合物的流程

四、前药

保持药物的基本结构不变，仅在某些功能基上做一定的结构修饰得到的化合物，在体内又转化为原来的药物而发挥疗效时，称原来的药物（原药）为母体药物（parent drugs），结构修饰后的化合物为前体药物（prodrugs），简称前药。由此可见，前药是一类由于结构修饰后分子中的活性基团被封闭了起来而本身没有活性，但在体内可代谢成为具有生物活性的药物。在体内，尤其是作用部位经酶或非酶作用，如水解或氧化还原反应，前药的修饰性基团被除去，恢复成原药而发挥药效。这种利用在体内逐渐转变为有效药物而把有生物活性的原药潜伏化的道理，称之为前药原理。新药设计中前药原理的应用主要目的是为了改变药物的理化性质，以改善药物在体内的吸收、分布、转运、代谢等药代动力学过程，提高生物利用度，提高对靶部位的作用选择性，去除或降低不良反应，改善药物的不良气味等。前药保持或增强原药的药效，同时又克服了原药的缺点。前药设计是在现有药物的基础上进行结构修饰，相对风险性较小，投资少，见效快，非常适合我国药品研发的实际。

（一）改善药物的体内动力学特性

前药具有如下的特点：对于水溶性大的药物，通过引入亲脂性基团，提高药物的脂溶性，使药物易于透过脂质膜，促进药物的吸收，而后在酶的作用下使药物缓释和长效化；通过引入保护性载体，掩蔽结构中的易变功能基，增强药物的稳定性，尤其是体内代谢稳定性，提高药物的有效血浓度；而对于极性很小的药物，通过引入亲水性基团，提高水溶性，改变给药途径和改善生物利用度。

1. 促进药物吸收的前药设计　药物的吸收主要与脂水分配系数有关，各种青霉素（羧基为酸）的口服吸收很差，需要注射，而将其制成酯时却能口服吸收。红霉素类（erythromycins）也是一样的，自身口服吸收后被胃酸破坏，生物利用度很差，为了改善其口服生物利用度，制成了各种衍生物，如对酸稳定的红霉素碳酸乙酯（erythromycin ethylcarbonate）、红霉素硬酸酯（erythromycin stearate）和无味红霉素（erythromycin estolate）等。

2. 增加溶解度改善吸收的前药　实验发现，许多季铵盐由于表面活性作用，有易被吸收的特点，因而是一类较好的前药形式。对于水溶性很差的药物，通过形成季铵盐而使其水溶性显著增加，不仅有利于吸收，还有利于形成各种制剂。

3. 延长药物作用时间的前药修饰　有的药物，其剂量不能太大，如果剂量太大的话，会造成很大的副作用，而每天给药的次数太多，使用上也不方便。若将其做成前药，使其缓释，不仅可以延长作用时间，而且还可以减少服用次数，同时还能减轻高剂量使用时的各种副作用。例如，双甲苯喘定（bitolterol）对狗产生比其母体药物更持久的支气管扩张活性，而且该药是优先分布在肺部组织中，而不是分布到血浆或心脏。产生支气管扩张作用后，前药的生物转化也不会对心脏和血管产生不良反应。

(二)降低药物的不良反应

将药物转化为前药,一方面可以控制其释放的浓度(或剂量),减少高剂量使用时的不良反应;另一方面,可以根据不同组织中存在的特有酶的分解,使前药只在病变部位释放,提高其利用度,也将显著降低药物的不良反应。

1. 利用酶系差异的前药设计　这种设计的前提是某些特定活性的酶必须只能局限于某一特定组织中,而不是广泛存在于机体中。例如,曾经为了减少雌激素(estrogen)在治疗前列腺癌时的女性化这一不良反应,将其设计成磷酸己烯雌酚(diethylstilbestrol phosphate),由于酸性磷酸酯酶的分布很广,其不良反应与母体没有多大差异。

2. 利用 pH 差异的前药设计　在肿瘤组织中,由于其细胞代谢旺盛,特别是在癌症发生初期,糖酵解产生大量的乳酸,此处 pH 比正常组织的相对要低,能够使对酸敏感的前药降解释放出活性母体,因此对肿瘤细胞的选择性较强。

(三)掩蔽药物的不适气味

含巯基的药物具有极难闻的臭味,氯霉素(chloroamphenicol)和三氯乙醛(acetochloral)等的味道极苦,如果直接让患者服用,是难以接受的。将它们制成前药,不仅可以掩蔽其不适气味,有的还能制成不同的剂型,如双酞酸巯酯(dual phthalic acid mercapto ester)为皮肤给药,有的得到缓释的目的。

(四)靶向药物的设计

靶向药物(targeted drug)是指对特定的病变组织具有特殊亲和力的一种前药,它利用某些分子作为载体,而这些载体对特定组织的亲和力,将药物引导进入到病变部位,从而形成靶向药物。对靶向药物的要求:第一,偶联物(conjugate)自身无药理作用;第二,偶联物在从给药部位到达作用部位的转运过程中必须稳定;第三,偶联物能透过从给药部位到作用部位间的所有屏障,被靶细胞上的膜受体所识别、结合等;第四,偶联物自身无毒性和抗原性,其载体具有生物可降解性。

五、化学药物的质量控制

药物的质量研究与质量标准的制订是药物研发的主要内容之一。在药物的研发过程中需对其质量进行系统、深入的研究,制订出科学、合理、可行的质量标准,并不断地修订和完善,以控制药物的质量,保证其在有效期内安全有效。质量标准只是控制产品质量的有效措施之一,药物的质量还要靠实施《药品生产质量管理规范》(good manufacture practice,GMP)及工艺操作规程进行生产过程的控制加以保证。只有将质量标准的终点控制和生产的过程控制结合起来,才能全面地控制产品的质量。

(一)质量标准建立的基本过程

药物质量标准的建立主要包括以下过程:确定质量研究的内容,进行方法学研究,确定质量标准的项目及限度，制订及修订质量标准。以上过程密切相关，相互支持。

1.质量研究内容的确定　药物的质量研究是质量标准制订的基础，质量研究的内容应尽可能全面，既要考虑一般性要求，又要有针对性。确定质量研究的内容，应根据所研制产品的特性（原料药或制剂），采用适当的制备工艺，并结合稳定性研究结果，以使质量研究的内容能充分地反映产品的特性及质量变化的情况。

（1）研制药物的特性：原料药一般考虑其结构特征、理化性质等；制剂应考虑不同剂型的特点、临床用法，复方制剂不同成分之间的相互作用，以及辅料对制剂安全性和有效性的影响（如眼用制剂中的防腐剂、注射剂中的抗氧剂或稳定剂等）。

（2）制备工艺对药物质量的影响：原料药通常考虑在制备过程中所用的起始原料及试剂、制备中间体及副反应产物，以及有机溶剂等对最终产品质量的影响。制剂通常考虑所用辅料、不同工艺的影响，以及可能产生的降解产物等。同时还应考虑生产规模的不同对产品质量的影响。

（3）药物的稳定性：确定质量研究内容时还应参考药物稳定性的研究结果，应考虑在储藏过程中质量可能发生的变化和直接接触药品的包装材料对产品质量的影响。

2.方法学研究　包括方法的选择和方法的验证。通常要根据选定的研究项目及试验目的选择试验方法。一般要有方法选择的依据，包括文献依据、理论依据及试验依据。常规项目通常可采用药典收载的方法。鉴别项应重点考察方法的专属性；检查项重点考察方法的专属性、灵敏度和准确性；有关物质检查和含量测定通常要采用两种或两种以上的方法进行对比研究，比较方法的优劣，择优选择。选择的试验方法应经过方法的验证。

3.质量标准项目及限度的确定　质量标准的项目及限度应在充分的质量研究基础上，根据不同药物的特性确定，以达到控制产品质量的目的。质量标准中既要设置通用性项目，又要设置针对产品自身特点的项目，能灵敏地反映产品质量的变化情况。质量标准中限度的确定通常基于安全性、有效性的考虑，研发者还应注意工业化生产规模产品与进行安全性、有效性研究样品质量的一致性。对一般杂质，可参照现行版《中华人民共和国药典》的常规要求确定其限度，也可参考其他国家的药典。对特殊杂质，则需有限度确定的试验或文献的依据。

4.质量标准的制订　根据已确定的质量标准的项目和限度，参照现行版《中华人民共和国药典》的规范用语及格式，制订出合理、可行的质量标准。

5.质量标准的修订

（1）质量标准的阶段性：按《药品注册管理办法》（试行），药品的质量标准分为临床研究用质量标准、生产用试行质量标准、生产用正式质量标准。

（2）质量标准的修订：随着药物研发的进程，分析技术的发展，产品质量数据的积累，以及生产工艺的放大和成熟，质量标准应进行相应的修订。

（二）药物的质量研究

1.质量研究用样品和对照品　药物质量研究一般需采用试制的多批样品进行，其工艺和质量应稳定。临床前的质量研究工作可采用有一定规模制备的样品（至少三批）进行。临床研究期间，应对中试或工业化生产规模的多批样品进行质量研究工作，进一步考察所拟订质量标准的可行性。研发者需注意工业化生产规模产品与临床前研究样品和临床研究用样品质量的一致性，必要时在保证药品安全有效的前提下，亦可根据工艺中试研究或工业化生产规模产品质量的变化情况，对质量标准中的项目或限度作适当的调整。新的对照品应当进行相应的结构确证和质量研究工作，并制定质量标准。

2.原料药质量研究的一般内容　原料药的质量研究应在确证化学结构或组分的基础上进行。原料药的一般研究项目包括性状、鉴别、检查和含量测定等几个方面。

(1)性状：①外观、色泽、臭味、结晶性、引湿性等为药物的一般性状，应予以考察，并应注意在储藏期内是否发生变化。②溶解度：通常考察药物在水及常用溶剂(与该药物溶解特性密切相关的配制制剂、制备溶液或精制操作所需用的溶剂等)中的溶解度。③熔点或熔距：是已知结构化学原料药的一个重要的物理常数，熔点或熔距数据是鉴别和检查该原料药的纯度指标之一。④旋光度或比旋度：是反映具光学活性化合物固有特性及其纯度的指标。⑤吸收系数：化合物对紫外-可见光的选择性吸收及其在最大吸收波长处的吸收系数，是该化合物的物理常数之一，应进行研究。

(2)鉴别：原料药的鉴别试验要采用专属性强，灵敏度高，重复性好，操作简便的方法，常用的方法有化学反应法、色谱法和光谱法等。

(3)检查：检查项目通常应考虑安全性、有效性和纯度三个方面的内容。药物按既定的工艺生产和正常储藏过程中可能产生需要控制的杂质，包括工艺杂质、降解产物、异构体和残留溶剂等，因此要进行质量研究，并结合实际制订出能真实反映产品质量的杂质控制项目，以保证药品的安全有效。

1)一般杂质：包括氯化物、硫酸盐、重金属、砷盐、炽灼残渣等。对一般杂质，试制产品在检验时应根据各项试验的反应灵敏度配制不同浓度系列的对照液，考察多批数据，确定所含杂质的范围。

2)有关物质：主要是在生产过程中带入的起始原料、中间体、聚合体、副反应产物，以及储藏过程中的降解产物等。允许含一定量无害或低毒的共存物，但对有毒杂质则应严格控制。毒性杂质的确认主要依据安全性试验资料或文献资料。与已知毒性杂质结构相似的杂质，亦被认为是毒性杂质。

3)残留溶剂：由于某些有机溶剂具有致癌、致突变、有害健康以及危害环境等特性，且残留溶剂亦在一定程度上反映精制等后处理工艺的可行性，故应对生产工艺中使用的有机溶剂在药物中的残留量进行研究。

4)晶型：许多药物具有多晶型现象。因物质的晶型不同，其物理性质会有不同，并可能对生物利用度和稳定性产生影响，故应对结晶性药物的晶型进行研究，确定是否存在多晶型现象；尤其对难溶性药物，其晶型如果有可能影响药物的有效性、安全性及稳定性时，则必须进行其晶型的研究。

5)粒度：用于制备固体制剂或混悬剂的难溶性原料药，其粒度对生物利用度、溶出度和稳定性有较大影响时，应检查原料药的粒度和粒度分布，并规定其限度。

6)溶液的澄清度与颜色、溶液的酸碱度：是原料药质量控制的重要指标，通常应做此二项检查，特别是制备注射剂用的原料药。

7)干燥失重和水分：为原料药常规的检查项目。含结晶水的药物通常应测定水分，再结合其他试验研究确定所含结晶水的数目。质量研究中一般应同时进行干燥失重检查和水分测定，并将二者的测定结果进行比较。

8)异构体：包括顺反异构体和光学异构体等。由于不同的异构体可能具有不同的生物活性或药代动力学性质，因此，须进行异构体的检查。

(4)含量(效价)测定：凡用理化方法测定药物含量的称为"含量测定"，凡以生物学方法或酶化学方法测定药物效价的称为"效价测定"。

思考题

1. 解释下列概念：(1)化学药物；(2)天然药物；(3)新药；(4)先导化合物；(5)前药。
2. 植物药的提取方法有哪些？
3. 什么是新化学实体？
4. 获得先导化合物的方法有哪些？
5. 前药原理在新药研究中有哪些应用？
6. 化学药物质量标准的建立有哪些基本过程？

阅读材料

吗啡，一个典型天然药物向化学合成药物转化的案例

(一)迷人的罂粟

罂粟为罂粟科植物，有28属，250多种，一年生或两年生草本，原产于地中海东部山区、小亚细亚、埃及、伊朗、土耳其等地，是多种镇静剂如吗啡、蒂巴因、可待因、罂粟碱、那可丁的来源。考古学家认为，早在新石器时代，人类祖先就在地中海群山中发现了罂粟。由于罂粟具有镇痛致欣快的功能，五千年前的苏美尔人认为罂粟是神赐的"快乐植物"。公元前3世纪，古希腊和罗马的书籍中都出现了对于罂粟的详细记载，古希腊人称其为"梦神之花"，大诗人荷马称罂粟为"忘忧草"，维吉尔称之为"催眠之花"。公元前7世纪，罂粟由波斯传入中国，中国的一些本草书上对罂粟也有相关记载，如《本草图经》中记载罂粟"性寒，主行风气，驱逐邪热，治反胃、胸中痰滞"，《本草纲目》中则记载其"治泻痢，润燥"，而在《得配本草》则记载了使用罂粟要注意"多食利二便，动膀胱气"。

罂粟以其绚烂的花朵和消除痛苦恐惧的独特功效一度受到人们推崇，关于罂粟有很多神话传说，古希腊人为了表示对罂粟的赞美，让执掌农业的司谷女神手拿一枝罂粟花；而统管死亡的魔鬼之神叫做修普诺斯(Hypnos)，其儿子玛非斯手里拿着罂粟果，守护着酣睡的父亲，以免他被惊醒。人们崇尚罂粟，因为其能迅速消除肉体的痛苦，还能缓解精神上的紧张和劳累，带来心理上的愉悦和解脱。

(二)神奇的鸦片

鸦片或称阿片，是罂粟的初级产品，罂粟未熟果实被小刀刻割流出的汁液在阳光下暴晒或经烘焙，遗留的黄褐色点状物就是阿片。阿片和酒是人类历史最悠久的两种药物。具有安神、安眠、镇痛、止咳、忘忧的功效。早在公元前2160年，鸦片就已经作为兽医和妇

科用药；公元 6 世纪初，阿拉伯人把罂粟传到了波斯，波斯人称其为“阿片”；公元 7～8 世纪的时候，罂粟作为药材从印度等地传入中国。查《辞海》，阿片亦作鸦片，《中华人民共和国药典》亦采用“阿片”二字。

（三）吗啡的研制之路

先说提取。吗啡是鸦片中的主要生物碱。鸦片或罂粟浓缩物，经过一系列用水和有机溶剂的萃取纯化以及调整酸碱度，最终得到纯吗啡，吗啡盐溶于 pH 11 以上的碱性水溶液，而鸦片中的其他生物碱难溶，这样吗啡得以和其他的生物碱分离。

吗啡的发现和结构确定历经了近 150 年的时间。1780 年，法国医学生福柯罗伊在法国皇家医学会的资助下，从事医学研究。他从分析评价几种矿泉水的医疗价值入手，建立了对植物进行分析的经典研究，启发科学界对当时非常重要的两种药用植物进行研究——鸦片和金鸡纳。在试验初期，从植物中所得到的物质多为植物酸类物质，如酒石酸，苹果酸等。直到 1803 年，法国的狄劳斯尼向药学会递交了一份研究报告，报道其从鸦片中提取出一种新的结晶碱性物质，他意识到其为一种不同于植物酸的特殊物质。1805 年，德国化学家 F. W. A. 泽尔蒂纳首次从鸦片中分离出一种白色的晶体粉末，在狗和自己身上进行实验，结果狗吃下去后很快昏昏睡去，用强刺激法也无法使其兴奋苏醒；而他本人吞下这些粉末后也差点长眠不醒。同年他发表简报称这种物质呈碱性，1817 年，他发表了重要论文《鸦片的主要成分吗啡和罂粟酸的研究》，称这种碱性物质为吗啡。1925 年，英国化学家罗宾逊(Robert Robinson)提出了正确的吗啡分子结构，他在化学合成领域的一系列成就使他在 1947 年获得了诺贝尔化学奖。吗啡的化学结构被确定后，化学家艾斯雷普(Otto Eisleb)对吗啡的结构进行了细致的研究，认为分子中的环状系统是吗啡镇痛作用的必需基团。

再看合成。1952 年，美国罗切斯特大学化学教授盖茨(Marshall D. Gates)首次实现了吗啡的合成，为了纪念他的成就，这种合成方法也被称为 Gates 合成。Gates 合成的策略重点是利用 Diels-Alder 反应从 2,6-萘二酚构建菲环骨架。原料萘环两边的伯(peri)位上分别引进氧原子，一边以甲氧基保护，另一边在邻醌阶段活化共轭双键并引入乙氰基为氨乙基前体，之后通过十个合成步骤得到高氧化邻醌，总产率约为 20%，它与丁二烯的 Dids-Alder 反应得到菲的骨架。碳环中的双键处于吗啡分子的 C6/C7 位，可以官能化。原来的邻二酮部分还原并和乙腈链反应生成内酰胺。这个合成方法面对重重困难，如 A6-双键与水的加成反应极低，A7-双键的分子构象妨碍在 C5 位上接上氧桥，必须反复改造 C7/C8 的饱和度来构建氧桥键，这一过程虽然可以一定程度上解决问题，却使反应步骤增多，产量降低。这一复杂的反应过程几乎代表了当时最先进的合成技术，繁琐的步骤和极低的产率使其几乎不具有任何工业合成价值。此后，多位科学家对吗啡的合成方法进行了改进，其中比较著名的两种合成方法是 Tius 合成和 Ginsburg 合成。后来的 50 余年里，多名学者对吗啡的合成工艺进行改进，但结果仍然不尽理想，因此至今吗啡的生产仍然依靠从罂粟中提取分离而得。然而吗啡化学结构、镇痛机理和合成工艺的确定为镇痛类药物的研究奠定了基础，许多合成镇痛药都是由吗啡的化学结构演变而来的，如哌替啶、芬太尼、美沙酮等。

1939 年，借鉴吗啡和阿托品的化学结构，化学家艾斯雷普(Otto Eisleb)研发出镇痛药物哌替啶(即杜冷丁)。哌替啶的镇痛作用要弱于吗啡,但同样不良反应也相对吗啡较弱,尤其呼吸抑制作用不明显,不易发生急性中毒,但同样具有成瘾性。1945 年,赫希斯特化学公司的艾哈特小组在哌替啶的基础上研制成功一种新的镇痛药物——“美沙酮”。美沙酮是全合成的镇痛药物,不需要任何天然成分或其衍生物为原料,因此美沙酮的合成完全不受原料的影响,而其不良反应也较吗啡少。遗憾的是美沙酮也具有成瘾性,不过由于美沙酮可以口服给药,在一定程度上降低了它的成瘾性和不良反应。1967 年,美国温斯洛普公司在吗啡的化学结构基础上,研究推出止痛药喷他佐辛,其作用于吗啡 κ 受体从而起到镇痛作用,能够缓解强烈的急性痛和慢性痛,尤为可贵的是,它是非成瘾性镇痛药,这是镇痛药的一大突破。其后,强效阿片类镇痛药物也逐渐涌现,如丁丙诺啡药效比吗啡强 15～50 倍,芬太尼药效比吗啡强 100 倍。这些药物往往具有作用快、时间短、成瘾性较小的特点,它们的研制都与吗啡的早期研究是分不开的。

药理作用。阿片类是临床最常用的麻醉性镇痛药,既有很好的镇痛作用,又有很强的成瘾性,其药理作用和不良反应均与激动体内阿片受体有关。临床上主要用于急性剧痛和癌痛的治疗。然而其成瘾性、欣快症、停药后的戒断症状,带来了药物滥用和吸食毒品等严重社会问题,却成为人类挥之不去的“梦魇”。

(四)一把双刃剑

从初级提取物鸦片到提纯的吗啡,再到实现吗啡的结构解析和化学合成,最终获得临床最广泛使用的镇痛类药物——阿片。吗啡的发展历程为世人瞩目,为临床疼痛的治疗做出了巨大贡献,对于药物发现史有着里程碑式的意义。然而它的镇痛和致欣快作用是一把双刃剑。早在 19 世纪,人们逐渐开始意识到罂粟的危害,其可怕的精神依赖作用往往足以将健康的人引向堕落。

人类吸食鸦片的历史绵延了几十个世纪,期间充斥着血腥暴力,人们关于鸦片的记忆往往带着惨痛和惊恐。比如吸食鸦片而堕落的土耳其士兵,英帝国侵略中国的鸦片战争,起始于 19 世纪中下叶而绵延至今的“金三角”等等,罂粟花的历史逐渐变得灰暗而血腥,曾经的“梦神之花”逐渐褪变为令人谈之色变的“魔鬼之花”。现代社会,人们有理由相信,随着临床用药规范化和患者自控镇痛技术的逐渐兴起,吗啡和其他阿片类药物的不良反应将有效得到控制,成为一种有效而安全的镇痛途径,为人类健康和生活质量提高做出新贡献。

(方　浩)

第三章
生物药物

生物药物(biological drug)是指综合运用微生物学、生物学、医学、化学、生物化学、生物技术、药学的原理和方法,利用生物体、生物组织、细胞、体液等成分加工制造的一类用于预防、治疗和诊断疾病的制品。这类制品包括生物体的初级和次级代谢产物,或生物体的某一组成部分,甚至整个生物体,主要有蛋白质、核酸、糖类、脂类等。

一、生物药物的分类

生物药物可根据用途、作用类型、生化特性来进行分类。

(一)按用途分类

1. 治疗药物　如用于肿瘤治疗或辅助治疗的药物天冬酰胺酶(asparaginase)、肿瘤坏死因子-α(tumor necrosis factor-α,TNF-α)、白介素-2(interleukin-2,IL-2)、粒细胞集落刺激因子(granulocyte colony-stimulating factor,G-CSF)等;用于内分泌疾病治疗的药物胰岛素(insulin)、生长素(somatotropin)、甲状腺素(thyroxine)等;用于心血管系统疾病治疗的药物血管舒缓素(kallikrein)、弹性蛋白酶(elastase)等;用于血液和造血系统的药物尿激酶(urokinase)、水蛭素(hirudin)、凝血酶(thrombin)、凝血因子Ⅷ和Ⅸ(coagulation factor Ⅷ and Ⅸ)、组织纤溶酶原激活剂(tissue plasminogen activator,tPA)、促红细胞生成素(hemopoietin)等;抗病毒药物如干扰素(interferon,IFN)等。

2. 预防药物　主要是疫苗,目前用于人类疾病防治的疫苗有20多种。如乙肝疫苗(hepatitis B vaccine)、伤寒疫苗(antityphoid vaccine)、麻疹减毒活疫苗(measles vaccine, live)、卡介苗(bacillus Calmette-Guerin,BCG)等。

3. 诊断药物　生物技术药物用作诊断试剂是其最突出又独特的另一用途,绝大部分临床诊断试剂都来自生物技术药物。常见的诊断试剂包括:

(1)免疫诊断试剂:如乙肝表面抗原血凝制剂(hepatitis B surface antigen blood coagulation agent)、乙脑抗原和链球菌溶血素(Je antigen and streptococcal hemolysin)、流感病毒诊断血清(influenza virus diagnostic serum)、甲胎蛋白诊断血清(alpha fetoprotein serum diagnosis)等。

(2)酶联免疫诊断试剂:如乙型肝炎病毒表面抗原诊断试剂盒(HBs Ag aiagnostic kit)、艾滋病诊断试剂盒(AIDS diagnostic kit)等。

(3)器官功能诊断药物:如磷酸组胺(histamine phosphate)、促甲状腺素释放激素(thyrotropin releasing factor,TRF)、促性腺激素释放激素(gonadotropin releasing hormone,GnRH)等。

(4)放射性核素诊断药物:如^{131}碘化血清白蛋白(^{131}I iodinated serum albumin)等。

(5)诊断用单克隆抗体(monoclonal antibody):如结核菌素纯蛋白衍生物(purified protein derivative of tuberculin,TB-PPD)、卡介苗纯蛋白衍生物(purified protein derivative of BCG)等。

(6)诊断用 DNA 芯片:如用于遗传病和癌症诊断的基因芯片(gene chip)等。

(二)按作用类型分类

1.细胞因子类药物　如白介素、干扰素、集落刺激因子(colony-stimulating factor,CSF)、肿瘤坏死因子及生长因子(growth factor)等。

2.激素类药物　如人胰岛素、人生长激素等。

3.酶类药物　如胰酶(pancreatin)、胃蛋白酶(pepsin)、胰蛋白酶(trypsin)、天冬酰氨酶、尿激酶、凝血酶等。

4.疫苗　如脊髓灰质炎疫苗(poliomyelitis vaccine)、甲肝疫苗(hepatitis A vaccine)、流感疫苗(influenza vaccine)等。

5.单克隆抗体药物　如利妥昔单抗(rituximab)、曲妥珠单抗(trastuzumab)、阿伦珠单抗(alunzhu monoclonal antibody)等。

6.反义核酸药物　如福米韦生(fomivirsen)等。

7.RNA 干扰(RNAi)药物　目前至少有 4 个 siRNA 类型的 RNAi 药物进入Ⅰ期或Ⅱ期临床研究。

8.基因治疗药物　如重组人 p53 腺病毒注射液(recombinant human Ad-p53 injection)等。

(三)按药物的化学本质和化学特性分类

1.多肽类药物　如胸腺肽-1(thymosin-1)、胸腺五肽(thymopentin)、奥曲肽(octreotide)、降钙素(calcitonin)、催产素(oxytocin)等。

2.蛋白质类药物　如绒促性素(chorionic gonadotrophin)、人血白蛋白(human serum albumin,HSA)、神经生长因子(nerve growth factor,NGF)、肿瘤坏死因子、胃膜素(gastric mucin)等。

3.核酸及其降解物和衍生物类药物　如三磷腺苷(adenosine triphosphate,ATP)、辅酶 A(coenzyme A,CoA)、脱氧核苷酸(deoxynucleotide)、三氟胸苷(trifluridine)、叠氮胸苷(azidothymidine,AZT)、阿糖腺苷(vidarabine)等。

4.氨基酸及其衍生物类药物　如作为营养物质被用于临床的复方氨基酸注射液

(compound amino acid injection),治疗消化道疾病的谷氨酰胺(glutamine)和乙酰谷酰胺铝(aceglutamide aluminum),治疗肝病的精氨酸盐酸盐(arginine hydrochloride)、蛋氨酸(methionine)和瓜氨酸(citrulline)等。

5. 酶和辅酶类药物　按其功能分为消化酶类、消炎酶类、心血管疾病治疗酶类、抗肿瘤酶类等,部分辅酶亦属于核酸类药物。

6. 糖类药物　以糖胺聚糖(glycosaminoglycan)为主,如肝素(heparin)、硫酸软骨素(chondroitin sulfate)等。

7. 脂类药物　主要有脂肪和脂肪酸类、磷脂类、胆酸和固醇类、卟啉类等。

(四)PEG 化多肽或蛋白质药物

如 PEG 修饰的干扰素 α_{2b}(peginterferon α_{2b})、干扰素 α_{2a}(peginterferon α2a)等。

二、生物药物的特性

生物药物的化学本质一般为通过生物分离提取或现代生物技术制备的多肽、蛋白质、核酸及它们的衍生物,与小分子化学药物相比,在理化性质、药理作用、生产制备和质量控制方面都有其特殊性。

(一)理化性质特性

1. 相对分子质量大　生物技术药物的分子一般为多肽、蛋白质、核酸或它们的衍生物,相对分子质量(relative molecular mass, Mr)在几千至几万,甚至几十万。如人胰岛素的 Mr 为 5.734 kD,人促红细胞生成素(human erythropoietin, HuEPO)的 Mr 为 34 kD 左右,L-天冬酰胺酶的 Mr 为 135.184 kD。

2. 结构复杂　蛋白质和核酸均为生物大分子,除一级结构外还有二、三级结构,有些由两个以上亚基组成的蛋白质还有四级结构。另外,具有糖基化修饰的糖蛋白类药物其结构就更为复杂,糖链的多少、长短及连接位置均影响糖蛋白类药物的活性。这些因素均决定了生物技术药物结构的复杂性。

3. 稳定性差　多肽、蛋白质类药物稳定性差,极易受温度、pH、化学试剂、机械应力与超声波、空气氧化、表面吸附、光照等的影响而变性失活。多肽、蛋白质、核酸(特别是 RNA)类药物还易受蛋白酶或核酸酶的作用而发生降解。

(二)药理作用特性

1. 活性与作用机制明确　作为生物技术药物的多肽、蛋白质、核酸,是在医学、生物学、生物化学、遗传学等基础学科对正常与异常的生命现象研究过程中发现的生物活性物质(bioactive substance)或经过优化改造的这类物质,这些物质的活性和对生理功能的调节机制是比较清楚的。比如在清楚地了解胰岛素在糖代谢中的作用以后开发了具有降血糖作用的胰岛素,在大量的研究证明 p53 基因是抑癌基因(anti-oncogene)以后将该基因开发成了抗肿瘤药物。

2. 作用针对性强　作为生物技术药物的多肽、蛋白质、核酸在生物体内均参与特定的生理生化过程，有其特定的作用靶分子（受体）、靶细胞或靶器官。如多肽与蛋白质激素类药物是通过与它们的受体结合来发挥其作用的，单克隆抗体则与其特定的抗原产生结合，疫苗则刺激机体产生特异性抗原来发挥预防和治疗疾病的作用。

3. 毒性低　生物技术药物本身是体内天然存在的物质或它们的衍生物，而不是体内原先不存在的物质，机体对该类物质具有相容性，并且这类药物在体内被分解代谢后，其代谢产物还会被机体所利用而合成其他物质，因此大多数生物技术药物在正常剂量情况下一般不会产生毒性。

4. 体内半衰期短　多肽、蛋白质、核酸类药物可被体内相应的酶（肽酶、蛋白酶、核酸酶）所降解，Mr 较大的蛋白质还会遭到免疫系统的清除作用，因此生物技术药物一般体内半衰期均较短。如胸腺素在体内的半衰期为 100 分钟，超氧化物歧化酶（superoxide dismutase，SOD）的消除半衰期为 6～10 分钟；小肽的半衰期更短，如胸腺五肽只有不到 1 分钟。

5. 种属特异性　许多生物技术药物的药理活性与动物种属及组织特异性有关，来自人源基因编码的多肽或蛋白质类药物，其中有的与动物的相应多肽或蛋白质的同源性有很大差别，因此对一些动物无药理活性。人类生长激素（GH）由 191 个氨基酸残基组成，与其他脊椎动物的 GH 相比，约有 1/3 氨基酸顺序不同，猪、牛、羊等的 GH 对灵长类并不呈现明显的促生长效应。

6. 免疫原性　许多来源于人的生物技术药物在动物中有免疫原性，所以重复将这类药品给予动物将会产生抗体。有些人源性的蛋白质在人体中也能产生抗体，可能是重组药物蛋白质在结构及构型上与人体天然蛋白质有所不同所致。

（三）生产制备特性

1. 药物分子在原料中的含量低　生物技术药物一般由发酵工程菌或培养细胞来制备，发酵或培养液中所含欲分离的物质浓度很低，常常浓度低于 100mg/L。这样，就要求对原料进行高度浓缩，从而使成本增大。

2. 原料液中常存在降解目标产物的杂质　生物技术药物一般为多肽或蛋白质类物质，极易受原料液中一些杂质如酶的作用而发生降解。因此，要采取快速的分离纯化方法以除去影响目标产物稳定性的杂质。

3. 制备工艺条件温和　欲分离的药物成分通常很不稳定，遇热、极端 pH、有机溶剂会引起失活或分解，稍不注意就会引起失活和降解。因此，分离纯化过程的操作条件一般较温和，以满足维持分离物质生物活性的要求。

4. 分离纯化困难　原料液中常存在与目标分子在结构、构成成分等理化性质上极其相似的分子及异构体，形成用常法难以分离的混合物。因此，需要用多种不同原理的层析单元操作才能达到药用纯度。

5. 产品易受有害物质污染　生物技术药物的分子及其所存在的环境物质均为营养物质，极易受到微生物的污染而产生一些有害杂质，如热源。另外，产品中还易残存具有免疫原性的物质。这些有害杂质必须在制备过程中完全去除。

(四)质量控制特性

由于生物技术药物均为大分子药物,其生产菌种(或细胞)、生产工艺均影响最终产品的质量,产品中相关物质的来源和种类与化学药物和中药不同,因此这类药物的质量标准的制定和质量控制项目也与化学药物和中药不同。

1. 质量标准内容的特殊性　生物技术药物的质量标准包括基本要求、制造、检定等内容,而化学药物的质量标准则主要包括性状、鉴别、检查、含量测定等内容。

2. 制造项下的特殊规定　对于利用哺乳动物细胞生产的生物技术药物,在本项下要写出工程细胞的情况,包括名称及来源,细胞库建立、传代及保存,主细胞库及工作细胞库细胞的检定;对于利用工程菌生产的生物技术药物,在本项下要写出工程菌菌种的情况,包括名称及来源,种子批的建立,菌种检定。本项下还要写出原液和成品的制备方法。

3. 检定项下的特殊规定　在本项下规定了对原液、半成品和成品的检定内容与方法。原液检定项目包括生物学活性、蛋白质含量、比活性、纯度(两种方法)、分子量、外源性DNA 残留量、鼠 IgG 残留量(采用单克隆抗体亲和纯化时)、宿主菌蛋白质残留量、残余抗生素活性、细菌内毒素检查、等电点、紫外光谱、肽图、N 端氨基酸序列(至少每年测定 1 次);半成品检定项目包括细菌内毒素检查、无菌检查;成品检定项目除一般相应成品药的检定项目外,还要查生物学活性、残余抗生素活性、异常毒性等。

三、基因工程制药及典型药物介绍

(一)基因工程制药

基因工程制药是指利用重组 DNA 技术,将生物体内生理活性物质的基因在细菌、酵母、动物细胞或转基因动植物中大量表达,生产以前由于材料来源困难或制造技术问题无法生产的药物,主要有重组的治疗性蛋白质药物、重组疫苗及单克隆抗体。

1. 基因工程制药的技术途径

(1)基因工程细菌发酵制药:是指在人工条件下,培养通过基因工程构建的细菌细胞,生产重组药物蛋白,如胰岛素、干扰素等。利用基因工程菌表达药物蛋白具有经济、简单和易操作的优点,但是在开发一些大分子量、结构复杂的功能蛋白质时,细菌通常不能满足蛋白表达的需要。

(2)基因工程动物细胞培养制药:是指在人工条件下,高密度大量培养通过基因工程构建的动物细胞,生产重组药物蛋白,如病毒疫苗、抗原、抗体、免疫调节剂、重组激素以及生长因子等。该技术目前已成为大规模制备生物技术药物的主要方法,它可以获得上千克甚至上吨的产物,以满足药物的需求。第一个由基因工程动物细胞培养生产的药用蛋白是溶血栓药物组织型纤溶酶原激活剂(tPA),目前 tPA 已商品化。与基因工程细菌发酵制药相比,它具有一定的优势:

1)能生产大分子、结构复杂的蛋白:如凝血因子Ⅷ、促红细胞生成素(EPO)等。

2)生产清洁:整个生产过程不会对环境造成污染,因为用于细胞培养及后期产品纯化所需的物质没有任何对环境造成危害的有毒物质。

3)规模较小：与传统的制药工业相比，动物细胞培养的规模均较小，因为用于诊断和治疗的药物一般只需很小剂量，大概在微克级/人(如EPO、白介素、干扰素等)。

4)纯化简单、方便：由于动物细胞表达的产物是分泌型的，而且动物细胞培养所需培养基成分较单一，尤其是使用无血清培养基的时候。

5)产品安全：使用基因工程细胞生产药物蛋白，避免了动物的病原体传染，产品质量易于控制。

6)大大减少了实验动物用量：但由于动物细胞娇弱挑剔，生长缓慢，培养成本昂贵，使得基因工程动物细胞培养制药受到一定的限制。

(3)转基因动物生物反应器制药：该方法受到普遍重视的方案就是转基因动物乳腺生物反应器制药，它是一种利用基因工程技术将目的基因与乳蛋白基因启动子构建成新的重组基因，然后将该重组基因转入动物细胞或受精卵基因组中并发育成转基因动物，发育成熟后在其乳腺中分泌出重组蛋白，这些重组蛋白可开发成重组药物。通过该技术获得的经纯化的人抗凝血酶Ⅲ(antithrombin Ⅲ，ATⅢ)蛋白是在我国首次利用乳腺生物反应器生产的抗凝血酶Ⅲ蛋白纯品。人抗凝血酶Ⅲ是一种人血液中重要的抗凝血因子，但是作为药物很难从人血中提取该酶，而且由于该酶分子结构复杂，利用微生物发酵系统往往不能表达出这种酶或者表达出的重组蛋白活性丧失，而利用哺乳动物细胞培养体系则成本太高，产量也较低，无法满足该药的临床需求。20世纪80年代中后期发展起来的转基因动物乳腺生物反应器体系则为生产这些分子结构复杂而且临床需求大的重组蛋白药物提供了可靠高效的途径。

(4)转基因植物生物反应器制药：是指利用转基因生物技术，从经过基因改良的农作物等植物中提炼出药用蛋白质的高新技术。与基因工程细菌发酵制药相比，转基因植物具有上游生产成本低，获得的新遗传性状稳定，在正常自然条件下易于生产和管理等优势，如把药物作为食物则可进一步省去下游提取，还可大规模、廉价地生产蛋白类药物等。而且利用植物生产的各种蛋白质，多数能够正确地加工和折叠，从而保证了生物活性的稳定。利用转基因植物作为生物反应器系统大规模地生产各种蛋白质和多肽等药物的梦想，随着转基因植物的快速发展已逐渐变成现实。据不完全统计，迄今为止，国外已经有几十种药物蛋白和多肽在植物中得到成功表达，其中包括人细胞因子(human cytokine)、促红细胞生成素、表皮生长因子(epidermal growth factor，EGF)、生长激素、单克隆抗体、干扰素和可作为疫苗用的抗原蛋白等。

2.基因工程制药的基本过程　基因工程技术就是将所要重组对象的目的基因插入载体、拼接、转入新的宿主细胞，构建成工程菌(或工程细胞)，实现遗传物质的重组，并使得目的基因在工程菌内进行复制和表达。其基本过程是：首先确定对某种疾病具有预防和治疗作用的蛋白质，然后将该蛋白质合成过程中的基因抽取出来，构建DNA重组体，然后将DNA重组体转入可生产的受体细胞体内(包括动植物细胞、细菌等)获得工程菌(或工程细胞)，经大规模发酵或培养，对目的基因表达产物进行分离纯化，产品检验等步骤。利用基因工程技术生产药物的优点是：①大量生产过去难以获得的生理活性物质和多肽，为临床应用提供有力保障。②发现、挖掘更多的内源性生理活性物质。③对内源生理活性物质的不足之处进行改造和去除。④可获得新型化合物，扩大药物筛选来源。

3. 基因工程药物的主要类别　自1982年首个基因工程药物——人胰岛素面世以来，至今已有基因工程药物140多种上市，尚处于临床试验或申报阶段的基因工程药物有500多种。全球基因工程药物持续6年销售额增长率都在15%～33%，基因工程制药已成为制药业的一个新亮点。目前，通过基因工程技术已经能够获得以前由于材料来源困难或制造技术问题无法生产的药物，主要有生理活性物质、基因工程抗体、基因工程疫苗三大类。

(1)生理活性物质：主要包括激素类药物、细胞因子类药物、重组溶血栓类药物等。如胰岛素、重组人生长激素(recombinant human growth hormone，rhGH)、重组人促卵泡激素(recombinant human follicle-stimulating hormone，rFSH)、干扰素、集落刺激因子、白介素、肿瘤坏死因子、趋化因子(chemotactic factor)、转化生长因子-β(transforming growth factor-β，TGF-β)、生长因子、重组链激酶(recombinant streptokinase)及重组组织型纤溶酶原激活剂等。

(2)基因工程抗体：又称重组抗体，是指利用重组DNA及蛋白质工程技术，对编码抗体的基因按不同需要进行加工改造和重新装配，经转染适当的受体细胞所表达的抗体分子，被广泛应用于疾病的临床诊断、预防和治疗及基础理论研究等领域。

自从基因工程抗体技术诞生以来，它的发展经历了数个阶段。主要包括完整的抗体分子、抗体可变区Fv、单链抗体ScFv、抗原结合片段Fab以及其他为改善抗体药物的某些性质而产生的各种抗体衍生物。1984年，Morrison等将鼠单抗可变区与人IgG恒定区在基因水平上连接在一起，成功构建了第一个基因工程抗体。此后，各种基因工程抗体大量涌现，已用于肿瘤、病毒病、自身免疫病、哮喘及心血管疾病等的治疗，如用于治疗B细胞淋巴瘤的抗CD20嵌合抗体Rituximab，用于治疗自身免疫病的抗TNF-α单抗Infliximab。美国权威杂志《基因工程与生物技术新闻》(Genetic Engineering & Biotechnology News，GEN)评出2013年25个最畅销的药物中，基因工程抗体药物占了5个，而且均排在前十位，前三甲均为抗体药物，分别是阿达木单抗(adalimumab)、英利昔单抗(infliximab)和利妥昔单抗(rituximab)。阿达木单抗的销售额高达106.59亿美元。

(3)基因工程疫苗：是将病原体的编码保护性抗原的基因片段克隆入表达载体，用以转染细胞或真核细胞微生物及原核细胞微生物后得到的产物，或者将病原的毒力相关基因删除掉，使成为不带毒力相关基因的基因缺失疫苗。包括基因工程亚单位疫苗(subunit vaccine)、基因缺失活疫苗(gene deleted live vaccine)、基因工程活载体疫苗(live vector vaccine)、核酸疫苗(nucleic acid vaccine)、转基因植物疫苗(transgenic plant vaccine)等。与传统疫苗相比，基因工程疫苗有许多优势：①具有可靠的安全性和有效性。②易于大规模使用。③生产成本低。

(二)典型药物

1. 干扰素　是哺乳动物细胞在诱导下产生的一种淋巴因子，能够加强巨噬细胞的吞噬作用和对癌细胞的杀伤作用，抑制病毒在细胞内的增殖，用于肿瘤和病毒感染疾病的治疗。

2.生长激素　人体生长激素能够治疗侏儒症(dwarfishness)和促进伤口愈合,动物生长激素能够加速畜禽生长发育。目前,人和动物的生长激素基因都已经在大肠杆菌中成功表达,在医学和畜牧业领域取得了很好的应用效果。

3.促红细胞生成素　是一种肾脏产生的作用于肾髓的造血相关细胞因子,使原始红细胞的成熟期缩短,调节骨髓中的造血细胞含量,用于肾功能不全引起的贫血、放射化疗引起的贫血以及其他一些罕见贫血症的治疗,还可用于外科手术前准备自体输血的患者。促红细胞生成素目前是在培养的哺乳动物细胞中表达,但成本较高,生产过程复杂。

4.白介素　白介素是一种抗肿瘤免疫因子,可促进T细胞的生长、增殖和分化,也可促进B细胞的生长和增殖,同时能够增强杀伤性淋巴细胞的功能,也用于癌症的治疗。

5.集落刺激因子　分为两类:一类为粒细胞集落刺激因子,另一类为巨噬细胞集落刺激因子(macrophage colony stimulatory factor,M-CSF)。二者都可促进体内白细胞的增殖,增强粒细胞的功能,调控造血功能,用于肿瘤患者化疗后白细胞下降等的治疗。

四、细胞工程制药及典型药物介绍

细胞工程制药是细胞工程技术在制药工业方面的应用。所谓细胞工程是指以细胞为单位,按人们的意愿,应用细胞生物学、分子生物学等理论和技术,有目的地进行精心设计和操作,使细胞的某些遗传特性发生改变,达到改良或产生新品种的目的,以及使细胞增加或重新获得产生某种特定产物的能力,从而在离体条件下进行大量培养、增殖以获得对人类有用产品的一门应用科学和技术。当前细胞工程所涉及的主要技术领域包括细胞融合技术(cell fusion technique)、细胞核移植技术、转基因动植物技术和细胞大量培养技术等方面。

(一)动物细胞工程制药

动物细胞工程制药主要涉及细胞融合技术、细胞核移植技术、转基因技术和动物细胞大规模培养技术等。

1.细胞融合　是指在外力(诱导剂或促融剂)作用下,两个或两个以上的异源(种、属间)细胞或原生质体相互接触,从而发生膜融合、胞质融合和核融合并形成杂种细胞的现象,或称细胞杂交(cell hybridization)。通过细胞融合技术发展起来的单克隆抗体技术取得了重大成就,该技术被誉为免疫学中的“革命”。单克隆抗体技术是将能在体外无限繁殖的骨髓瘤细胞(myeloma cell)与能产生单一抗体的B淋巴细胞融合,使融合细胞具有两种亲本细胞特性的技术。单克隆抗体在医学上的应用十分广泛,最重要的是在肿瘤的诊断和治疗方面。将抗体与药物结合制成“生物导弹”,能定位杀灭肿瘤细胞,减轻或避免对正常细胞的伤害,从而大大减少了抗肿瘤药物的不良反应。目前,以单克隆抗体为基础的诊断和研究试剂在全球的销售额已超过100亿美元。

2.细胞核移植　该技术是指将一个动物细胞的细胞核移植至去核的卵母细胞中,产生与供体细胞核动物的遗传成分一样的技术。现已先后在绵羊、小鼠、牛、猪、山羊等动物上获得胚胎细胞核移植后代,目前,体细胞克隆也在牛、山羊、小鼠等物种上获得了成功。

体细胞核移植的成功为转基因动物生产带来了一场新的革命。这种方法的优点在于:①事先筛选转基因阳性细胞作为核供体,极大提高阳性转基因动物生产率。②培养的体细胞更易于进行基因打靶等基因操作。③可以事先确定核移植后代的性别,定向生产转基因动物。这些研究展示了转基因克隆动物技术的可能性,为细胞工程制药带来了光明前景。

3.转基因动物　利用基因工程手段获得的转基因动物可用来生产人类所需要的生物活性物质或药用珍稀蛋白,在此,转基因动物本身、转基因动物的器官和组织就可以作为一个生物反应器。研究表明,用转基因动物的乳腺、血液、尿液等均可替代生物发酵生产蛋白质和多肽。近期的研究已证明,利用转基因猪的血液可生产人类血红蛋白,在转基因家畜血液中得到了人免疫球蛋白(human immunoglobulin)、干扰素、胰蛋白酶和生长激素等,在转基因山羊、绵羊和猪的乳汁中获得了纤维蛋白溶酶原激活因子(plasminogen activator,PA)和抗凝集因子(anticoagulant factor),它们都具有正常的生物活性。转基因动物作为生物反应器,表达的产物能充分修饰且具有稳定的生物活性,产品成本低,可以大规模生产,产品质量高且易纯化。因此有关转基因动物反应器已成为生物制药技术中的一个研究热点,但目前转基因动物生产效率仍然很低。

4.动物细胞大规模培养　指离散的动物活细胞在体外人工条件下的生长及增殖的过程。动物细胞培养开始于本世纪初,到1962年规模开始扩大,发展至今已成为生物、医学研究和应用中广泛采用的技术方法。利用动物细胞培养生产的具有重要医用价值的生物制品有各类疫苗、干扰素、激素、酶、生长因子、病毒杀虫剂(viral insecticide)、单克隆抗体等,已成为医药生物高技术产业的重要部分,其销售收入已占到世界生物技术产品的一半以上。

(二)植物细胞工程制药

人类从植物中得到药物已有很长的历史。随着植物细胞培养、植物基因工程等生物技术的发展,它被赋予了新的内容和广阔的发展前景。

1.组织及细胞培养　将植物的器官、组织、细胞甚至细胞器进行离体、无菌的培养,是细胞遗传操作及细胞保藏的基础。近年来植物细胞培养技术主要致力于高产细胞株选育方法、悬浮培养技术、多级培养和固定化细胞技术、培养工艺优化控制、生物反应器研制、下游纯化技术等方面,并取得了较大进展。有些药用植物种类已实现工业化生产,如从希腊毛地黄细胞培养物通过生物转化生产地高辛(digoxin)、从黄连细胞培养物中生产黄连碱(coptisine)、从人参根细胞中生产人参皂苷(ginsenoside)等。有些种类的药用植物细胞大量培养已达到中试水平,如长春花生产吲哚生物碱(indole alkaloid)、丹参生产丹参酮(tanshinone)、黄花蒿生产青蒿素(artemisinin)、红豆杉生产紫杉醇(paclitaxel, taxinol)、紫草生产萘醌(naphthaquinone)、三七生产皂苷(saponin)等。

2.遗传特性改造　为使培养的细胞能更高效地为人类服务,仅对细胞进行培养还不够,需要对其进行一定的改造,这就涉及细胞的遗传操作,可以说遗传操作是整个细胞工程中最为重要也最具挑战性的一环。将外源DNA导入靶细胞的方法不断完善,除了以前经常使用的质粒载体(plasmid vector)、病毒载体(virus vector)、转座因子(transposable element)和酵母人工染色体(yeast artificial chromosome,YAC)等途径外,通过裸DNA(naked DNA)、基因枪(gene gun,将携带基因的金属微粒高速射入细胞和细胞器的装置)、超声波法(ultrasonic method)和电注射法(electric injection method)等非病毒方式转换细胞的方法也开始被广泛使用;细胞融合方法已被不断改进,融合率增大;细胞诱变也取得了较大的进展,诱变方式不断增加,这些理论和技术的发展都为更好地改造细胞创造了条件。

3.转基因植物　利用基因工程技术,把目的基因导入待改造的受体植物细胞,进而培育出获得了目的基因性状的植物,就是转基因植物。利用转基因植物生产重组蛋白具有以下优点:①与动物细胞培养相比,植物细胞培养条件简单且易于成活,有利于遗传操作。②植物培养细胞具有全能性,能够再生植株。③转基因植物中的外源基因可通过植物杂交的方法进行基因重组,进而在植物体内积累多基因。④转化植株系的种子易于储存,有利于重组蛋白的生产和运输。⑤用动物细胞生产重组蛋白,可能污染动物病毒,这对人类可能造成潜在危险,而植物病毒不感染人类,所以用植物细胞生产重组蛋白更为安全。⑥植物细胞有与动物细胞相似的结构和功能,有利于重组蛋白的正确装配和表达。

利用转基因植物生产基因工程疫苗是当前的一大热点,研究主要集中在烟草、马铃薯、番茄、香蕉等植物,至今已获得成功的有乙型肝炎表面抗原(hepatitis B surface antigen,HBsAg)、不耐热的肠毒素B亚单位(enterotoxin B subunit)、链球菌属突变株表面蛋白(streptococcus mutant surface protein)等十余种疫苗。

(三)典型药物——利用转基因动物生产抗凝血酶

抗凝血酶是天然的血液稀释剂。抗凝血酶缺乏症患者,其血液易于凝结,如果凝结的血块流经肺部或脑部可导致死亡,孕妇若患有此症容易造成流产或死胎。2009年2月,美国食品药品管理局(food and drug administration,FDA)首次批准了在转基因山羊乳汁表达的抗血栓药物抗凝血酶——Atryn上市。2006年,欧洲已经批准使用本品来阻止身患遗传性抗凝血酶缺乏症(hereditary antithrombin deficiency)的患者在手术或分娩过程中可能出现的凝血现象。该新药的推出,有望拉开用转基因动物器官作为药厂的序幕,未来几年类似药物将会相继上市。

制备转基因乳腺生物反应器是利用乳腺特异性启动子控制目的基因的表达,最终在动物乳汁中获得目的蛋白的一种制药方式。构建转基因乳腺生物反应器过程中利用了基因重组和转基因技术,之后将重组的目的基因转移到受精卵雄性原核中,再经胚胎移植,得到转基因乳腺表达的个体,其乳腺组织即可分泌目的产品的乳汁。

五、发酵工程制药及典型药物介绍

发酵泛指利用微生物制造或生产某些产品的过程,或更确切地说"发酵是用生物催化剂(biocatalyst)使培养物质转变成产品的生物化学反应"。生物催化剂通常是细菌、放线菌、真菌或其解体产物(如酶)和动植物细胞等。微生物发酵生产药物可以按生理功能和临床用途来分类,也可按产品类型来分类,但通常按其化学本质和化学特征进行分类。

(一)抗生素类

抗生素(antibiotics)是在低微浓度下能抑制或影响活的机体生命过程的某些微生物产生的次级代谢产物及其衍生物。据不完全统计,已知的抗生素总数不少于 9000 种,目前它是临床上抗感染药物的主力军。已发现的有抗细菌、抗肿瘤、抗真菌、抗病毒、抗原虫、抗藻类、抗寄生虫、杀虫、除草等活性的抗生素。其主要来源是微生物发酵,特别是土壤微生物发酵,占全部已知抗生素的 70%左右。至于有价值的抗生素,几乎全是由微生物产生的。

(二)氨基酸类

1. 单个氨基酸制剂　主要用于治疗某些针对性的疾病,如用精氨酸(arginine)和鸟氨酸(ornithine)治疗肝性脑病(hepatic encephalopathy),解除氨毒;胱氨酸(cystine)用于抗过敏(antianaphylaxis)、肝炎(hepatitis)及白细胞减少症(leucopenia)等。

2. 复方氨基酸制剂　主要为重症患者提供合成蛋白质的原料,以补充消化道摄取的不足。

利用微生物生产的氨基酸分微生物细胞发酵法和酶转化法,其中发酵法生产的氨基酸有谷氨酸(glutamate)、赖氨酸(lysine)、丙氨酸(alanine)、精氨酸、组氨酸(histidine)、异亮氨酸(isoleucine)等。采用酶转化法生产的氨基酸有天冬氨酸(asparagic acid)、丙氨酸、甲硫氨酸(methionine)、苯丙氨酸(phenylalanine)、色氨酸(tryptophane)、赖氨酸等。

(三)核苷酸类

利用微生物发酵工艺生产的该类药物有肌苷酸(inosinic acid)、肌苷(carnine)、5′-腺苷酸(adenosine-5′-monophosphate,5′-AMP)、三磷腺苷(adenosine triphosphate,ATP)、黄素腺嘌呤二核苷酸(flavin adenine dinucleotide,FAD)、辅酶 A(coenzyme A,CoA)、辅酶 I(coenzyme I,CoI)等。

(四)维生素类

利用微生物发酵生产的维生素品种有维生素 C 的原料 2-酮基-古龙酸(2-keto-L-gulonic acid)、维生素 A 的前体 β-类胡萝卜素(β-carotene)、维生素 D_2 的前体麦角甾醇(ergosterol)、维生素 B_2(vitamin B_2;核黄素,riboflavin)、维生素 B_{12}(vitamin B_{12};钴胺素,cobalamin)等。

(五)甾体类激素

在甾体激素的生产过程中,一些特异的转化反应需要借助微生物的作用,如甾体母核的羟基化、脱氢、A 环芳构化及甾体边链降解等。

(六)多糖类

微生物是一种能生产多糖的可再生资源,微生物多糖除了对细菌自身具有生物学意义外，更重要的是由于它具有安全无毒、理化性质独特、用途广泛、易与菌体分离及可通过深层发酵实现工业化生产等优良特性而备受关注。利用微生物发酵工艺生产的多糖类产品主要有透明质酸(hyaluronic acid)、右旋糖酐(dextran)等。

(七)治疗酶及酶抑制剂

药用酶主要有助消化酶类、消炎酶类、心血管疾病治疗酶类、抗肿瘤酶类以及其他酶类。其中许多都可以用微生物发酵生产，如蛋白酶(protease)、纤维素酶(cellulase)、脂肪酶(lipase)、链激酶(streptokinase)、尿激酶、天冬酰胺酶、超氧化物歧化酶等。

由微生物产生的酶抑制剂有两种不同的概念。一种是抑制抗生素钝化酶的抑制剂，称为钝化酶抑制剂，如β-内酰胺酶抑制剂(β-lactamase inhibitors)，包括克拉维酸(clavulanic acid)、甲砜霉素(thiamphenicol)、橄榄酸(olivanic acid)、青霉烷砜(sulbactam)、溴青霉烷酸(bromine penicillanic acid)等多种，这类酶抑制剂可以和相应的抗生素同时使用，以提高抗生素的作用效果；另一种酶抑制剂是抑制与人体代谢有关的酶，可以降低血脂或血糖。如 HMG-CoA 还原酶抑制剂普伐他汀(pravastatin)可以阻止血脂升高，淀粉酶(amylase)抑制剂则能达到阻止餐后血糖浓度增加的目的。

六、酶工程制药及典型药物介绍

酶工程就是利用酶的催化作用进行物质转化，生产人们所需要的产品，是将酶学理论与化工技术结合起来的一项高新技术。利用现代酶工程技术不仅可以获得传统的化学合成、微生物发酵及生物材料提取等生产的药物，甚至可获得传统技术难以生产的珍贵药品，如 7-氨基-3-脱乙酰氧基头孢烷酸(7-amino-3-deacetoxy cephalosporanic acid, 7-ADCA)、6-氨基青霉烷酸(6-aminopenicilanic acid, 6-APA)及 7-氨基头孢烷酸(7-aminocephalosporanic acid, 7-ACA)等。固定化基因工程菌、工程细胞以及固定化酶技术与连续生物反应器的巧妙结合，将导致整个发酵工业和化学合成工业的根本性变革。目前能利用微生物和酶进行的转化反应有 60 余种，因此酶工程技术已成为新药开发和改造传统制药工艺的重要手段。在制药工业中应用酶工程生产的产品及其催化用酶主要有以下几类。

1. 抗生素　应用酶工程技术可以制备 6-APA(青霉素酰化酶，penicillin acylase)、7-ACA(头孢菌素酰化酶，cephalosporin acylase)、脱乙酰头孢菌素(deacetyl cephalosporin)(头孢菌素乙酸酯酶，cephalosporin acid esterase)、头孢菌素Ⅳ(cephalosporin Ⅳ，头孢菌素酰化酶)。近年来，人们还进行了固定化产黄青霉(penicillium chrysogenum)(青霉素合成酶系)细胞生产青霉素的研究，合成青霉素和头孢菌素前体物也已经采用酶工程的方法建立了新工艺。

2. 维生素类　2-酮基-L-古龙糖酸(2-keto-L-gulonic acid and sugar)(山梨糖脱氢酶，sorbose dehydrogenase；及 L-山梨糖醛氧化酶，L-sorbic sugar aldehyde oxidase)、肌醇(inositol)(肌醇合成酶，inositol synthetase)、L-肉毒碱(L-carnitine)(胆碱酯酶，cholinesterase)、辅酶 A(辅酶 A 合成酶系)等。

3. 甾体类　3-氧联降胆甾-1,4-二烯-22-酸(3-oxygen combined drop cholesteric-1,4-diene-22-acid,BDA)、雄甾-4-烯-3,17-二酮(androst-4-ene-3,17-dione,4AD)和雄甾-1,4-二烯-3,17-二酮(androsta-1,4-diene-3,17-dione,ADD)等复杂且关键的中间体,以及强的松(prednisone)、11-去氧强的松(11-deoxycorticosterone)、氢化可的松(hydrocortisone)等甾体化合物。

4. 核苷酸类　通过5′-磷酸二酯酶(5′-phosphodiesterase)酶解脱氧核糖核酸(deoxyribonucleic acid,DNA)可制得脱氧核苷酸(deoxyribonucleotide),经核酸酶(nuclease)水解产蛋白假丝酵母菌体中的核酸(nucleic acid)可制得腺嘌呤核苷酸(adenine nucleotide)等。

5. 氨基酸和有机酸类　DL-氨基酸(DL-amino acid)(氨基酰化酶,aminoacylase)、L-赖氨酸(二氨基庚二酸脱羧酶,diaminapimelate decarboxylase;或α-氨基-ε-己内酰氨水解酶,α-amino-ε-epsilon caprolactone acyl ammonia lyase和消旋酶,racemase)、尿酐酸(uric acid anhydride)(L-组氨酸氨解酶,L-histidine ammonia-lyase)、L-酪氨酸(L-tyrosine)及L-多巴(levodopa)(β-酪氨酸酶,β-tyrosinase)、L-天冬氨酸(天冬氨酸合成酶,aspartic acid synthetase)、L-苯丙氨酸(L-苯丙氨酸氨解酶,L-phenylalanine ammonia lyase)、L-谷氨酸(L-谷氨酸合成酶,L-glutamate synthetase)、L-丝氨酸(L-serine)(转甲基酶,methyl transferase)、L-色氨酸(色氨酸合成酶,tryptophane synthetase)、天冬酰胺(天冬酰胺合成酶,asparagine synthetase)、谷胱甘肽(glutathione)(复合酶系,complex enzyme)、氨基丁酸(aminobutyric acid)(谷氨酸脱羧酶,glutamate decarboxylase)、谷氨酰胺(谷氨酰胺合成酶,glutamine synthetase)等氨基酸,还包括乳酸(lactic acid)(乳酸合成酶系,lactic acid synthetase)、葡萄糖酸(gluconic acid)(葡萄糖氧化酶,glucose oxidase;与过氧化氢酶,catalase)、L-苹果酸(L-malic acid)(延胡索酸酶,fumarase)、长链二羧酸(long-chain dicarboxylic acid)(加氧酶,oxygenase;和脱氢酶,dehydrogenase)、衣康酸(itaconic acid)(复合酶系)、L(+)-酒石酸[L(+)-tartaric acid]、环氧琥珀酸水解酶(epoxysuccinate hydrolase)等有机酸。

七、生化制药及典型药物介绍

生化药物(biochemical pharmaceutical)是从动物、植物及微生物中分离纯化所得,用于预防、诊断和治疗疾病的生化基本物质,以及用化学合成、微生物合成或现代生物技术制得的这类物质。生化药物有两个基本特点:其一,它来自生物体,来源复杂,有些化学结构不明确,分子量不是定值,多属高分子物质;其二,它是生物体中的基本生化成分。

(一)生化药物的种类

生化药物按照化学本质的不同,分为以下几类。

1. 氨基酸及其衍生物类药物　包括天然氨基酸、氨基酸混合物和氨基酸衍生物。可由发酵制造,也可由蛋白水解制得。如门冬氨酸、色氨酸、异亮氨酸、苏氨酸(threonine)、谷氨酸、亮氨酸(leucine)、精氨酸、胱氨酸、脯氨酸(proline)等。

2. 多肽和蛋白类药物　这类药物是人体内的生理活性因子，在生物体内浓度很低，但活性很强。多肽参与调节生理功能，用于临床的多肽有催产素（oxytocin，9 肽）、加压素（vassopressin，9 肽）、胰高血糖素（glucagon，29 肽）、降钙素（calcitonin，9 肽）等。蛋白质类药物有水蛭素、鱼精蛋白、胰岛素、生长素、催乳素（prolactin）等。

3. 酶类与辅酶类药物　按其功能可分为助消化酶类、蛋白水解酶类、凝血酶及抗栓酶、抗肿瘤酶类和其他酶类等；还包括部分辅酶类（辅酶 Q）等。如胃蛋白酶、胰蛋白酶、玻璃酸酶（hyaluronidase）、尿激酶、凝血酶、辅酶 Q_{10}（coenzyme Q_{10}）等。

4. 糖类药物　包括肝素、硫酸软骨素 A 和 C（chondroitin sulfate A and C）、硫酸角质素（keratan sulfate）、透明质酸等。类肝素（hepara，酸性黏多糖，acid mucopolysaccharide）、壳聚多糖（chitosan）、灵芝多糖（ganodera）、黄芪多糖（astragalan）、人参多糖（panaxan）、海藻多糖（carrageenan）、螺旋藻黏多糖（spirulina platensis polysaccharide）等。

5. 脂类药物　包括多价不饱和脂肪酸（polyunsaturated fatty acid，PUFA）、磷脂类、固醇类、胆酸类和卟啉类。如亚油酸（linoleic acid）、卵磷脂（lecithin）、脑磷脂（cephalin）、胆固醇（cholesterol）、血红素（heme）、胆红素（bilirubin）等。

6. 核酸及其降解产物和衍生物类药物　包括核酸类、多聚核苷酸、核苷、核苷酸及其衍生物。例如免疫 RNA（核糖核酸）、DNA（脱氧核糖核酸）、多聚胞苷酸（polycytidylic acid）、巯基聚胞苷酸（sulfhydryl polycytidylic acid）、ATP（三磷腺苷）和 cAMP（环磷酸腺苷）等。

（二）生化制药的基本过程和技术

生化制药是将动物、植物或微生物机体内的生物活性物质在使其结构和功能不遭破坏的前提下，采用多种生化分离方法提取、纯化的工艺过程。它涉及物理、化学、生物学等多种学科的基本原理和技术手段。在生化制药工作中，从不同的原料制备纯度较高和活性较强的大分子目的物一般包括六个阶段：①原料的选择和预处理。②组织及细胞的破碎。③从破碎细胞中提取有效成分，制成粗品，④采用多种生化技术从粗品中将目的物精制出来。⑤干燥及保存。⑥制剂。

目前用于生化药物分离纯化的方法很多，根据各技术的作用原理可分为以下五类：①根据分子大小和形状不同进行分离：如凝胶过滤法（gel filtration）、透析法（dialysis）、超滤法（ultrafiltration）、密度梯度离心法（density gradient centrifugation）等。②根据分子的带电性质进行分离：如离子交换层析法（ion exchange layer）、电泳法（electrophoresis）、等电聚焦法（isoelectric focussing）等。③根据分子极性大小及溶解度不同进行分离：如等电点沉淀法（isoelectric point precipitation）、盐析法（salting out method）、有机溶剂沉淀法（organic solvent precipitation）、逆流分配法（counter current distribution）等。④根据配体特异性进行分离：如亲和层析法（affinity chromatography）。⑤根据物质吸附性质不同进行分离：如选择性吸附和吸附层析法（selective adsorption and adsorption chromatography）。

(三)典型药物——胰岛素

1. 药理作用　胰岛素是由人体胰腺β细胞所分泌的一种蛋白质激素，主要作用是帮助血液中的葡萄糖进入细胞内而进行能量代谢。经实验，一个单位的胰岛素可直接发挥分解 2 g 葡萄糖的效应，从而起到降低血糖，促进蛋白质合成，并有效减少脂肪分解的作用。当患者因胰岛β细胞破坏、功能损伤、衰竭等原因而引起体内胰岛素缺乏，或不能有效地将血糖控制在安全的范围时，即需要注射胰岛素治疗。

2. 产品分类

(1)根据来源不同进行分类：商品胰岛素可以分为动物和人胰岛素两大类。其中，动物胰岛素多从牛和猪的胰腺中提取、纯化而得。但由于其在结构上与人胰岛素存在差异，注射后经常发生免疫原性。相当一部分患者注射剂量会越来越大，并且最终导致失效。少数患者可发生较严重的变态反应，如皮疹、发热、全身瘙痒，甚至血压下降、休克等而危及生命。由于存在以上缺陷和不足，目前动物胰岛素正逐渐被人胰岛素所取代。

人胰岛素制取方法有：①将动物胰岛素进行化学处理，使其转变而成人胰岛素。②应用 DNA 重组技术。其中，利用 DNA 重组技术是目前最常应用的人工基因合成胰岛素的制取方法。由于该胰岛素的结构与人体自身分泌的胰岛素完全相同，并具有不引起免疫反应，能很好地分解葡萄糖，无不良反应等人自体胰岛素的几乎全部优点，因此被称为人胰岛素。

(2)根据起效、峰值和作用维持时间的不同进行分类：临床上将胰岛素分为长、中、短效和预混等各种不同制剂类型。其中正规和半慢胰岛素属短效胰岛素，降糖起效快而作用时间较短。中性蛋白锌胰岛素和慢效胰岛素为中效胰岛素，降糖起效时间、峰值和作用时间皆较短效胰岛素长。特慢胰岛素是一种长效胰岛素，降糖作用时间更长，且没有峰值。另外，鱼精蛋白锌胰岛素也是一种长效胰岛素。

3. 临床适应证

(1)Ⅰ型糖尿病(type 1 diabetes)患者：由于Ⅰ型糖尿病患者存在胰岛功能的降低，即体内分泌的胰岛素量不能满足人体需要。所以，当患者血糖控制不良，必须通过注射胰岛素进行一定量的补充或替代，否则，升高的血糖就会导致并发症。同时，当患者体内由糖类所产生的热能少到一定的程度，脂肪的代谢就会发生障碍。例如，脂肪酸不能完全分解而产生乳酸、三羟酸(trihydroxy acid)等酮类物质，积累至一定的量，就会出现酮症酸中毒(ketoacidosis)等急性并发症。严重者可危及生命。

(2)Ⅱ型糖尿病(type 2 diabetes)患者：多数体内能够产生足量的胰岛素，但由于胰岛素抵抗，致使其不能正常的发挥作用，所以多数Ⅱ型糖尿病患者在合理控制饮食的基础上，通过适当运动和恰当配合口服降糖药等即可有效地控制血糖。但在下述情况下仍然需要使用胰岛素。

1)已经采用适当的饮食控制与运动疗法，并配合应用了各种口服降糖药治疗，但没有效果。这时有两种情况，一是口服降糖药治疗之初即不能有效控制血糖，称为口服降糖药原发性失效；二是口服降糖药开始阶段，应用一段时间(往往数年)后不再能有效控制血糖，称为口服降糖药继发性失效。持续的高血糖会导致慢性并发症的发生与发展，因此，为预防慢性并发症的出现，必须保持血糖正常或接近正常。一旦出现口服降糖药失效时应采用胰岛素治疗，以免延误病情。

2)出现严重的感染或需手术，需要配合胰岛素治疗。目的是保证患者有足够的能量和组织修复能力抵抗疾病或愈合创伤。

3)出现急性并发症，如酮症酸中毒、高渗性昏迷等，需要配合胰岛素治疗。

4)妊娠，需要配合胰岛素治疗。

5)合并肺结核，需要配合胰岛素治疗。

八、生物药物的临床应用

生物药物的主攻疾病包括癌症、遗传性疾病、心脑血管疾病、传染性疾病、神经退化性疾病、自身免疫性疾病、糖尿病等几类难治性疾病，正发挥着极其重要乃至无可替代的作用。

1. 癌症　全球癌症死亡率居首位。癌症是多机制复杂疾病，目前仍采用早期诊断、化疗、放疗等综合手段治疗，今后十年抗肿瘤生物药物会急剧增加。比如应用基因工程抗体来抑制肿瘤；应用导向 IL-2 受体融合毒素来治疗皮肤 T 细胞淋巴瘤(cutaneous T cell lymphoma, CTCL)；应用基因疗法来治疗肿瘤，如应用 γ-干扰素基因治疗骨髓瘤(myeloma)；应用基质金属蛋白酶抑制剂(matrix metallo-proteinase inhibitor)来抑制肿瘤血管的生长，从而阻止肿瘤生长和转移；应用树突状细胞肿瘤疫苗诱导自身抗肿瘤免疫反应。在进入临床试验阶段的 364 种生物药物中，有 175 种用于治疗肿瘤。目前全世界销量居首的 4 种抗肿瘤生物技术药物是：①用于非霍奇金淋巴瘤(non-Hodgkin lymphoma)的抗 CD20 抗体 Rituxan。② 用于乳腺癌(breast cancer)的抗 EFGRⅡ抗体 Herceptin。③用于放化疗后白细胞减少症(leucopenia)的 G-CSF。④ 用于乳腺癌、肺癌(lung cancer)和直结肠癌(colorectal cancer)的抗血管内皮生长因子(vascular endothelial growth factor, VEGF)抗体 Avastin。以上均为年销售额突破 40 亿美元的生物药物。

2. 遗传性疾病　很多遗传性疾病，比如戈谢病(Gaucher disease)、血友病(hemophilia)、肺囊性纤维化(pulmonary cystic fibrosis)、溶酶体储积病(lysosomal storage disease)、黏多糖储积病(mucopolysaccharidosis)法布莱病(Fabry disease)等都是难以治愈、危及生命的遗传性疾病。治疗这些疾病，只能用生物药物，几乎没有其他类药物可以替代。如葡糖脑苷脂酶(glucocerebrosidase)用来治疗戈谢病；凝血因子Ⅶa、凝血因子Ⅷ、凝血因子Ⅸ等用来治疗血友病；重组人类 DNA 合成酶(recombinant human DNA synthetase)Pul-mozyme 用来治疗肺囊性纤维化；酸性 α-葡萄糖苷酶(acid α-glucosidase) Aldurazyme 用来治疗黏多糖储积病；基因工程 α-半乳糖苷酶(α-galactosidase)Fabrazyme 用来治疗法布莱病等。

3. 心脑血管疾病　单克隆抗体用于治疗冠心病的心绞痛及恢复心脏功能已经取得成功；基因工程 t-PA 及其突变体替耐普酶(TNK-tPA)、瑞替普酶(r-PA)、尿激酶型 PA(u-PA)和葡激酶(staphylokinase)，是治疗急性心肌梗死(acute myocardial infarction)时最常用的药物，也是其他类药物所不具有的、真正能溶解血栓的有效药物。

4.传染性疾病　生物技术药物在预防和治疗传染性疾病，特别是病毒性传染病方面发挥了独特的巨大作用，比如抗病毒的干扰素，预防天花(smallpox)、流感(influenza)、甲乙型肝炎(hepatitis A and B)、脊髓灰质炎(poliomyelitis)、艾滋病(acquired immunodeficiency syndrome，AIDS)等传染病的疫苗等，都属于生物药物。

5.神经退化性疾病　帕金森病(Parkinson's disease，PD)、阿尔茨海默病(Alzheimer's disease，AD)、脊椎外伤及脑中风(cerebral apoplexy)的生物药物治疗，胰岛素生长因子(insulin like growth factor，IGF-1)已进入临床。神经生长因子(nerve growth factor，NGF)和脑源神经营养因子(brain-derived neurotrophic factor，BDNF)用于治疗肌萎缩硬化症(amyotrophic lateral sclerosis，ALS)、末梢神经炎(peripheral neuritis)，均已进入临床。

6.自身免疫性疾病　人源化单克隆抗体免疫球蛋白E用于治疗哮喘(asthma)；β-干扰素用于治疗多发性硬化病(multiple sclerosis)；治疗银屑病(psoriasis)、风湿性关节炎(rheumatic arthritis)等最有效、销量最大的药物是抗肿瘤坏死因子α(tumor necrosis factor α，TNF-α)的抗体类药物，如Enbrel、Humira和Remicade等。

7.糖尿病　目前治疗糖尿病(diabetes mellitus)最有效、销量最大的药物是基因重组胰岛素及其突变体。

8.其他疾病　肥胖症(obesity)、不育症(infertility)、骨质疏松症(osteoporosis)、器官移植(organ transplant)、急慢性肝衰竭(acute and chronic liver failure)、呼吸系统疾病(disease of respiratory system)等危及人类健康的严重顽疾也是生物药物的主攻领域。

诺贝尔奖的获得者Goldstein断言：“19世纪是以蒸汽机为代表的工业革命的世纪，20世纪是以计算机和通讯为代表的信息技术的世纪，而21世纪将是以生物技术药物为代表的生命科学与技术的世纪”。从现在到将来，有关新的生物技术药物的申报和使用将越来越多，生物技术药物将为全人类的健康提供更多更好的保障。

思考题

1.何谓生物药物？其药理学作用特性主要有哪些？

2.何谓生化药物？按其化学本质来分，主要有哪些种类？

3.简述基因工程制药的四个技术途径。

4.试举4个基因工程药物，并简述其临床应用。

5.试举2个利用动物细胞为宿主生产制备的药物，并说明其临床应用。

6.利用植物细胞工程制药技术生产的药物主要有哪些？

7.微生物发酵生产的药物，按照其化学本质和化学特征进行分类主要有哪些？

8.试举3种常用的生化药物分离纯化的方法，并简述其原理。

9.以遗传性疾病为例，论述生物药物的重要临床应用。

10.胰岛素既是典型的生化药物，也是典型的生物技术药物，为什么？

(崔慧斐)

第四章

生物药剂学与药物动力学

一、生物药剂学与药物动力学简介

(一)生物药剂学概述

生物药剂学(biopharmaceutics)是研究药物及其剂型在体内的吸收(absorption)、分布(distribution)、代谢(metabolism)与排泄(excretion)过程,阐明药物的剂型因素、用药对象的生物因素与药物疗效相互间关系的一门药剂学分支学科。研究目的是为了客观评论药剂质量、合理的剂型设计与处方设计及给药途径及方法,为临床合理用药提供科学依据,保证临床用药的安全性及有效性。生物药剂学研究的剂型因素,不仅指注射剂(injection)、片剂(tablet)、胶囊剂(capsule)、丸剂(pill)、散剂(pulvis)、栓剂(suppository 或 turunda)、软膏剂(ointment)等狭义的剂型概念,而且广义地包括与剂型有关的各种因素。

1.与药物剂型有关的因素　①药物的某些化学性质:如同一药物的不同盐、复盐、酯、络合物或前体药物等。②药物的某些物理性质:如粒径(particle diameter)、晶型(crystal form)、溶出速率(dissolution rate)等。③制剂处方组成:如处方中其他药物的性质与用量,各种附加剂(additives)或辅料(accessories)的性质与用量。④药物的剂型及用法。⑤处方中药物的配伍及药物在体内的相互作用。⑥制剂工艺过程:如操作条件及储存条件等。

2.用药对象的生物因素　①种族差异(ethnic difference):指不同种的生物体(如兔、鼠、猫、犬、人等)之间的差异及同一种生物体(如人)在不同地理区域、生活习惯等条件下形成的差异(如人种、肤色等)。②性别差异:指动物的雌雄、人的性别差异。③年龄差异:如婴幼期、青年期、壮年期以及老年期几个阶段的差异,其中尤应注意婴幼期以及老年期的生物体,其药物的吸收、分布、代谢、排泄方面均与青壮年期有较大差异。④由遗传因素导致的个体差异(individual variation)。⑤生理与病理因素所引起的差异,主要指健康体质与患病体质的不同及妊娠、产后等特殊情况,常可导致药物体内过程明显差异。

3.药效　指某药物及其制剂的临床疗效及不良反应、毒性等方面的总评价。

由于生物药剂学的发展，对制剂的质量要求从物理和化学方面拓展到生物学方面，药剂的生物利用度和药物动力学方面内容引起了药学工作者的重视。不论在药房还是在药厂的研究部门，生物药剂学实践已愈来愈成为评价药品质量最重要的手段，近年来生物药剂学方面的研究日益增多。

（二）药物动力学概述

药物动力学（pharmacokinetics）是应用动力学的原理和数学的模式，定量地描述药物通过各种途径进入体内的吸收、分布、代谢与排泄，即 ADME 过程的"量-时"变化或"血药浓度经时"变化动态规律的一门学科。

1. 药物动力学的基本任务

（1）在理论上创建模型：提出各种有合理依据的模型，求出模型的特解与通解，用数学公式描述输入与输出、体内与体外、药物与药效的相互关系。

（2）通过实验求参数：根据药物在体内血药浓度数据或药效的经时数据，选择合适的模型并求算与模型有关的一系列参数。①单室模型（single-compartment model）的主要药物动力学参数（pharmacokinetic parameters）：一级消除速度常数（k）、一级吸收速度常数（ka）、消除半衰期（elimination half life，$t_{1/2}$）、峰浓度（peak concentration，C_{max}）、达峰时间（peak time，t_{max}）、体内总清除率（clearance，CL）、血药浓度-时间曲线下面积（area under the blood concentration time curve，AUC）、表观分布容积（apparent volume of distribution，V，Vd）等。②双室模型（two-compartment model）的主要药物动力学参数：一级吸收速度常数（ka）、分布相速度常数（α）、消除相速度常数（β）、滞后时间（t_0）、吸收相半衰期（$t_{1/2(ka)}$）、分布相半衰期（$t_{1/2(\alpha)}$）、消除相半衰期（$t_{1/2(\beta)}$）、从中央室向周边室转运的一级速度常数（k_{12}）、从周边室向中央室转运的一级速度常数（k_{21}）、从中央室消除的一级速度常数（k_{10}）、峰浓度（C_{max}）、达峰时（t_{max}）、体内总清除率（CL）、血药浓度-时间曲线下面积（AUC）、总表观分布容积（V_β）、中央室表观分布容积（V_c）、周边室表观分布容积（V_p）等。

（3）应用参数指导临床用药。

2. 药物动力学的研究内容　①建立药物动力学模型。②探讨药物动力学参数与药物效应间的关系。③探讨药物结构与药物动力学规律的关系，开发新药。③探讨药物剂型因素与药物动力学规律的关系，开发新型给药系统。④以药物动力学观点和方法进行药物质量的认识与评价。⑤应用药物动力学方法与药物动力学参数进行临床药物治疗方案的制订。

（三）生物药剂学与药物动力学的实验设计

生物药剂学与药物动力学的实验对象除人外，尚有鼠、兔、狗、猫、牛等哺乳类动物。一般选择健康的对象若干，测定给药后不同时间的血药浓度、尿药量、唾液中的药物浓度，或某些组织、器官中的药物浓度。为克服个体间差异，往往选取较多的实验对象，在平行条件下进行交叉实验，同时设立空白对照组，最后将给药组与空白对照组测得数据进行统计处理，以获得可靠的结论。

生物药剂学与药物动力学实验方法中主要是测定血液、尿液及唾液中原形药物，或有关活性代谢产物的浓度，或某些组织、器官和体液内的药物浓度。由于体内的药物浓度很低，一般在 $10^{-2}\sim10^{+2}$ μg/mL 数量级范围，所以应选用灵敏度和精密度高、专属性好尽可能简便的方法。已报道的方法有：紫外分光光度法、荧光分光光度法、薄层色谱法、柱色谱法、高效液相色谱法、气相色谱法、质谱法、气相-质谱法、核磁共振法、同位素法等。

二、药物剂型与给药途径

药物剂型(drug formulations)是适合于疾病的诊断、治疗或预防的需要而制备的不同给药形式，简称剂型，如散剂、颗粒剂(granules)、片剂、胶囊剂、注射剂、软膏剂、栓剂等。根据药物的使用目的和药物的性质不同，可制备适宜的不同剂型；各剂型中的具体药品称为药物制剂(pharmaceutical preparations)，简称制剂(preparation)，如氧氟沙星(ofloxacin)片、胰岛素(insulin)注射液、阿莫西林(amoxicillin)胶囊、红霉素(erythromycin)软膏等。临床上常用的给药途径有两大类：血管内给药(intravascular administration)和血管外给药(extravascular administration)。血管内给药如静脉注射给药和静脉滴注给药；血管外给药常见的有口服给药、各种注射给药(除静注和静滴给药外)、各种腔道给药、皮肤用药等。

(一)药物剂型的重要性

剂型是临床使用的最终形式。一般来说一种药物可以制备多种剂型，药理作用相同，但给药途径不同可能产生不同的疗效。

1. 不同剂型改变药物的作用性质　多数药物改变剂型后作用的性质不变，但有些药物能改变作用性质，如硫酸镁(magnesium sulfate)口服剂型用作泻下药，但5%注射液静脉滴注，能抑制大脑中枢神经，有镇静、解痉作用。

2. 不同剂型改变药物的作用速度　如注射剂、吸入气雾剂(aerosol)等起效快，常用于急救；丸剂、缓控释制剂(sustained and controlled release preparations)、植入剂(implant)等作用缓慢，属长效制剂。

3. 不同剂型改变药物的不良反应　氨茶碱(aminophylline)治疗哮喘病效果很好，但有引起心跳加快的不良反应，若制成栓剂则可消除这种不良反应；缓释、控释制剂能保持血药浓度平稳，避免血药浓度的峰谷现象，从而降低药物的不良反应。

4. 有些剂型可产生靶向作用　含微粒结构的静脉注射剂，如脂质体(liposome)、微球(microsphere)、微囊(microcapsule)等进入血液循环系统后，被网状内皮系统的巨噬细胞所吞噬，从而使药物浓集于肝、脾等器官，起到肝、脾的被动靶向(passive targeting)作用。

5. 有些剂型影响疗效　固体剂型(solid dosage forms)，如片剂、颗粒剂、丸剂的制备工艺不同会对药效产生显著的影响，但药物的晶型、粒子的大小发生变化时直接影响药物的释放，从而影响药物的治疗效果。

(二)药物剂型的分类

1. 按给药途径　分为经胃肠道给药剂型，如散剂、片剂、颗粒剂、胶囊剂、溶液剂、乳剂

(emulsion)、混悬剂等;非经胃肠道给药剂型,如注射剂、气雾剂、外用溶液剂、洗剂、贴剂、滴眼剂、滴鼻剂、栓剂等。

2.按分散系统　分为溶液型、胶体溶液型、乳剂型、混悬型、气体分散型、微粒分散型、固体分散型等。

3.按制备方法　分为浸出制剂、无菌制剂等。

4.按形态　分为液体剂型,如溶液剂、注射剂等;气体剂型,如气雾剂、喷雾剂等;固体剂型,如散剂、丸剂、片剂、膜剂等;半固体剂型,如软膏剂、栓剂、糊剂等。

三、生物膜结构与药物的转运机制

(一)生物膜的结构

生物膜(biofilm,biomembrane)系指细胞膜和各种细胞器的亚细胞膜的总称。生物膜是主要由类脂质、蛋白质和少量多糖等组成的复杂结构,具有半透膜特性。药物通过生物膜的现象称为跨膜转运,跨膜转运(transmembrane transport)是药物吸收、分布和排泄中的重要过程。口服给药时,药物透过消化道的上皮细胞,进入门静脉或淋巴管,再转运至循环系统,这就是口服药物的吸收过程。

在生物膜内,蛋白质与类脂质(主要是磷脂)呈聚集状态,类脂质构成双分子层,两个脂质分子尾尾相连,形成对称膜结构,脂质分子极性部分露于膜的外面,非极性部分向内形成疏水区。膜中蛋白质有的附着于脂质双分子层表面,有的可嵌入甚至贯穿脂质双分子层,构成膜的基本骨架。磷脂中脂肪酸不饱和程度高,其熔点低于正常体温,呈液晶状态,故双分子层中的分子具有流动性。膜中蛋白质也可发生侧向扩散运动和旋转运动。膜的这种结构与物质转运关系密切,在细胞膜分子间及膜蛋白分子内存在细微含水孔道,微孔直径因其部位不同而不同,在小肠,空肠是 7.5 nm,回肠约 4 nm。水能自由通过小孔,一价离子和小分子也能通过膜孔。

(二)药物通过生物膜的转运机制

1.被动扩散(passive diffusion)　存在于膜两侧的物质服从浓度梯度即从高浓度一侧向低浓度一侧的转运方式称被动扩散。被动扩散受药物浓度、电位和渗透压梯度的制约,但不消耗机体能量,是一种自然进行的物质转运,大多数药物在消化道内的吸收是以这种机制通过生物膜。

(1)被动转运的特点:从高浓度区(吸收部位)向低浓度区域(血液)顺浓度梯度转运,转运速度与膜两侧的浓度成正比。扩散过程不需要载体(carrier),也不需要能量,故也称单纯扩散(simple diffusion)。膜对通过的物质无特殊性,不受共存的类似物的影响,即无饱和现象和竞争抑制现象,一般也无部位特异性。

(2)被动扩散的途径:①溶解扩散:由于生物膜为类脂双分子层,脂溶性药物可以溶于液态脂质膜中,因此较易穿过细胞膜。对于弱酸或弱碱性药物,这个过程是 pH 依赖性的。在体液 pH 下一部分药物分子可解离成离子型,与非离子型的分子呈平衡状态,分子型药物脂溶性较大易通过脂质双分子层，离子型药物脂溶性小，不易通过生物膜。所以解离度小、脂溶性大的药物易被吸收。但脂溶性太强时，转运亦可减少。②限制扩散（微孔途径）：细胞膜上有许多孔径 0.4～1 nm 的微孔，水溶性的小分子物质和水可由此扩散通过。孔径大小对药物吸收有一定影响，分子小于膜孔的药物吸收较快。

2. 主动转运（active transport）　一些生命必需物质（如 K^+、Na^+、I^-，单糖，氨基酸，水溶性维生素）和有机酸、碱等弱电解质的离子型等，通过生物膜转运时，借助载体和酶促系统，可以从膜的低浓度一侧向高浓度一侧转运。主动转运的特点：①逆浓度梯度转运。②需要消耗机体能量，能量的来源主要由细胞代谢产生的 ATP 提供。③主动转运药物的吸收速度与载体速度有关，可出现饱和现象。④可与结构类似的物质发生竞争现象。⑤受代谢抑制剂的影响，如抑制细胞代谢的二硝基苯氟化物等物质可以抑制主动转运。⑥主动转运有结构特异性，如单糖、氨基酸、嘧啶及某些维生素都有本身独立的转运特性。⑦主动转运还有部位特异性，例如胆酸（cholic acid）和维生素 B_2（vitamin B_2）的主动转运只在小肠上段进行，维生素 B_{12}（vitamin B_{12}）在回肠末端吸收。主动转运药物吸收速率可用米氏方程描述。

3. 促进扩散（facilitated diffusion）　又称易化扩散，是指一些物质在细胞膜载体的帮助下，由膜的高浓度一侧向低浓度一侧扩散或转运的过程。细胞膜中的特殊载体暂时与药物结合而提高其脂溶性，使药物易于通过细胞膜。促进扩散的特点：①具有结构特异性和饱和现象，一种载体蛋白质只能转运某种结构的物质，且载体蛋白的数量或与药物结合的部位数有一定限度，药物浓度超过该限度时出现饱和现象。②结构类似的物质在促进扩散中往往会有竞争性抑制作用，结果一种物质的促进扩散往往被另一种物质所抑制。③促进扩散不违背浓度梯度的吸收规律，不消耗机体能量。④促进扩散的速度要比单纯扩散速度快得多，某些高度极性的药物由于促进扩散而跨膜转运速度很快，如葡萄糖及中性氨基酸透过红细胞膜及甲氨蝶呤（methotrexate）进入白细胞等属于促进扩散。

4. 胞饮作用（pinocytosis）　系指细胞摄取药物的另一种形式。由于生物膜具有一定的流动性，因此细胞膜可以主动变形而将某些物质摄入细胞或从细胞内释放到细胞外，称为胞饮。某些高分子物质，如蛋白质、多肽类、脂溶性维生素和重金属等，可按胞饮方式吸收。胞饮作用对蛋白质和多肽的吸收非常重要，并且有一定的部位特异性，如蛋白质和脂肪颗粒在小肠下段的吸收最为明显。

四、药物在体内的 ADME 过程及影响因素

药物在生物体内的吸收（absorption）、分布（distribution）、代谢（metabolism）和排泄（excretion）过程，简称药物在生物体内的 ADME 过程。药物的体内过程决定了药物的血液浓度和靶部位的浓度，直接影响疗效。药物的吸收过程决定药物进入体循环的速度和程度；分布过程影响药物是否能及时到达与疾病相关的组织和器官；代谢与排泄过程关系到药物在体内存在的时间。生物药剂学研究各种剂型给药后，药物体内过程的规律及影响因素。药物动力学是研究药物在生物体内的 A、D、M、E 过程的量变规律，为生物药剂学研究提供理论基础和研究手段。

（一）药物在体内的吸收及影响因素

吸收是指药物从给药部位进入体循环的过程。除血管内给药（如静脉注射给药）不涉及吸收过程以外，非血管内给药（如胃肠道给药、肌内注射、透皮给药等）都存在吸收过程。

1.药物在胃肠道的吸收及其影响因素　胃肠道由胃、小肠和大肠三部分组成。

胃的表面积较小，主要功能是储存、混合和在胃液帮助下消化内容物并控制其进入小肠吸收。但某些弱酸性药物可在胃中吸收，吸收机制主要是被动扩散。液体剂型能与胃壁很好地接触，有利于药物通过胃黏膜上皮细胞，故吸收较好。口服药物在胃内的停留过程大部分可被崩解（disintegration，sputtering）、分散或溶解，对制剂的生物利用度有重要贡献。

小肠由十二指肠、空肠和直肠组成，长度 6～7 m，直径 4 cm。小肠表面有环状皱褶、绒毛和微绒毛，故吸收面积很大，约为 70 m^2，其中绒毛最多的是十二指肠，向下逐渐减少，因此小肠（特别是十二指肠）是药物、食物等吸收的主要部位。药物吸收的主要途径可以通过毛细血管被血液带走，也可通过乳糜淋巴管到淋巴管，但淋巴系统由于流速慢，在吸收过程中作用较小。小肠中药物的吸收以被动扩散为主，同时也存在其他吸收机理，如小肠也是某些药物主动转运的特异部位。

大肠包括盲肠、结肠和直肠。大肠无绒毛结构，表面积小，因此对药物的吸收不起主要作用。结肠段药物降解酶较少，活性较低，有可能是蛋白质多肽类药物吸收较理想的部位。直肠下端接近肛门部分，血管相当丰富，是直肠给药（如栓剂）的良好吸收部位。大肠中药物的吸收也以被动扩散为主，兼有胞饮和吞噬作用。

（1）影响药物在胃肠道吸收的剂型因素：

1）药物的解离度和脂溶性：胃肠上皮细胞膜的结构为脂质双分子层，对于以被动扩散机制吸收的药物，膜犹如一个脂质屏障。未解离型的有机弱酸和有机弱碱由于脂溶性较大，比脂溶性小的解离型药物易吸收。脂溶性又与药物的油/水分配系数有关。

2）药物的溶出速度：固体剂型如片剂、丸剂、胶囊剂等口服时，必须先经过崩解、释放、溶解后，才可能被上皮细胞膜吸收。尤其对难溶性药物或溶出速度很慢的药物及其制剂，药物从固体制剂中的释放溶出很慢，其溶出过程往往成为吸收过程的限速阶段，即药物的吸收速度受药物在体内的溶出速度所支配。

3）药物在胃肠道中的稳定性：某些药物由于胃肠道的 pH、消化道中的细菌以及消化道内皮细胞产生的酶的作用，往往会降解或失活而不能口服给药，只能采用注射或其他途径给药，如胰岛素一般采用皮下注射给药。

4）药物的具体剂型和给药途径：剂型与吸收的关系可以分为药物从剂型中释放-溶解及药物通过生物膜吸收两个过程。前一个过程以剂型因素为主，后一个因素以生理因素为主，两者是紧密相关的。一般认为在口服剂型中，药物的吸收顺序大致为：水溶液＞混悬液＞散剂＞胶囊剂＞片剂＞包衣片剂。

（2）影响药物在胃肠道吸收的生理因素：

1）胃肠液成分与性质：不同部位的胃肠液有不同的 pH。胃 pH 为 1～3，十二指肠 pH 为 4～5，空肠和回肠 pH 为 6～7，大肠 pH 为 7～8，药物及病理状况会使胃肠道 pH

发生变化。胃液 pH 约为 1.0,有利于弱酸性药物吸收;小肠 pH 为 5~7,有利于弱碱性药物吸收;主动转运吸收的药物是在特定部位由载体或酶促系统进行,一般不受 pH 的影响。

2)胃的排空:胃内容物从胃幽门部排至小肠上部称胃排空。胃排空速率与内容物的理化性质和化学组成有关。胃内容物体积小、黏度低、渗透压低时,胃排空速率快;液体食物比固体食物胃排空快;胃内食物成分排空时间顺序为:糖类<蛋白质<脂肪;混合食物胃全部排空需 4~6 小时;右侧向下卧比左侧向下卧位排空快;胃、十二指肠溃疡时比正常人快;服用抗胆碱药、麻醉药时胃排空慢。胃排空的快慢,对消化道中的吸收有一定影响。胃排空加快,药物到达小肠部位的时间缩短,吸收快,生物利用度高,出现药效时间也快。少数主动吸收药物如核黄素等在十二指肠由载体转运吸收,胃排空速度快,大量的核黄素同时到达吸收部位,吸收达到饱和,因而只有一小部分药物被吸收;若饭后服用,胃排空速率小,到达小肠吸收部位的核黄素量少,且连续不断地转运到吸收部位,主动转运不致产生饱和,使吸收量增加。

3)蠕动:胃本身有两种运动,一种是全胃性的紧张收缩,另一种是向前推进的蠕动运动。胃蠕动可使食物与药物充分混合,同时有粉碎和搅拌作用,使与胃黏膜充分接触,有利于胃中药物的吸收,将内容物向十二指肠方向推进。小肠的固有运动可促进固体制剂的进一步崩解,使之与肠液充分混合溶解,增加药物与吸收黏膜表面的接触,有利于药物的吸收。一般药物与吸收部位的接触时间越长,吸收愈好。小肠运动的快慢和正常与否直接影响药物通过的速率,从而影响药物的吸收过程。

4)循环系统:由胃、小肠和大肠吸收的药物都经门静脉进入肝脏,肝脏中丰富的酶系统对经过的药物具有强烈的代谢作用,某些药物在进入体循环前就受到较大损失,即所谓的药物“首过作用”(first-pass effect)。血流量可影响胃的吸收速度,饮酒的同时服用苯巴比妥(phenobarbital),其吸收量增加。药物从消化道向淋巴系统中的转运也是药物吸收转运的重要途径之一。特别是难以进入毛细血管的脂肪及与脂肪结构相似的药物或大分子药物比较容易进入毛细淋巴管。淋巴液最后也进入全身循环,经淋巴系统吸收的药物不经过肝脏,不受肝脏首过作用的影响,因而对在肝脏中首过作用强的药物及一些抗癌药,定向淋巴系统吸收和转运有重要意义。

5)食物:食物对饭后服用的药物吸收产生各种影响。食物通常能够减慢药物的胃排空速率,故主要在小肠吸收的药物多半会推迟吸收;食物可能延迟固体制剂的崩解与药物的溶出;食物存在还可增加胃肠道内容物的黏度,妨碍药物向胃肠道壁的扩散,也会使吸收变慢。当食物中含有较多脂肪时,由于能够刺激胆汁分泌,胆汁中胆酸离子具有表面活性,有时对溶解度特别小的药物如灰黄霉素(griseofulvin)能增加其吸收量。食物除减缓一般药物的吸收外,尚能提高一些主动转运及有部位特异性转运药物的吸收率。

2.非口服药物的吸收及其影响因素

(1)注射部位吸收:除了血管内给药没有吸收过程外,其他途径如皮下注射、肌内注射、腹腔注射都有吸收过程。注射部位周围一般有丰富的血液和淋巴循环。药物吸收路径短,影响因素少,故一般注射给药吸收速度快,生物利用度高。药物从注射剂中的释放速率是药物吸收的限速因素,各种注射剂中药物的释放速率排序为:水溶液>水混悬液>

O/W 乳剂＞W/O 乳剂＞油混悬液。

(2)肺部吸收：肺由气管、支气管、末端细支气管、呼吸细支气管、肺泡管和肺泡组成。正常人肺部总表面积为 100～200 m^2，与小肠的有效表面积很接近。肺泡呈薄膜束状，由单层上皮细胞构成，细胞间隙存在致密的毛细血管，肺泡壁由单层上皮细胞构成，并与某些血管紧密相连，从肺泡表面至毛细血管间的距离仅约 1 μm，是气体交换和药物吸收的良好场所。巨大的肺泡表面积、丰富的毛细血管和极小的转运距离，决定了肺部给药的迅速吸收，而且吸收后的药物直接进入血液循环，不受肝脏首过效应影响。

气雾剂或吸入剂给药时，药物粒子大小影响药物到达的部位，大于 10 μm 的粒子沉积于气管中，2～10 μm 的粒子到达支气管与细支气管，2～3 μm 的粒子可到达肺部，太小的粒子可随呼吸排出，不能停留在肺部。

(3)鼻黏膜吸收：鼻腔主要吸收部位鼻中隔和鼻甲黏膜表面分布着一层具纤毛的柱状上皮细胞，黏膜上水性孔道分布丰富，药物渗透性能高，吸收快。鼻腔表面覆盖着一层黏液，在纤毛的协调一致摆动作用下，黏液逐渐向鼻腔后方运动，最终或通过鼻咽管被吞咽进入胃部，或被排除出体外，起到清除异物和微生物，保护机体的作用。鼻腔的特殊构造使较大粒子即使进入鼻腔主要区域，也可能被纤毛系统导向鼻腔后部，进而进入鼻部，不能经鼻黏膜吸收。以气流状态或溶液状态存在的药物，能迅速通过黏膜分泌物表面被鼻腔吸收进入体循环。

成人鼻腔分泌物的正常 pH 为 5.5～6.5，含有多种酶类，但与消化道比较，鼻腔中药物代谢酶种类较少，活性较低。鼻黏膜极薄，黏膜内毛细血管丰富，药物吸收后直接进入大循环，可避免肝脏的首过作用及药物在胃肠道中的降解。有些药物如孕酮经鼻黏膜给药生物利用度与静脉给药相当。

(4)口腔黏膜吸收：口腔内不同部位的黏膜结构、厚度和血液供应均不同。口腔黏膜表面覆盖着复层鳞状上皮，依其结构可分为三种不同类型的黏膜：①咀嚼黏膜：覆盖在硬腭和齿龈表面，黏膜表面为与皮肤结构类似的角质化上皮，通过胶原样组织与下层结构紧密相连。②内衬黏膜：覆盖在除舌背部以外的口腔组织表面，不同区域上皮厚度有明显差别。黏膜上皮未角质化，上皮下为疏松的结缔组织，渗透性能较强。③特性黏膜：具有咀嚼黏膜和内衬黏膜的共同特性，表面既有角质化上皮也有未角质化上皮，分布于舌背部。口腔中咀嚼黏膜约占 25%，特性黏膜约占 15%，内衬黏膜约占 60%。流经口腔黏膜的血液经舌静脉、面静脉和后腭静脉进入颈内静脉，到达心脏，再入体循环，避免了肝脏的首过作用，也不受胃肠道 pH 和酶系统的破坏。口腔给药有利于首过作用大或胃肠中不稳定的药物，如甲基睾丸素、异丙肾上腺素等。药物在口腔吸收，一般为被动扩散，并遵循 pH 分配学说，即脂溶性的非解离型药物更易吸收。某些药物在口腔吸收存在着载体参与的转运系统，可出现饱和和竞争抑制现象。

口腔黏膜的结构与性质具有分布区域差别，给药部位不同，药物吸收速度和程度也不同，角质化上皮构成口腔保护屏障，外来物质很难透过。颊黏膜和舌下黏膜的上皮均未角质化，有利于药物吸收。其他可能作为口腔给药的黏膜为齿龈和硬腭黏膜，上皮为角质化组织。药物渗透性能顺序为舌下黏膜＞颊黏膜＞牙龈、硬腭黏膜。另外，唾液的冲洗作用可能影响药物吸收，口腔中酶、pH 和渗透压也会影响药物吸收。一般认为口腔黏膜渗透性能界于皮肤和小肠黏膜之间。口腔黏膜作为全身用药途径主要指颊黏膜吸收和舌下黏膜吸收。颊黏膜表面积较大,但药物渗透能力比舌下黏膜差,一般药物吸收和生物利用度不如舌下黏膜。舌下黏膜渗透能力强,药物吸收迅速,给药方便,许多口服首过作用强或在胃肠道中易降解的药物,如甾体激素、硝酸甘油等舌下给药生物利用度显著提高。易受唾液冲洗作用影响,保留时间短是舌下给药的主要缺点。因而舌下片剂要求药物溶出速度快,剂量小,作用强。

(5)阴道黏膜吸收:人的阴道为管状腔道,长度为10～15 cm,阴道上皮由多层处于不同角质化程度的上皮细胞构成,该细胞可以不断脱落。在月经周期不同阶段,人的阴道黏膜会产生细微的变化,正常人的阴道pH为4～5。阴道血管分布丰富,血流经会阴静脉丛流向会阴静脉,最终进入腔静脉,可绕过肝脏的首过作用。

药物通过阴道黏膜以被动扩散透过细胞膜的脂质通道为主,同时阴道吸收也可通过含水的微孔通道。与鼻腔、直肠黏膜比较,药物从阴道吸收较慢,时滞较长。原因主要是阴道上皮具有多层细胞,形成了吸收屏障。一般药物很难从阴道吸收发挥全身作用。

(6)皮肤吸收:皮肤由表皮、真皮和皮下脂肪组织构成。表皮从外向内又分为角质层、透明层、颗粒层、网状层和胚芽层,其中角质层对于皮肤的吸收极为重要,是药物吸收的主要屏障。真皮层分布着丰富的毛细血管以及神经、淋巴管和皮脂腺。皮下脂肪组织中有血管及汗腺。真皮及皮下组织对药物穿透的阻力很小,且微血管发达,药物由此吸收进入体循环。

皮肤的吸收途径有三条:①经完整皮肤吸收,即通过角质层等表皮结构进入真皮组织,完整的表皮具有类脂膜特性,主要允许脂溶性和非解离型药物透过。②经细胞间隙途径。③经附属器途径吸收,即通过汗腺、毛囊和皮脂腺进入真皮和皮下。影响皮肤吸收的因素有:药物性质(脂溶性和非解离型药物更易透过表皮细胞膜;同时具有脂溶性和水溶性的药物穿透性更强)、基质性质(一般药物在乳剂基质中释放最快,水溶性基质次之,油脂性基质特别是烃类基质中释放最慢)、透皮吸收促进剂(适宜的透皮吸收促进剂可有效地增加药物的透皮吸收)、皮肤状况等。

(7)眼吸收:眼吸收途径有两条。一条是渗入角膜,经前房到达虹膜和睫状肌;另一条是从结膜吸收,经巩膜转运至眼球后部。角膜从外向内由上皮细胞层、前弹力层、基质、后弹力层、内皮细胞层构成,其中上皮和内皮细胞层是类脂膜,基质层是水性的,故具有一定亲水亲油平衡的药物或离子型与分子型之间能快速平衡的药物易透过角膜。角膜受损时通透性显著增加。药物分子小吸收快。降低滴眼液表面张力、增加黏度有利于吸收,减小刺激性。

(二)药物在体内的分布及影响因素

药物的分布是指药物从给药部位吸收进入血液后,由循环系统运送至体内各脏器组织(包括靶组织)的过程。分布往往比消除快。由于药物的理化性质及生理因素的差异,药物在体内分布是不均匀的,不同的药物具有不同的分布特性。有些药物主要分布于肝、肾等消除器官,有些药物分布到脑、皮肤和肌肉组织,有些药物能通过胎盘进入胎儿体内,有些药物可通过乳腺分泌到乳汁中。有些药物能与血浆或组织蛋白高度结合,影响分布。

脂溶性药物可分布到脂肪组织再缓慢释放。

1. 药物在体内的分布　理想的制剂和给药方法应使各种药物能选择性地进入欲发挥作用的靶器官，在必要的时间内维持一定血药浓度，充分发挥作用后，迅速排出体外，保证有高度的有效性；并且尽量少向其他不必要组织器官分布，使不良反应限制在最低程度，保证有高度的安全性。所以药物的体内分布不仅与疗效密切相关，还关系到药物在组织的蓄积和不良反应等安全性问题。

(1)组织分布与药效：药物从血液向组织器官分布的速度取决于组织器官的血液灌流速度和药物与组织器官的亲和力。药物在作用部位的浓度，除主要与透入作用部位和离开作用部位的相对速度有关外，尚与肝脏的代谢速度、尿或胆汁的排泄速度有关。药物在体内分布后的血药浓度与药理作用有密切关系，决定药效起始时间、强弱或作用持续时间，故往往根据血药浓度来判断药效，但血药浓度与药效不一定都呈现正比关系。药效的起始时间和药效强度受给药剂量及药物在血液中分布的影响。必须选择适宜的剂量与剂型，使药物达到足够高的血药浓度，并能以适宜的速度将需要量的药物分布到作用部位。药物作用的持续时间则主要取决于药物消除速度。

(2)组织分布与化学结构：药物向组织的分布往往因为化学结构略有改变而显著不同。如硫喷妥对脂肪组织亲和力较大，易于透过血-脑脊液脊障(blood brain barrier，BBB)，故作用迅速，但又很快转入脂肪组织中使脑内浓度降低，故作用短暂。存在异构体的药物，其体内分布常因异构体的构型不同产生显著差异，如治疗风湿性关节炎的药物布洛芬(ibuprofen)片剂，12 小时后血浆中 S(＋)-构型与 R(－)-构型比例由最初的 1.06 上升到 1.75；关节腔滑液中 S(＋)-异构体的浓度约为 R(－)-异构体的 2 倍。布洛芬两种异构体的血浆蛋白结合能力不同，血浆与关节腔滑液中清蛋白比例不同，都是造成布洛芬对应体体内分布差异的原因。

(3)组织分布与蓄积：当药物对某一些组织有特殊的亲和性时，该组织就可能成为药物储库。此时常可以看到药物从组织解脱入血的速度比进入组织的速度慢，这种药物连续应用时，该组织中的药物浓度有逐渐升高的趋势，这种现象称为蓄积(accumulation)。油/水分配系数较高的药物具有较高的亲脂性，容易从水性血浆环境中分布进入脂肪组织，这一分布过程是可逆的。但药物从脂肪组织中解脱非常慢，以至于当药物已从血液中消除，组织中的药物仍可滞留很长时间。脂肪组织中血液流量极低，药物蓄积也较慢，但一旦药物在脂肪组织中蓄积，其移出速度也非常慢。例如地高辛(digoxin)可与心脏组织的蛋白质结合；氯丙嗪(chlorpromazine)能够与皮肤和眼睛中的黑色素结合，服用后可出现视网膜色素症；四环素(tetracycline)可与钙生成不溶性络合物，滞留在小儿新形成的牙齿和骨骼中，从而导致新生儿骨生长抑制以及牙齿变色和畸形。

(4)表观分布容积(the apparent volume of distribution)：是用来描述药物在体内分布状况的重要参数，是将全血或血浆中的药物浓度与体内药量联系起来的比例常数，也是药动学的一个重要参数。它是指假设在药物充分分布的前提下，体内全部药物按血中同样浓度溶解时所需的体液总容积。表观分布容积不是指体内含药物的真实容积，也没有生理学意义。但表观分布容积与药物的蛋白质结合及药物在组织中的分布密切相关，能够反映出药物在体内分布的某些特点和程度，其单位通常以 L 或 L/kg 表示。

人的体液是由细胞内液、细胞间液和血浆三部分组成的。细胞间液处于细胞内液与血浆之间，它与血浆一起组成细胞外液。普通成人，总体液约占体重的58%，其中血浆只占体重的4%左右，全血包括红细胞内液及其他有形成分，体积约为血浆的二倍。细胞间液约占体重的13%，细胞内液约占体重的41%。因此，体重60kg的成人约有总体液36L，其中血浆约2.5L，细胞间液约8L，细胞内液约25L。血液以外的水分多达33L。药物在体内的实际分布容积与体重有关，不能超过总体液。大多数药物由于本身理化性质及其与机体组织的亲和力差别，在体内的分布大致分三种情况：

1）组织中的药物浓度与血液中的药物浓度几乎相等的药物，即具有在各组织内均匀分布特征的药物。安替比林（antipyrine）是这一类药物的代表，具有这种分布特点的药物，可用于测定体液容积。

2）组织中的药物浓度比血液中的药物浓度低。水溶性药物或与血浆蛋白结合率高的药物，例如水杨酸（salicylic acid）、青霉素（penicillin）、磺胺（sulfonamide）等有机酸类药物，主要存在于血液中，不易进入细胞内或脂肪组织中，故它们的表观分布容积通常较小。

3）组织中的药物浓度高于血液中的药物浓度。脂溶性药物易被细胞或脂肪组织摄取，血浆浓度较低，可使表观分布容积超过体液总量。当一种药物具有较大的表观分布容积时，此药物排出就慢，比那些不能分布到深部组织中去的药物药效要强，毒性要大。

（5）影响分布的因素：药物在向体内各脏器组织分布时，影响分布速度及分布量的因素很多。归纳起来可分为机体方面的生理学、解剖学因素以及药物的理化因素两大类。

1）体内循环与血管的透过性：吸收的药物向体内各组织分布是通过血液循环进行的。除了中枢神经系统外，药物穿过毛细血管壁的速度快慢，主要取决于血液循环的速度，其次为毛细血管的通透性。药物从循环系统向组织转移，必须先从毛细血管中渗出。毛细血管壁是具有微孔的类脂质屏障，管壁很薄，未和血浆蛋白结合的游离型药物及分子量在200～800的小分子药物很容易透过毛细血管壁。随着药物分子量增大，膜孔透过性变小，当分子半径增大至3 nm时，其透过速度变得极慢。

大多数药物通过被动扩散透过毛细血管壁，小分子的水溶性药物分子可以从毛细血管的膜孔中透出（即微孔途径），脂溶性药物还可扩散通过血管的内皮细胞（即类脂途径）。组织内毛细动脉端与毛细静脉端之间存在流体静压差，水溶性药物可以顺压差进入血管内皮细胞间隙和淋巴液。毛细血管的透过性因脏器不同而存在差异。如肝中的肝窦分布着不连续性毛细血管壁上有许多缺口，即使分子量较大的药物也比较容易通过。而脑和脊髓的毛细血管内壁结构致密，细胞间隙极少，水溶性药物及极性药物很难透入脑和脊髓。肠道和肾部位的毛细血管壁可允许低分子量的水溶性物质透过。

2）药物与血浆蛋白结合的能力：许多药物能够与血浆蛋白、组织蛋白或体内大分子物质如DNA反应，生成药物大分子。生成药物-蛋白质复合物的过程通常称为药物-蛋白结合。进入血液的药物，一部分在血液中呈非结合的游离型状态存在，一部分与血浆蛋白成为结合型药物。药物与蛋白质结合后，不能透过血管壁向组织转运，不能由肾小球滤过，不能经肝代谢。只有药物的游离型分子才能从血液向组织转运，并在作用部位发挥药理作用，进行代谢和排泄。药物与血浆蛋白可逆性结合，是药物在血浆中的一种储存形式，能降低药物的分布与消除度，使血浆中游离型药物保持一定的浓度和维持一定的时间，不致因很快消除而作用短暂。若药物与血浆蛋白结合率高，药理作用将受到显著影响，特别是临床要求迅速起效的磺胺类(sulfonamides)和抗生素(antibiotics)，形成蛋白结合物往往会降低抗菌效力。

人血浆含有60多种蛋白质，其中三种蛋白质与大多数药物结合有关：即白蛋白(albumin)、酸性糖蛋白(acid glycoprotein)和脂蛋白(lipoprotein)。白蛋白占血浆蛋白总量的60%，在药物-蛋白质结合中起主要作用。药物与蛋白结合除了受药物的理化性质、给药剂量、药物与蛋白质的亲和力及药物相互作用等因素影响外，还与动物种类、性别、生理和病理状态有关。年龄是影响蛋白结合的一个重要生理因素，因为血浆的容量及其组成随年龄而改变。机体某些组织发生病变时，蛋白结合率可发生变化，如肝肾功能不全时，血浆内蛋白质含量降低，某些蛋白结合率高的药物如苯妥英钠(phenytoin sodium)血中游离型可明显增高，导致药理作用增强甚至出现毒性反应。

3)药物的理化性质与透过生物膜的能力：药物透过血管壁进入细胞外液后，还必须通过细胞膜，才能进入细胞内。进入细胞后还要通过细胞内的超微结构，如线粒体、细胞核的外膜，这些膜统称生物膜。药物穿透进入细胞内的情况与其由胃肠道吸收相似，存在经细胞脂质双分子层扩散和经细胞膜微孔透入两种途径。水溶性小分子和离子通过细胞膜微孔扩散进入，脂溶性分子穿过膜的类脂双分子层进入。

多数药物以简单扩散方式透过细胞膜，这种被动转运方式直接与药物的理化性质密切相关。除了药物的脂溶性、分子量、解离度、异构体以及与蛋白质结合能力等理化性质外，还包括药物通过制剂生产工艺后生成的络合物(clathrate)、乳剂、胶团(micelle)以及脂质体、微球等微粒和毫微粒作用等因素。药物的理化因素往往对药物的分布影响较大。

4)药物与组织的亲和力：药物在体内的选择性分布，除决定于生物膜的转运特性外，组织对药物的亲和力也是重要原因之一。在体内与药物结合的物质，除血浆蛋白外，其他组织细胞内存在的蛋白、脂肪、DNA、酶以及黏多糖类等高分子物质，亦能与药物发生非特异性结合。这种结合与药物和血浆蛋白结合的原理相同。一般组织结合是可逆的，药物在组织与血液间仍保持着动态平衡关系。

5)药物的相互作用：药物与蛋白结合绝大部分是非特异性的，在某些药物与蛋白质的结合点上，可能存在竞争作用。由于只有游离型药物发挥药理作用，因此，对于一些结合率高的药物，与另一种与其竞争使结合率下降的药物伍用，则会使游离型药物大量增加，引起该药的分布容积、半衰期、肾清除率、受体结合量等一系列改变，最终导致药效的改变和不良反应的产生。

2.淋巴系统转运　血液循环与淋巴循环构成体循环，由于血流速度比淋巴流速快200～500倍，故药物主要通过血液循环转运。但药物的淋巴系统转运，有时也是十分重要的：①某些特定物质如脂肪、蛋白质等大分子物质转运必须依赖淋巴系统。②当传染病、炎症、癌转移等使淋巴系统成为病灶时，必须使药物向淋巴系统转运。③淋巴循环可使药物不通过肝脏，从而避免首过作用。组织间隙中存在毛细淋巴管，其管壁结构与毛细血管基本类似，但通透性更高。组织液过量时即透入淋巴管内成为淋巴液。淋巴系统是组织液的总汇，淋巴液的成分非常接近于血浆，但含蛋白质较少，而且身体各部位的淋巴液含蛋白质成分也不同。淋巴管中有瓣膜，能防止淋巴液倒流，以保证药物从组织间隙流向淋巴管，最后进入静脉的单向流动。人的淋巴液流速为1.0～1.6 mL/(kg·h)，即每天1～2 L淋巴液流入血管系统。在身体各部分淋巴回流的要道上有淋巴结，它是淋巴液的过滤器，且多集合成群，起着控制淋巴液流的作用。淋巴结内的吞噬细胞还能吞噬微生物和异物，在机体免疫力方面具有重要意义，癌细胞转移也主要通过淋巴结。

淋巴管转运药物的方式，可随给药途径不同而有差异。静脉注射时药物全部进入血液，其后可向末梢组织中的淋巴液转运；肌内注射、皮下注射以及其他组织间隙注射给药时，药物由毛细血管进入淋巴管时，需要经过血管壁和淋巴管壁两个屏障，其透过性能取决于孔径较小的血管壁。毛细血管壁的透过性按其构造特点及其功能状态而不同。肝的毛细血管壁上有缺口，肠道毛细血管壁上分布有较大膜孔，因此肝、肠等处的淋巴液中蛋白质含量较高。由于皮肤、肌肉等处毛细血管壁上膜孔较小，皮肤、肌肉等处淋巴液中蛋白含量也较低。

淋巴液中的药物浓度通常小于血浆浓度，当淋巴液流速较快时，则药物从血管向淋巴管的透过性更低。各组织中淋巴液转运药物的差异，是由于各组织中的血管与淋巴管的分布密度、构造以及孔径等不同所致。药物从血液向淋巴系统转运是被动扩散过程，毛细血管壁的通透性是主要的限制因素。血管通透性高的部位，淋巴液中药物浓度较高。毛细血管壁的通透性因组织器官而不同，一般肝脏>肺部>肠道>脚部。消化道给药，绝大多数药物吸收入血，只有1%～2%的药物进入淋巴系统。组织间隙给药时，药物面临着毛细血管和淋巴毛细管两种转运途径。这时药物的性质特别是分子量大小以及管壁通透性决定了药物的转运途径，分子量小于5000的药物，两种途径都可进入，但血流量比淋巴液流量大得多，故表观上几乎全由血液转运；分子量5000以上的大分子药物，随分子量增加，向淋巴系统的趋向性增加，为增加对淋巴的趋向性，可将药物分子制成高分子复合物、W/O型乳剂、脂质体、微球等。

3.脑内分布　在血液与脑组织之间存在屏障作用，称为血-脑脊液脊障，其功能在于保护中枢神经系统，使其具有更加稳定的化学环境。当血-脑脊液脊障受到破坏时，其通透性大为增强。药物向脑内转运以被动扩散为主，即膜扩散速度为限速因素，取决于该药物在pH 7.4时的分配系数和解离度。在体液pH 7.4环境下，解离度小的药物从血液向脑内转运极快，并在脑脊液、脑内和血液之间迅速达到平衡。相反，油/水分配系数接近，解离度大的药物，则极难进入脑脊液和脑内，转运速度也很慢，浓度远远低于它在血液中的水平。另外，一些身体必需物质(如葡萄糖、氨基酸和K^+等金属离子)向脑内的转运被认为是通过主动转运机制进行的。

在血浆pH 7.4时，弱酸性药物主要以解离型存在，而弱碱性药物主要以非解离型存在，一般来说，弱碱性药物容易向脑脊液转运。除了药物在血液中的解离度和油/水分配系数外，药物与血浆蛋白结合程度也能一定程度上影响血液-脑脊液间的药物分配，但只有药物的亲脂性才是药物是否能透过血-脑脊液脊障的决定因素。吩噻嗪类(phenothiazines)抗精神病药，例如氟丙嗪(triflupromazine)、异丁嗪(trimeprazine)、氯丙嗪、氟吩嗪(fluorine diazoxide)以及丙嗪(promazine)等，均有较高的脂溶性，故均能迅速向脑内转运。

4.胎儿内分布　在母体循环系统与胎儿循环系统之间，存在着胎盘屏障(placental

barrier)。胎盘屏障对母体与胎儿间的体内物质和药物交换，起着十分重要的作用。胎盘屏障的性质与其他生物膜相似，胎盘的屏障作用过程类似于血-脑脊液脊障。胎盘转运机制包括被动转运和主动转运，因为胎儿的脑组织和其他组织相比尚未成熟，血-脑脊液脊障也尚未成熟，因此许多药物易于透过胎儿脑内。大部分药物以被动转运通过胎盘。非解离型药物脂溶性越大，越易通过。分子量600以下的药物，容易透过胎盘，分子量1000以上的水溶性药物难以通过。脂溶性低、高度离子化的物质如季铵盐类转运极少。

（三）药物在体内的代谢及影响因素

药物被机体吸收后，在体内各种酶、肠道菌丛以及体液环境作用下，可发生一系列化学反应，导致药物化学结构上的转变，这就是药物的代谢过程，药物代谢又称生物转化，它反映了机体对外来药物的处理能力。药物在体内的代谢和其药理作用密切相关，代谢速度快的药物，在体内很快被清除，不能发挥应有的药效。

1. 药物代谢的临床意义　药物代谢不仅直接影响药物作用的强弱和持续时间的长短，而且还会影响药物治疗的安全性，因此掌握药物代谢规律，对于设计更合理的给药途径、给药方法、给药剂量，及对制剂处方的设计、工艺改革和指导临床应用都有重要意义。

(1)代谢使药物失去活性：代谢可以使药物作用钝化，即由活性药物变为无活性的代谢物(metabolites)，失去治疗作用。如局麻药普鲁卡因(procaine)，在体内被水解后，迅速失去活性。

(2)代谢使药物降低活性：药物经代谢后，其代谢物活性明显下降，但仍具有一定的药理作用。如氯丙嗪的代谢产物去甲氯丙嗪(demethylchlorpromazine)，其药理活性就比氯丙嗪差。

(3)代谢使药物活性增强：即药物经代谢后，表现出药理效应增强。如解热镇痛药非那西丁(phenacetin)在体内转化为极性更大的代谢物对乙酰氨基酚(acetaminophen)，其药理作用比非那西丁明显增强。这类药物还有丙咪嗪(imipramine)、氯氮䓬(clorazepate)、哌替啶(pethidine)、普萘洛尔(心得安，propranolol)、乙酰苯胺(acetanilid)、保泰松(phenylbutazone)、泼尼松(prednisone)、舒林酸(sulindac)、吗啡(morphine)、硝酸异山梨酯(isosorbide dinitrate)、螺内酯(spirolactone)、洋地黄毒苷(digitoxin)、水合氯醛(chloral hydrate)、地西泮(diazepam)等。

(4)代谢使药理作用激活：有一些药物本身没有药理活性，在体内经代谢后产生有活性的代谢产物。通常的前体药物，就是根据此种作用设计的。如左旋多巴(levodopa)在体内经酶解脱羧后再生为多巴胺(dopamine，DA)，而发挥治疗作用。

(5)代谢产生毒性代谢物：有些药物经代谢后可产生毒性物质。如异烟肼(isoniazide，INH)在体内的代谢物乙酰肼可引起肝脏的损害。

2. 药物代谢的反应类型和途径　药物代谢过程通常分为两个阶段：第一个阶段是药物分子被氧化、羟基化、开环、还原或水解，结果使药物结构中引入了羟基、氨基、亚氨基或羧基等极性基团，分子的水溶性增大，利于排泄；第二阶段是结合反应，即上述的极性基团与体内的某些成分如葡萄糖醛酸(glycuronic acid)、硫酸(sulphuric acid)、甘氨酸(glycine)、醋酸(acetic acid)等结合成葡萄糖醛酸苷、硫酸酯或乙酰化物等，进一步增加了药物的极性和水溶性,使其容易从肾脏排泄。某些药物经第一阶段代谢后其极性已足以使之从肾脏排泄,则不发生第二阶段反应,如哌替啶变为哌啶酸(nipecotic acid)。也有的药物只进行结合反应,然后由肾脏排泄,如甲丙氨酯(meprobamate)直接与葡萄糖醛酸结合,当然也有不少药物不经代谢以原形排泄。除肝脏外,药物代谢也可能在其他部位如血浆、体液或肠道等处发生。

3.药物代谢反应的部位

(1)肝脏:是药物代谢的最主要器官,其次是消化道和肠黏膜,其他器官的代谢活性与之相比则低得多。肝脏的代谢以氧化反应为主。药物代谢酶主要位于肝细胞的微粒体中,其次是线粒体和溶酶体。药物代谢的第一阶段如氧化、还原、水解和第二阶段反应中的葡萄糖醛酸结合与甲基化通常在微粒体中进行;脱氨基氧化、氨基酸结合等反应主要在线粒体中进行。酯类水解主要在溶酶体中进行;醇、醛类的氧化、乙酰化、硫酸结合、谷胱甘肽(glutathione)结合等反应可在细胞中的可溶部分进行。

(2)肝外代谢:肝外代谢最主要的部位是消化道,尤其是小肠,是药物进入体内和吸收的主要部位;同时由胆汁排泄的药物也有可能被肠道内酶分解,进行肠肝循环(enterohepatic circulation),故消化道对药物的代谢十分重要。消化管壁主要进行药物的结合反应,肠内进行细菌代谢,包括水解、还原、N-乙酰化、硫酸结合等反应。在肺部与药物代谢相关的酶浓度虽然很低,但肺部血流量大,对药物代谢起一定的作用。皮肤(表皮)可进行葡糖醛酸结合等代谢反应,如肾上腺固醇类(steroids)、氢化可的松(hydrocortisone)、5-氟尿嘧啶(5-fluorouracil)、阿糖胞苷(cytarabine)等皮肤代谢明显。药物的皮肤代谢降低了局部用药的效果和时间,或对透皮吸收产生首过效应。脑整体代谢活性不高,但血-脑脊液脊障的脑毛细血管内皮细胞中药酶活性高。肾脏分布着少量药酶,如细胞色素 P450 单氧化酶和前列腺素过氧化物合成酶等。某些挥发性物质吸入时可通过鼻黏膜代谢。

4.药物代谢的酶　绝大多数药物在体内的代谢是在细胞内特异酶的催化作用下,发生一系列代谢反应,从而导致药物结构的变化。参与药物代谢反应的酶系通常分为微粒体酶系和非微粒体酶系两类。

(1)微粒体药物代谢酶系:哺乳动物肝微粒体中存在一类氧化反应类型极为广泛的氧化酶系,称为肝微粒体混合功能氧化酶系统或称单加氧酶(monooxygenase)。它是肝微粒体中最重要的一族氧化酶,主要存在于肝脏、肾脏、胃肠道、皮肤和肺等组织细胞的内质网的亲脂性膜上,催化氧化、还原和水解反应。其活性可受许多种药物的诱导或抑制,在功能上不是单一的,引起的氧化反应特异性不强,它所催化的反应包括 N-去烷基、O-去烷基、芳环和侧链的羟基化、硫氧化、氮羟基化及硫被氧取代等。这个酶系使药物氧化必须有细胞色素 P450、还原型烟酰胺腺嘌呤二核苷酸磷酸酯(nicotinamide adenine dinucleotide phosphate,NADPH;辅酶Ⅱ,coenzyme Ⅱ)、分子氧、Mg^{2+}、黄素蛋白(flavoprotein)、非血红素铁蛋白(nonheme-iron protein)等参与。

混合功能氧化酶系催化药物氧化的机制:药物首先与氧化型细胞色素 $P450^{3+}$ 结合成细胞色素 $P450^{3+}$-药物复合物,然后接受由还原型黄素蛋白提供的电子,形成还原型细胞色素 $P450^{2+}$-药物复合物,该电子是由 NADPH 传递的。$P450^{2+}$-药物复合物再结合一分子氧,药物与氧结合就在细胞色素 P450 上进行,并接受一个电子,使 O_2 活化成为氧离子。

第二个电子的来源尚不清楚，可能是由还原型辅酶Ⅰ提供，并经还原型辅酶Ⅰ-细胞色素还原酶传递的。活化的氧离子其中一原子氧引入细胞色素P450-药物复合物中，将药物氧化，另一原子氧和两个质子生成水。此时还原型细胞色素 $P450^{2+}$ 失掉一个电子，又变成氧化型细胞色素 $P450^{3+}$，如此周而复始发挥催化作用。

(2)非微粒体酶系：非微粒体酶系又称Ⅱ型酶，除肝脏外也存在于血液及其他组织，主要催化葡萄糖醛酸化、硫酸化或乙酰化反应。虽然大多数药物都经过肝微粒体酶系统进行生物转化，而只有少数药物是由非微粒体酶代谢，但这些酶也是非常重要的，因为除与葡萄糖醛酸结合外的其他缩合，以及某些氧化、还原及水解(除酰胺键外)反应均为非微粒体酶系统所催化，如常用的阿司匹林(aspirin)及磺胺类(sulfonamides)都是通过这些酶的作用而代谢的。非微粒体酶在肝内和血浆、胎盘、肾、肠黏膜及其他组织中均有存在。通常，凡结构类似于体内正常物质、脂溶性较小、水溶性较大的药物都由这组酶系代谢。

1)细胞质可溶部分的酶系：这类酶系包括醇脱氢酶(alcohol dehydrogenase)、醛脱氢酶(aldehyde dehydrogenase)、黄嘌呤氧化酶(xanthine oxidase)、硫氧化物和氮氧化物的还原酶等。一系列药物经微粒体药酶加氧作用后生成的醇、醛都由这组酶系继续代谢。

2)线粒体中的酶系：包括单胺氧化酶(monoamine oxidase，MAO)、脂环族芳香化酶等，其中以单胺氧化酶与用药关系密切。肝、肾、肠和神经组织中线粒体的单胺氧化酶及细胞质中的双胺氧化酶，能使各种内源性胺类如儿茶酚胺(catecholamine)和5-羟色胺(5-hydroxytryptamine，5-HT)等及外源性胺如酪胺等氧化脱胺生成醛，继而再氧化灭活。

3)血浆中酶系：血浆中酶系包括酰胺酶、磷酸酶和胆碱酯酶，这些都是非常重要的酶系。

5.首过效应(first-pass effect)　经胃肠道吸收的药物，在到达体循环前，首先经过门静脉进入肝脏，在首次通过肝脏的过程中，有相当大的一部分药物在肝组织被代谢或与肝组织结合，使进入体循环的原形药物量减少的现象，称为“首过效应”。有首过效应的药物生物利用度低。自消化道吸收的药物由门静脉进入肝脏，在肝细胞内，有的药物随胆汁排出，有的药物被酶转化为代谢产物。这种在肝细胞内随胆汁排出和由药酶转化成代谢产物的药物比例称肝提取率，它是指药物通过肝脏由门静脉血清除的分数，肝提取率介于0～1之间。

6.影响药物代谢的因素　除了给药途径、给药剂量和剂型、酶抑或酶促作用、合并用药外，还有以下生理因素影响药物代谢：

(1)种属差异：动物种属不同，药物的代谢途径和代谢速度有较大差异，故药效和毒性也有差异，因此不能从动物实验数据简单地推测药物在人体的代谢类型。

(2)性别差异：由于雄性大鼠体内药物代谢酶的活性比雌性大鼠高，故雌性大鼠对药物的敏感性更强。除大鼠、小鼠外，其他动物的药物代谢没有明显差异。

(3)年龄差异：新生儿和幼儿体内各种功能未健全，药酶活性比成年人低，故对药物的敏感性高；老年人由于器官萎缩，血流量下降，特别是肝肾功能低下，故药物代谢和排泄能力降低。

(4)个体差异：药物代谢活性存在个体差异，相同途径和剂量给予个体差异大的药物，有人达不到有效剂量，有人则会中毒，如磺胺药、抗组胺药(antihistamines)、异烟肼、氯琥珀酰胆碱(succinyl choline chloride)等皆因人种或个体的不同而有较大差异。

(5)疾病:因疾病引起肝功能障碍,则药酶活性和数量降低,药物代谢能力下降。

(6)食物:蛋白质影响药酶的活性,一般禁食、低蛋白或无蛋白饮食可使细胞色素P450和NADPH-细胞色素C还原酶等药酶活性降低,而高蛋白饮食可使药酶活性明显增加,饮食中缺乏维生素、脂肪等也会降低药酶活性。

(四)药物在体内的排泄及影响因素

药物经机体吸收、分布及代谢等一系列过程,最终排出体外。排泄是指吸收进入体内的药物以及代谢产物从体内排出体外的过程。药物的排泄与药效、药效维持时间及不良反应等密切相关。药物排泄的方式和途径:①肾脏是药物排泄的主要器官,一般药物在体内大部分代谢产物通过肾脏由尿排出;也有的药物以原形由肾脏清除。②有些药物可以部分地通过胆汁分泌进入肠道,最后随粪便排出。③药物及其代谢产物还可以通过汗腺、唾液腺、乳腺等途径排泄。④挥发性药物如吸入性麻醉剂等可通过呼吸系统排出体外。

1. 肾脏排泄

(1)肾的结构与功能:肾脏的最小功能单位是肾单位,人的左右肾分别有100万~150万个肾单位,肾单位由肾小体和肾小管组成。肾小体由肾小球和鲍曼囊(Bowman's capsule)构成,肾小管由鲍曼囊出发经近曲小管、髓袢、远曲小管和集合管汇集于乳头管,再经肾盂、输尿管汇入膀胱。肾的功能是将废物或毒性的代谢产物等排出体外,调节体内电解质和水的排泄,使体液的量和组成保持恒定,维持体内必需物质的存在,平衡渗透压。进入人体的大部分药物要在肾脏滤过、分泌或重吸收,最终从尿中排出,因此肾排泄对药物的体内过程、有效性和安全性非常重要。

(2)药物肾排泄的机制:肾脏是人体排泄药物及其代谢物的最重要的器官,药物的肾排泄是指肾小球滤过、肾小管分泌和肾小管重吸收的总和。

1)肾小球滤过:肾小球毛细血管内血压高,管壁上微孔较大,除细胞和蛋白质外一般物质均可无选择滤过,药物通过肾小球的滤过方式为膜孔扩散,滤过率较高,药物若与血浆蛋白结合,则不能滤过。

2)肾小管分泌:肾小管的上皮细胞将某些物质从肾小管周围的组织液转运入管腔,称为分泌。肾小管分泌是主动转运过程,需要载体和能量,有饱和与竞争抑制现象。近曲小管中分别具备有机阴离子和有机阳离子输送系统,内源性物质如马尿酸、葡萄糖醛酸苷、组胺等,有机弱酸性药物如青霉素类、磺胺类,以及有机弱碱性药物如普鲁卡因等都在近曲小管处由主动分泌排泄到尿中。

3)肾小管重吸收:是指被肾小球滤过的药物,再通过肾小管时药物重新转运回到血液的过程。多数情况下,药物在肾小管的重吸收按被动扩散方式进行,并符合pH分配学说,故脂溶性药物、非解离型药物吸收更多。肾小球滤过的水分,99%被重吸收回到血液。溶解于血浆中机体必需的成分及药物,也同样反复滤过和重吸收。

(3)影响药物肾排泄的因素:

1)药物的血浆蛋白结合:结合率高,肾小球滤过减少,则肾排泄速率下降。

2)尿液的pH和尿量:弱酸和弱碱性药物的解离度随尿液的pH而变化,从而影响药物在肾小管的重吸收；尿量的多少影响药物浓度，也会影响排泄速率。

3)合并用药：近曲小管分泌机制相同的两个药物合用时，可产生竞争性抑制作用，如青霉素和丙磺舒(probenecid)两者可竞争分泌机制，使青霉素排泄减少，作用时间延长。弱酸性药物(如苯巴比妥、水杨酸钠)过量中毒时，静脉点滴碳酸氢钠(sodium bicarbonate)碱化尿液，使弱酸性药物在碱性尿液中解离度大，肾小管中重吸收减少，排泄加快，从而达到解毒目的。

4)药物代谢：药物代谢后，多数水溶性增加，肾小管重吸收下降，有利于肾脏排泄；但甲基化反应可使代谢物极性下降，不利于药物排泄。

5)肾脏疾病：肾功能减退的患者，其肾脏排泄药物能力降低，药物的消除变慢，即药物的消除速率常数(k)减小，生物半衰期($t_{1/2}$)延长，尤其是肾毒性较大和主要经肾排泄的药物，可能出现不良反应。因此，对于肾功能减退的患者，应进行给药方案调整。

2. 胆汁排泄

(1)胆汁排泄机制：除肾脏排泄外，原形药物及其代谢物也可能由胆汁排泄。向胆汁转运的药物也是一种通过细胞膜的转运现象，转运机制也有被动扩散和主动转运。从胆汁被动扩散排泄的药物，扩散速度受药物分子大小、脂溶性等因素影响。当药物分子上存在极性强的基团时，胆汁排泄量就较多；分子量在500左右的药物有较大的胆汁排泄率。通过主动转运从胆汁排泄的药物，随着投药量的增大，血药浓度上升，达到饱和现象后，血液中药物的消除时间随着投药量的增加而延长。

(2)影响胆汁排泄的因素：①胆汁流量：药物的胆汁排泄往往随胆汁流量的增加而增加。②化合物的理化性质：化合物的分子量、极性、取代基、解离状态及脂溶性等，对胆汁排泄影响较大。③生理因素：种属差异、代谢状况、蛋白质结合率、疾病和老化等会影响药物的胆汁排泄。

(3)肠肝循环：是指在胆汁排泄的药物或代谢物，在小肠中转期间重新吸收，经门静脉返回肝脏的现象。有肠肝循环的药物在体内能停留较长的时间。这类药物若与某些药物合用，或改变制剂工艺，或因病理原因使肠肝循环情况发生变化，立即会影响到药效和毒性。存在肠肝循环现象的药物有地高辛、吲哚美辛(indometacin)、吗啡、苯妥英钠、己烯雌酚(stilbestrol)、格鲁米特(glutethimide)、阿霉素(doxorubicin)、氯丙嗪、华法林(苄丙酮香豆素，warfarin)等。

五、药物的半衰期与给药方案设计

(一)药物的半衰期

药物的半衰期(half-life of drugs，$t_{1/2}$)系指药物在体内的量或血药浓度通过各种途径消除一半所需要的时间，常用$t_{1/2}$表示，单位取“时间”单位。生物半衰期是衡量一种药物从体内消除快慢的指标，由于这一过程发生在生物体内(人或动物)，并且为了与放射性同位素的半衰期相区别，所以称之为生物半衰期。

一般来说，代谢快、排泄快的药物，其$t_{1/2}$短；代谢慢、排泄慢的药物，其$t_{1/2}$长。对线性动力学特征的药物而言，$t_{1/2}$是药物的特征参数，不因药物剂型或给药方法(剂量、途径)而改变。在药物剂型选择与设计、临床用药方法确定等过程中，$t_{1/2}$具有非常重要的意义。同一药物用于不同个体时，由于生理与病理情况的不同，$t_{1/2}$可能发生变化，为此，根据患者生理与病理情况下不同的$t_{1/2}$制订个体给药方案，对治疗指数小的药物非常重要。

（二）根据半衰期设计给药方案

根据$t_{1/2}$制订临床给药方案较简单且方便，但药物品种不同，$t_{1/2}$差异很大。$t_{1/2}$太短，药物消除太快，按$t_{1/2}$给药，则给药过频；若$t_{1/2}$太长，按$t_{1/2}$给药，则可能引起血药浓度较大波动。因此，根据$t_{1/2}$设计临床给药方案大致分为以下三种类型。

(1)第一种类型：按$t_{1/2}$给药($\tau= t_{1/2}$)。对于中速处置类药物($t_{1/2}$=4～8小时范围)，为迅速达到有效治疗浓度，临床多采用按$t_{1/2}$给药，首次给予负荷剂量的给药方案(如某些抗生素及磺胺类药物)，即$x_0^*=2x_0$。

(2)第二种类型：对于$t_{1/2}$很短的药物，根据药物治疗窗的大小，有两种给药方案可供选择：①若该药物治疗窗较宽，可采用适当加大给药剂量，适当延长给药间隔，但要使给药间隔末仍能保持有效血药浓度水平，如青霉素G(penicillin G)钠的临床给药方案。②若治疗窗较窄的药物，可采用静脉滴注给药方案，即$k_0=C_{ss}kV$。

(3)第三种类型：对于$t_{1/2}$较长的药物，若按$t_{1/2}$给药则可能引起血药浓度较大波动，临床多采用适当缩短给药间隔、多次分量给药方案，以减小血药浓度波动性。

对于非线性药物动力学特性的药物，如苯妥英钠、地高辛等，$t_{1/2}$随给药剂量增加而延长，血药浓度与给药剂量不呈正比关系，为保证临床用药的安全性和有效性，治疗药物监测对该类药物具有非常重要的意义；对于肾功能减退患者，$t_{1/2}$随患者肾功能变化而变动。

（三）引起半衰期变动的因素

对于每一种具体药物来说，$t_{1/2}$并不是一个绝对数值，文献或教科书中$t_{1/2}$数值是正常情况下的平均值，个体有时会有较大差异，多种因素可引起$t_{1/2}$变动。

(1)剂量效应：某些药物在体内主动转运、代谢和分布等过程与给药剂量有关，当给药剂量增加时，可能使其中一个或几个过程达到饱和，$t_{1/2}$将延长。如非线性药物动力学特征的药物，$t_{1/2}$随给药剂量增加而延长。

(2)尿液pH的影响：从尿中排泄的药物，经肾小球滤过时，大多数离子型药物从肾小管排泄，分子型药物则被重吸收，重吸收过程受尿液pH影响。如果药物被重吸收，则一方面使$t_{1/2}$延长，同时增加药物在体内再循环。如伪麻黄碱(pseudephedrine)在尿液pH为5.3时，$t_{1/2}$为5.0小时；尿液pH为8.0时，$t_{1/2}$为13.0小时。

(3)个体差异：主要为遗传因素影响，但服用药物时的内环境，如饮水量、食物的性质、机体活动情况及烟酒嗜好等因素亦有影响。

(4)年龄的影响：老年人随着年龄增加，肝脏对药物代谢功能、肾脏对药物排泄功能、胃肠道对药物吸收功能等明显下降，药物的$t_{1/2}$将延长；新生儿、早产儿，体内代谢能力较弱，药物的$t_{1/2}$将延长。

(5)药物相互作用的影响：有些药物合并应用时，能增加或降低其他药物的代谢或排泄，使 $t_{1/2}$ 变动。如双香豆素(dicoumarol)与甲苯磺丁脲(tolbutamide)合并应用时，可使甲苯磺丁脲 $t_{1/2}$ 从 4.9 小时延长到 17.5 小时，血药浓度增加；强力霉素(doxycycline)与苯巴比妥合并使用，可使强力霉素 $t_{1/2}$ 明显缩短。

(6)生理及疾病因素的影响：生理因素对药物的影响，如呋喃妥因正常成年人 $t_{1/2}$ 为 0.3 小时，妊娠期妇女 $t_{1/2}$ 为 1.1 小时。疾病对药物的影响，如卡那霉素(kanamycin)正常成年人 $t_{1/2}$ 为 4 小时，肾功能减退患者 $t_{1/2}$ 可长达 96～120 小时；羧苄青霉素(carbenicillin)正常成年人 $t_{1/2}$ 为(1±0.25)小时，肝功能减退患者 $t_{1/2}$ 为(1.96±0.6)小时等。

在进行给药间隔时间的设计时，不仅要考虑药物的生物半衰期，而且还要考虑有效血药浓度范围。根据药物的 $t_{1/2}$ 设计给药方案比较简单、方便，但必须根据药物的处置类型、$t_{1/2}$ 的长短、$t_{1/2}$ 的变动来调整临床给药方案。一般药物的给药间隔为 1～2 个半衰期。治疗窗较窄药物的给药间隔应小于 1 个半衰期，或采用静脉滴注给药。治疗窗非常窄的药物必须采用小剂量多次给药或静脉滴注给药。治疗窗非常窄且半衰期又很短的药物，由于每日多次给药的方案不便实行，因此，最好用缓释或控释制剂，每日给药 1～2 次，确定给药间隔后再计算给药剂量。

六、生物利用度与生物等效性

(一)生物利用度与生物等效性的概念

1. 生物利用度(bioavailability)　指制剂中药物被吸收进入体循环的速度与程度。生物利用度有绝对生物利用度(the absolute bioavailability)与相对生物利用度(the relative bioavailability)之分。绝对生物利用度是药物吸收进入体循环的量与给药剂量的比值，实际工作中以血管外给药制剂与静脉注射剂的药-时曲线下面积(AUC)之比计算血管外给药制剂的绝对生物利用度。相对生物利用度又称比较生物利用度，是同一种药物不同制剂之间比较吸收程度与速度而得到的生物利用度。计算公式分别为：

$$\text{相对生物利用度：}F_{rel}=\frac{AUC_T\times D_R}{AUC_T\times D_T}\times 100\%$$

$$\text{绝对生物利用度：}F_{abs}=\frac{AUC_T\times D_{iv}}{AUC_T\times D_T}\times 100\%$$

其中，D 表示给药剂量，脚注 T 与 R 分别代表受试制剂与参比制剂，iv 表示静脉注射给药。

2. 生物等效性(bioequivalence)　是指一种药物的不同制剂在相同的实验条件下，给予相同的剂量，其吸收速度和程度没有明显的差异。通常意义的生物等效性研究是指采用生物利用度的研究方法，以药物动力学参数为终点指标，根据预先确定的等效标准和限度进行的比较研究。在药物动力学方法确实不可行时，也可以考虑以临床综合疗效、药效学指标或体外试验指标等进行比较性研究，但须充分证实所采用的方法具有科学性和可行性。

目前，药物制剂生物等效性已经成为国内外药物仿制或移植品种的重要评价内容，也成为药物制剂开发研究中最有价值的评价指标而广泛地应用。如果两制剂含等量的相同活性成分，具有相同的剂型，符合同样的或可比较的质量标准，则可以认为它们是药学等效的。药学等效不一定意味着生物等效，因为辅料不同或生产工艺差异等均可导致药物溶出或吸收行为的改变。

(二)影响生物利用度的因素

除剂型因素对生物利用度有影响外，其他因素还有：①胃肠道内的代谢分解。②肝脏首过作用。③非线性特性的影响。④实验动物的影响。⑤年龄、疾病及食物等因素的影响。

思考题

1. 何为生物药剂学？生物药剂学的剂型因素和生物因素各是什么？
2. 何为药物动力学？药物动力学研究的主要内容是什么？
3. 了解生物药剂学的 ADME 过程和生物药剂学的研究内容？
4. 生物膜的结构与特点是什么？
5. 药物转运机制有哪些？各种转运机制的特点是什么？
6. 何谓吸收？影响药物在胃肠道吸收的因素是什么？
7. 何谓分布？影响药物在体内分布的因素是什么？
8. 影响药物经皮吸收的因素有哪些？如何促进药物的经皮吸收？
9. 试比较各种非血管内注射药物吸收的快慢及影响吸收的因素。
10. 试述鼻黏膜给药的特点，哪些药物适合于鼻黏膜给药？
11. 黄体酮在家兔体内经不同途径给药后的生物利用度为：鼻腔给药 88.4%，直肠给药 58.8%，阴道给药 46.6%，口服给药 9.52%。试解释出现这一结果的原因。
12. 药物代谢中的第一阶段反应和第二阶段反应各包括哪些类型？请举例说明。
13. 何谓代谢？药物代谢可在哪些器官、哪些部位进行？影响代谢的因素有哪些？
14. 什么是首过效应？给药途径对药物代谢有什么影响？
15. 何谓排泄？排泄的主要途径有哪些？
16. 何谓药物的半衰期？半衰期在临床给药方案设计中有何意义？引起半衰期变动的因素有哪些？
17. 何谓生物利用度与生物等效性？生物等效性的评价方法及生物利用度的研究方法各是什么？

（黄桂华）

第五章

体内药物分析与治疗药物监测

临床药学(clinical pharmacy)与生物药剂学(biopharmaceutics)的共同之处,就在于它们的研究与应用都是建立在体内药物的浓度基础之上。而体内治疗药物监测(therapeutic drug monitoring,TDM),首要的问题就是建立体内微量药物及其代谢物(metabolites)的分离、分析方法。体内药物分析的方法和技术,可用来研究药物及其制剂的体内过程、作用机理及药物效应,获得体内药物浓度与机体药理或毒理效应的相互关系,药物在体内(包括实验动物等)数量与质量的变化,药物代谢动力学的各种参数和代谢机理,以及药物及代谢物在体内的命运等有关信息。

一、体内药物分析

(一)体内药物分析的性质、任务与特点

体内药物分析(pharmaceutical analysis in biological samples)是一门研究生物机体中药物及其代谢物和内源性物质的质与量变化规律的分析方法学。它是药物分析学科的一个分支学科,直接关系到药物研制、临床试验和临床使用,特别是药动学的研究、“给药方案个体化”“治疗药物监测”,在探求科学用药规律与安全、有效、合理用药方面具有重要作用。

体内药物分析的任务主要有:①进行体内生物样品中药物及其代谢物的分离分析方法学研究,探讨各种方法用于体内药物分析中的规律性问题。②进行治疗药物监测,为给药方案个体化的设计提供数据,以保证安全、合理地用药。③进行药物滥用(drug abuse)检测,如对麻醉药品(narcotics)和精神药品(psychotropic substances)滥用的检测,对毒品和兴奋剂检测(dope test)。④进行内源性活性化合物(endogenous active compound)的定性或定量测定,用于临床疾病的诊断与治疗。⑤进行临床毒物分析,临床抢救中毒患者时,需要准确、快速地对毒物作出鉴定,以便采取治疗措施。⑥进行新药的药物动力学与生物药剂学研究,获得药物代谢动力学参数、药物的转化、代谢方式与途径的信息,为药物的研发、生产、临床药学研究提供必要的服务。

体内药物分析是对复杂样品体系中微量物质的测定，因而具有以下的特点：①样品复杂，干扰物质多，样品中除含有被测的药物和代谢物外，还含有内源性物质（如蛋白质、脂质、无机盐、色素等）和外源性物质（如共存药物和代谢物），这些物质可以干扰药物的测定，所以在测定前需要对样品进行前处理。②样品量少，药物浓度低，需要对生物样品进行提取、分离与浓缩。③分析方法要求高，所采用的分析方法必须具有较高的灵敏度和专属性，同时，要求方法简便和快速，以供临床用药与中毒急救的需要。④工作量大，要求实验室应拥有多种仪器设备。⑤需要对分析结果进行阐述，求解出具有实验与临床上有意义的参数和模式。

（二）生物样品及前处理方法

1.生物样品的种类、采集与制备　生物样品包括各种体液（如血液、尿液、唾液、胆汁、胰液、淋巴液、乳汁、泪液、脊髓液、精液等）、器官组织（肝、肾、胃、肺、脑、肌肉等）、头发、粪便。常用的生物样品是血液、尿液和唾液。

（1）血液：药物进入体内后，绝大多数都由血液循环转运到细胞受体部位，并与受体形成可逆性的结合，从而产生药理作用。血液浓度的高低直接影响药理作用强度，因此，血药浓度可以作为药物在作用部位浓度的表观指标，血液是体内药物分析的主要对象。血样包括血浆（plasma）、血清（serum）和全血（whole blood），其中最常用的样品是血浆。血浆的化学成分与组织液相近，内含药物直接与组织液接触并达到平衡，测定血浆中的药物浓度比全血中的浓度更能反映作用部位药物浓度的变化，与药物的临床作用有较好的对应关系。对于大多数药物来说，血浆药物浓度与红细胞中的浓度成正比，测定全血也不能提供更多的数据，加之全血的净化较血浆和血清麻烦，特别是溶血后，血色素等可能会给测定带来影响，所以多采用血浆或血清作为体内药物分析的样品。当需要测定平均分布于血细胞内外的药物浓度时，应使用全血样品；或者由于血浆内药物浓度波动太大，又难以控制，或者因血浆药物浓度很低而影响测定，也应考虑使用全血样品。

1）血样的采集：血样的采集应待药物在血液中分布均匀后取样。多用静脉采血法，每次采血为1～5 mL；动物实验时，采血量不宜超过动物总血量的1/10。临床化验可从毛细血管采血，例如，从手指或耳垂取血，小儿可从脚趾取血。

2）血样的制备：

①血浆的制备：将采集的血样置于含有抗凝剂的试管中，混合后，离心（2500～3000 r/min）5～10分钟，使与血球分离，所得淡黄色上清液即为血浆。最常用的抗凝剂是肝素（heparin）。通常1 mL血液需要0.1～0.2 mg或20 IU（1 mg相当于126 IU）的肝素。采血前，取少量肝素钠溶液置试管内，旋转试管，使肝素钠溶液均匀分布在试管壁上，干燥后加入血样立即轻轻旋摇，勿太猛烈，以免导致血细胞破裂。制取的血浆量为全血量的50%～60%。

②血清的制备：血清是在血液中纤维蛋白原等影响下，引起血液凝结而析出的澄清黄色液体。将采集的血样置于试管中，放置0.5～1小时，离心（2500～3000 r/min）5～10分钟，上层澄清的淡黄色液体即为血清。制取的血清量为全血量的30%～50%。

③全血的制备：将采集的血样置于含有抗凝剂的试管中，但不经离心，保持血浆与血

细胞处于均相，即为全血。

（2）尿液：体内药物的消除主要是通过尿液（urine），药物以原形或代谢物及其缀合物形式排出体外。尿药浓度测定主要用于药物的剂量回收、药物肾清除率，并可推断患者是否违反医嘱用药。尿药测定亦可用于药物体内代谢过程、代谢速率及生物利用度研究。尿药浓度较高，但易受食物种类、饮水多少、排汗情况等影响，使尿液浓度变化较大，尿药浓度一般以某一时间段或单位时间内尿中药物的总量表示。

采集的尿是自然排尿。尿包括随时尿、晨尿、白天尿、夜间尿、时间尿几种。因尿药浓度变化较大，所以应测定一定时间内排入尿中的药物总量。这就需要测定在规定时间内的尿液体积及尿药浓度。采集一定时间段尿液时，用量筒准确测量每一时间段内尿液的总体积，留取适量，置试管中，供分析用，其余弃去，并做好记录。

（3）唾液：某些药物的唾液（saliva）浓度通常与血浆游离浓度密切相关，可从唾液药物浓度推定血浆中游离药物浓度，在治疗药物监测中，可用唾液中药物的浓度来反映血浆药物浓度。另外，唾液样品也可用于药物代谢动力学研究。唾液是由腮腺、颌下腺、舌下腺和口腔黏膜内许多散在的小腺体分泌汇集而成的混合液体。唾液的 pH 为 6.8±0.6，日分泌量为 1～1.2 L。

唾液的采样一般是在漱口后 15 分钟，收集口腔内自然流出的唾液，然后立即测量除去泡沫部分的体积，离心（3000 r/min）10 分钟，小心吸取上清液，作为供测定用样品。

2. 生物样品前处理方法　药物进入体内后，经过吸收（absorption）、分布（distribution）、代谢（metabolism）与排泄（excretion）过程，其在体内存在的状况将发生变化，以多种形式存在，有游离型，也有与血浆蛋白结合型；有代谢物，也有缀合物，测定前，需将药物和代谢物从结合物、缀合物中释放出来。体内生物样品组成复杂、干扰物多、药物浓度低，需要进行分离、纯化与浓集，以满足分析方法与分析仪器对样品的要求，因此，生物样品需经前处理后才能测定。生物样品的前处理主要应考虑生物样品的种类，被测定药物的性质和测定方法三个方面的问题。

（1）去除蛋白质法：测定血浆或血清时，应去除其中的蛋白质，目的是：①可使结合型的药物释放出来，以便测定药物的总浓度。②预防提取过程中蛋白质发泡，减少乳化的形成。③保护仪器性能（如保护 HPLC 柱不被玷污），延长使用期限。蛋白质的处理方法有以下几种：

1）溶剂沉淀法（solvent precipitation）：加入与水相混溶的有机溶剂，有机溶剂能使蛋白质凝聚，并使与蛋白质结合的药物释放出来。常用的水溶性有机溶剂有乙腈（acetonitrile）、乙醇（ethanol）、甲醇（methanol）、丙酮（acetone）等，含药血浆或血清与有机溶剂的体积比为 1∶（1～3）。控温下，高速离心（10000 r/min）5 分钟，蛋白质可完全沉淀，吸取上清液作为供试品溶液。

2）中性盐析法（neutral salting out method）：加入中性盐，溶液的离子强度发生变化，部分蛋白质的电性被中和，蛋白质因分子间电排斥作用减弱而凝聚，同时，中性盐能将与蛋白质水合的水置换出来，从而使蛋白质脱水而沉淀。常用的中性盐有饱和硫酸铵（ammonium sulfate）、硫酸钠（sodium sulphate）、硫酸镁（magnesium sulfate）和氯化钠（sodium chloride）等。血清与饱和硫酸铵溶液的比例为 1∶2，高速离心（10000 r/min）1～2 分钟，取上清液作为供试品溶液。如果将中性盐析法与有机溶剂提取法并用，药物的回收率可提高。

3)强酸沉淀法(acid precipitation method)：当溶液 pH 低于蛋白质的等电点时，加入强酸，酸根阴离子与蛋白质阳离子形成不溶性盐而沉淀。常用的强酸有 10%三氯醋酸(trichloroacetic acid)或 6%高氯酸(perchloric acid)溶液。含药血清与强酸的比例为 1∶0.6，高速离心(10000 r/min)1～2 分钟，取上清液作为供试品溶液。在酸性中易分解的药物不宜采用本法除蛋白。

(2) 组织的酶解法：在药物的动物实验及临床上由于过量服用药物而引起的中毒死亡时，药物在脏器的储存情况可为药物的吸收、分布、代谢、排泄等体内过程提供重要信息。测定器官组织中的药物时，首先需要将含药的器官组织进行匀浆，制成水基质匀浆，然后再用适当的方法提取药物。酶解法是向组织匀浆中加入一定量的酶和缓冲溶液，在一定的温度下水解一段时间，经滤过或离心，取上清液供药物提取用。最常用的酶是蛋白水解酶中的枯草菌溶素(subtilysin)，它可使组织溶解，药物释出。枯草菌溶素可在较宽的 pH 范围内(7.0～11.0)使蛋白质的肽键降解，在 50～60 ℃具有最大活力。

(3) 缀合物的水解法：药物经二相代谢产生缀合物(conjugate)，主要是葡萄糖醛酸苷(glucuronide)缀合物和硫酸酯(sulphate)缀合物。尿中药物多数呈缀合状态。由于缀合物具有较大的极性，不易被有机溶剂提取。为了测定尿液中药物的总量，需要水解缀合物，将药物从中释放出来。

1)酸水解法(acid hydrolysis method)：用盐酸进行水解，酸的浓度与用量、水解时间及温度需要通过实验来确定。

2)酶水解法(enzyme hydrolysis method)：用葡萄糖醛酸苷酶或硫酸酯酶进行水解，通常用葡萄糖醛酸苷酶-硫酸酯酶的混合酶。酶解条件一般为 pH 4.5～5.5，温度 37 ℃，培育数小时。此法适用于对酸及对热不稳定的药物。

目前对缀合物的分析趋于直接测定其含量，以获得在体内以缀合物形式存在的量，以及当排出体外时，缀合物占所有排出药物总量的比率，从而为了解药物代谢情况提供更多的信息。

(4) 样品的分离与纯化方法：对于大多数药物而言，生物样品的分析通常需要经过分离、纯化、浓集，这是因为要除去内源性物质或其他共存药物对分析的干扰，提取出低浓度的被测药物，同时浓集药物或代谢物，使其在所用分析技术的检测浓度范围之内。药物的分离、纯化方法应用最多是提取法。

1)液-液提取法(liquid-liquid extraction，LLE)：多数内源性物质是水溶性的，多数药物是亲脂性的，利用它们的分配系数的不同，在一定 pH 条件下，选择适当的有机溶剂，将药物提取出来。①提取溶剂的选择：所选用的有机溶剂，要求对被测组分的溶解度大，沸点低，易于浓集、挥散，与水不相混溶以及无毒、化学稳定、不易乳化。最常用的溶剂是乙醚、乙酸乙酯和三氯甲烷等。②pH 的选择：溶剂提取时，水相的最佳 pH 的选择与药物的 pKa 值有关。理论上，对碱性药物提取的最佳 pH 要高于 pKa 值 1～2 pH 单位；对酸性药物来说则要低于 pKa 值 1～2 pH 单位。在实际工作中的一般提取原则是碱性药物在碱性 pH 介质中提取，而酸性药物在酸性 pH 介质中提取。这样就可使得 90%药物以非电离形式存在,易被溶剂提取。为保持溶液 pH 的稳定,在溶剂萃取中多采用缓冲溶液,这样可维持提取效率的重现性。如一些碱性药物在碱性 pH 不稳定时,则在近中性 pH 条件下可用三氯甲烷和异丙醇提取。中性药物在 pH 7 附近提取。极性大的药物通常不能用该法提取。③提取次数:应尽量提取 1~2 次为好。

2)固相萃取法(solid-phase extraction,SPE):是利用柱填料将生物样品中的药物及内源性物质保留在柱上,用适当的溶剂洗除样品的基质和干扰物,然后再用洗脱液将药物从柱上洗脱下来,达到分离和富集药物的目的。固相萃取小柱中常用的填料有硅胶、活性炭、氧化铝、聚苯乙烯或化学键合硅胶等。固相萃取的基本步骤:①预洗:用洗脱能力强的溶剂淋洗小柱,消除在生产或储存过程中可能带入的污染物。②活化:用水或适当的缓冲溶液冲洗小柱,保证样品在小柱上有足够的保留。③上样:选择强度相对较弱的溶剂溶解样品。将样品溶液加到小柱上后,不保留或弱保留的组分随溶剂流出,待测组分和其他强保留组分保留在柱上。④淋洗:用不会把待测组分洗脱下来的溶剂淋洗小柱,将柱上的内源性物质和其他干扰物淋洗下来,随后通常采用抽真空或高速离心来排除残余溶剂。⑤洗脱:用尽量少的较强溶剂将待测组分洗脱出来,而剩余保留较强的干扰物仍然保留在填料中。收集到的洗脱液可直接进样,也可吹干,残渣用适当溶剂溶解定容。图 5-1 所示为固相萃柱结构图,图 5-2 为固相萃取仪示意图。

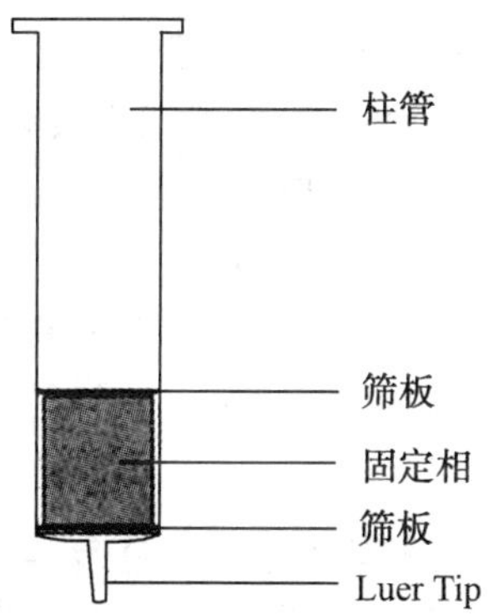

图 5-1　固相萃取柱结构图

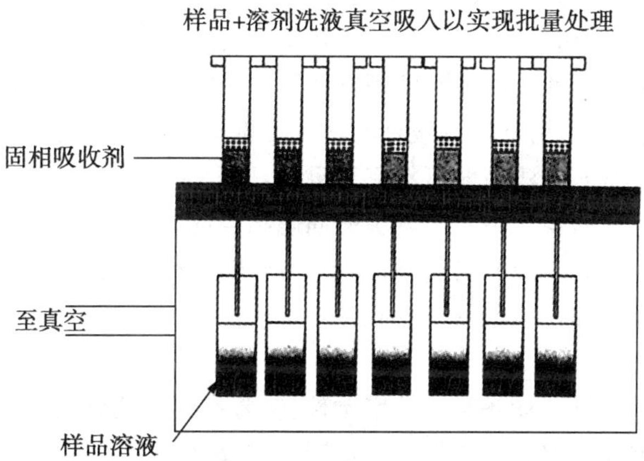

图 5-2　固相萃取仪

(4)样品的浓集:生物样品在提取过程中,微量待测组分往往分布于较大体积的提取溶剂中,使其浓度极低,难以测定,因此必须进行样集。实际工作中常用的浓集方法有两种:一种方法是用尽量少的提取剂,使被测组分提取到小体积溶剂中,然后直接吸取适量进行分析测定;另一种采用挥去溶剂的方法,常用的方法是将提取液置离心试管中,缓缓通入气体,一般多通入氮气(nitrogen)。对热稳定的组分,为加快溶剂的挥发可将离心管置一定温度的水浴中;对热不稳定或易随气流挥发的组分,应避免直接加热浓缩,因为直接加热可能破坏组分或引起组分挥发损失,可采用减压法挥去溶剂,将盛有提取液的离心管置玻璃真空干燥器内缓缓抽气,减压下使溶剂挥干。

（三）体内药物分析方法的建立、验证与分析质量管理

1.体内药物分析方法的建立　体内药物分析方法要求具有高灵敏度和高专属性。生物样品中有大量的内源性物质以及药物的代谢产物，需要将待测药物与代谢物彼此分离，还要与内源性物质分离，这就要求方法具有高专属性。生物样品中药物的浓度都很低，若为血样，采集量又受到限制，因此要求方法具有高灵敏度。

（1）体内药物分析方法设计的主要依据：

1）依据药物结构、性质与生物样品的类型：在生物样品前处理时，依据被测药物的结构特点与性质，选择样品前处理的条件。对于有机碱性药物或有机酸性药物，应在合适的pH条件下，使其游离，再选择合适的有机溶剂提取；对于强极性或亲水性药物，难以用有机溶剂提取，可采用蛋白质沉淀法处理样品。在生物样品测定时，应考虑被测物的光谱特性、电化学特性等性质选择合适的检测器。

2）依据分析目的要求：分析测定药物在体内的药-时过程时，在方法的设计或建立上要考虑是否要求同时测定原形药物与其代谢物，则方法要求分离能力和专属性强；要注意整个测定范围内样品浓度变化较大这一因素，方法要有较宽的线性范围。多选择色谱法或色谱-质谱联用法。若设计或建立测定血药浓度的方法供治疗药物监护之用，测定要注意方法的简便、快速和适用于批量样品的测定。

3）调研文献了解相关的信息：对已报道药物的测定，应系统探索前人的文献，从中获得前人已解决和尚在的问题，同时获得待测药物的详细理化特性、有效血浓及其在体内的代谢情况，为新法的设计与建立提供理论依据。由于体内药物分析方法影响因素较多，文献报道的方法一般不易完全重现，因此文献报道的方法只可供借鉴，切勿死搬硬套，应与测定目的要求中所要解决的问题结合起来，设计建立具有创新的方法。对于目前尚无文献报道的新药的测定，可先根据新药的化学结构、理化特性、在体内存在的状态及其代谢情况，同时结合要解决的实际问题，参考相同类型药物的文献资料，设计建立全新的分析方法。

4）仪器设备与实验室条件：实验室的仪器设备和条件，对于分析方法的设计与建立十分重要。首先要根据实验室现有的仪器设备和可能获得的装备条件加以考虑，然后考虑目前国内外相关实验室可能提供的仪器设备，设计可能的分析法。

（2）体内药物分析方法设计与建立的一般步骤：根据上述依据，先拟定出初步的分析方法，然后进行一系列的实验工作，以选择最合适的实验条件，进一步验证所拟定的分析方法是否适应实际样品的检测，通常包括体外试验和体内样品的检测，一般步骤如下：

1）测定条件的选择与优化：取一定量待测药物或代谢物的对照品，按所拟定的分析方法进行体外测定，求得待测药物浓度与仪器响应值之间的关系、线性范围、最佳测定浓度、仪器检测的灵敏度及测定的最佳条件等。

①取空白生物样品，按所拟定的方法进行前处理，然后根据拟定的分析方法测其空白值（或色谱图）。空白值高低或色谱图状况将影响到方法的灵敏度和专属性，应力求将空白值降到最低。例如，在色谱分析中要求去除体内样品中内源性杂质峰，对无法消除的内源性杂质峰，应设法使杂质峰从待测物的色谱区域内移开。在体内药物分析中，能否取得

作技术等进行系统的分析质量管理，可监督分析质量所处的状况，引起警觉并推动人们去改善分析工作的各个环节。即 AQC 的近期目的是通过对测定结果的分析，对该次测定结果作出评价，并按照设定指标决定结果的取舍，以保证测定结果的质量。远期目的是通过质量管理可以发现和分析造成“分析质量差”的原因，以便改进实验设计，提高测定质量。

AQC 可分为内部质量管理(internal QC)和外部质量管理(external QC)两种计划。内部 QC 是指实验室内部的质量检验，它是保证实验室间结果(外部 QC)有可比性的基础。在各实验室做好内部 QC 的基础上，由中心试验室或协调实验室每年分发 1～2 次标准对照样品，并分类进行分析，然后综合各实验室提供的分析结果并进行统计处理，把结果及时送给各个实验室，从而发现一些系统误差并评价所采用的分析方法以及分析数据的质量。

开展 TDM 工作要求专业技术人员具有较高的专业素养，在实验过程中，严格遵守标准操作规程(standard operation practice，SOP)，确保实验结果的准确性和可靠性。

(四)常用的体内药物分析方法

用于体内药物分析的方法有光谱法、色谱法、免疫分析法、电化学分析法、高效毛细管电泳法、毛细管电泳免疫分析法和色谱联用技术。由于生物样品的特点，色谱法及其联用技术是最常用的体内药物分析方法，在治疗药物监测中还常用免疫分析法(immunoassay，IA)。

1. 色谱法及色谱-质谱联用法　色谱法包括气相色谱法(gas chromatography，GC)和高效液相色谱法(high performance liquid chromatography，HPLC)，色谱-质谱(mass spectrometry，MS)联用法主要包括 LC-MS、LC-MS-MS、GC-MS 和 GC-MS-MS。这些方法广泛用于药物动力学和代谢产物的研究、生物利用度和生物等效性的测定、治疗药物监测等临床药学与临床药理学研究。

色谱-质谱联用仪主要由色谱仪、接口(interface)和质谱仪组成。色谱-质谱联机是靠接口来实现的，接口是色谱-质谱的关键部件，它起着除去大量流动相分子，浓集和气化样品的作用。图 5-3 所示为 GC-MS 联用仪工作流程示意图。

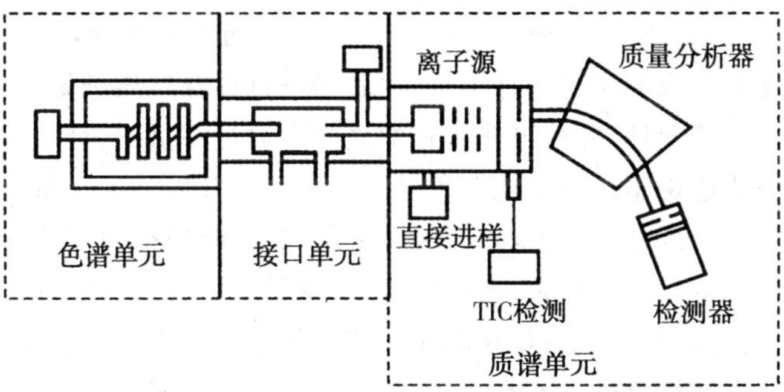

图 5-3　GC-MS 联用仪工作流程示意图

GC-MS联用仪的接口分为直接导入型接口、分流型接口和浓缩型接口。直接导入型接口结构简单、常用，其工作原理为载气和待测物一起从GC柱流出，立即进入离子源的作用场（见图5-4）。由于载气氦气是惰性气体不发生电离，而待测物却会形成带电粒子，待测物带电粒子在电场作用下加速向质量分析器运动，而载气却由于不受电场影响，被真空泵抽走，接口的实际作用是保护插入端毛细管柱，使其准确定位。另一个作用是控制温度，使色谱柱流出物始终不产生冷凝。

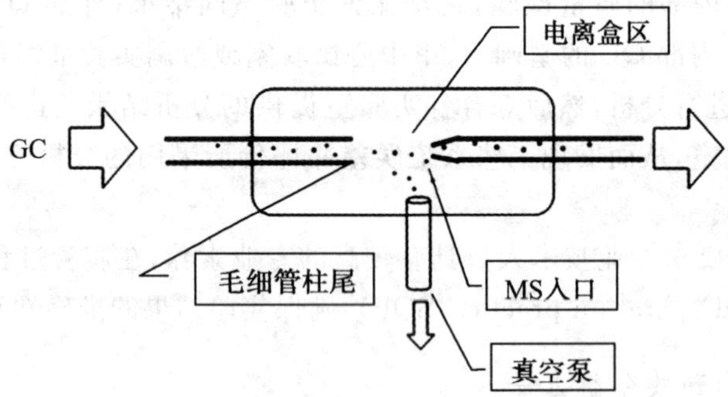

图5-4　毛细管柱直接导入型GC-MS接口

LC-MS联用仪的接口比GC-MS联用仪的接口要求高得多。LC-MS联用仪的接口类型较多，常用的有电喷雾接口、热喷雾接口、离子喷雾接口、粒子束接口和解吸附接口等类型，其中电喷雾接口最常用。

色谱-质谱联用法可以提供一套完整的色谱质谱图，包括总离子流色谱图、质谱图、质量碎片图谱等。特别是质量碎片图谱适用于低浓度或在色谱图上无法分开组分的定量，在体内药物分析中常用。

总离子流色谱图（total ion current chromatography，TIC）是利用MS仪来记录色谱流出物的总离子流（TIC），则总离子流色谱图一般是与HPLC色谱图谱一致的。总离子流的变化反映了样品浓度的变化，因此，可根据总离子流色谱图对每一组分进行定量。

质谱图是在总离子流色谱峰由低到峰顶再下降的过程中，就是某组分出现在离子源的过程中，当接近峰顶时，扫描质谱计的磁场得到该组分的质谱信号，经电子倍增器和放大器放大后，在记录纸上给出质谱图，这样可以得到对应于每个色谱峰的质谱图。

质量碎片图谱（mass fragments-graphy）以保留时间为横坐标，记录一个或若干个特征离子碎片的强度所构成的质量碎片图谱，也就是进行选择性离子记录。测定时，选用的信号离子碎片应具有特征性，并尽可能有强的高峰。通过测量质量碎片图下的面积，即可进行定量分析。该法适用于低浓度或在色谱图上无法分开组分的定量。

2. 免疫分析法　免疫分析（immunoassay）的基本原理是利用抗原-抗体的特异反应，来测定体内药物的含量。该法也是体内药物分析中常用的一种方法，因其具有灵敏度高、专一性较强、操作简便、快速等优点，在临床治疗药物监测和生化检验中广泛应用，但因药物与其代谢产物或内源性物质常有交叉反应，所以不适合于药物代谢研究或特定代谢产物的测定。免疫分析主要包括放射免疫分析（radio immunoassay）、酶免疫分析（enzyme immunoassay）和荧光免疫分析（fluorescence immunoassay）。

免疫反应的本质是特异性抗体与抗原的结合反应，抗原只有遇到相应的特异抗体才能发生抗原抗体反应，形成抗原-抗体复合物，因而保证了免疫分析的专属性。抗原抗体的结合反应通常无法直接用肉眼看到结果，需要通过向反应系统中加入标记物来显示反应结果，在标记物不影响免疫反应"决定簇"的前提下，被标记的抗原或抗体发生抗原抗体反应。由于抗原与抗体（在生物药物分析中抗原相当于被测药物）结合时具有专一性和可饱和性，则可以利用被测药物（未标记抗原，Ag）与标记药物（标记抗原，Ag^*）之间竞争性地与抗体（Ab）结合，建立药物浓度与响应值（RIA 中为放射性强度，FIA 中为荧光强度）之间的函数关系，从而对生物样品中的药物进行定量分析。

一般的免疫分析系统由三部分组成，即 Ag、Ag^* 及 Ab。在免疫反应达到平衡体时，抗原抗体的反应符合质量作用定律。因此，当一定限量的特异存在时，未标记抗原与标记抗原竞争性地与有限量的特异性抗体结合，形成标记抗原-抗体复合物（Ag^*-Ab）和未标记抗原-抗体复合物（Ag-Ab）。其反应过程可简单表示为：

$$\frac{Ag^*}{Ag}+Ab \rightleftharpoons \frac{Ag^*\text{-}Ab}{Ag\text{-}Ab}$$

若未标记抗原量增多，则标记抗原-抗体复合物的形成就会因受到抑制而减少；还可以理解为体系中的特异抗体量是一定的，因此有一定饱和量的结合点，当未标记抗原占有的结合点（量）多时，标记抗原的结合点就会相应减少，且减少的程度与未标记抗原的量（浓度）有关，这种现象在免疫学中称为竞争抑制作用。特异的竞争性抑制的数量关系就是免疫分析的定量基础。

当抗原抗体结合反应达到平衡后，测定游离标记抗原（F）和标记抗原-抗体复合物（B），建立标准抑制曲线（图 5-5），便可测定未标记药物的量。

$$B=\frac{B}{T}\times 100\%=\frac{B}{B+F}\times 100\% \tag{5-9}$$

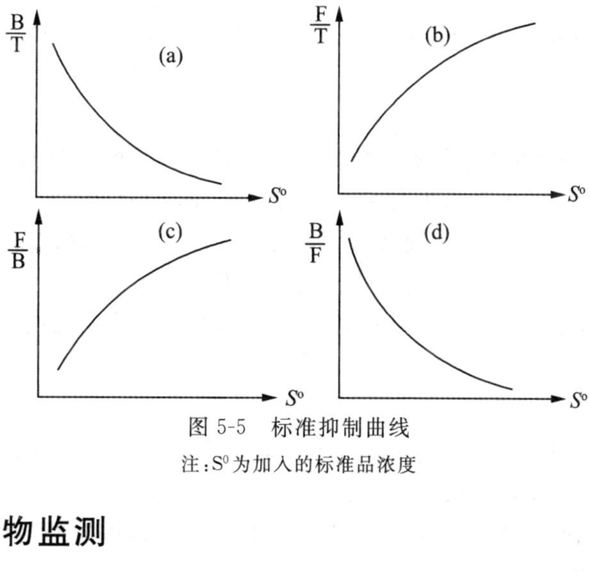

图 5-5　标准抑制曲线

注：S^0 为加入的标准品浓度

二、治疗药物监测

治疗药物监测（therapeutic drug monitoring，TDM）系指在临床进行药物治疗过程中，观察药物疗效的同时，定时采集患者的血液（有时采集尿液、唾液等液体），测定其中的药物浓度，探讨药物的体内过程，以便根据患者的具体情况，利用药物动力学原理和公式，使给药方案个体化。

（一）治疗药物监测的意义

TDM是医院临床药学的主要工作之一，也是临床药理或临床药学研究工作的重要内容。大多数药物的血液浓度与药效学密切相关，临床上对同种疾病患者，给予同样剂量的药物，治疗效果可能差别很大，主要原因是患者之间的血药浓度差别很大，血药浓度之所以差别很大是由于影响血药浓度的因素较多。这些影响因素主要包括：剂量因素、生理因素、病理因素、遗传因素、环境因素以及时间因素。所以要选择最佳的给药剂量与给药方案，做到合理用药，不能简单地依据表观剂量来推算机体的效应。要保证用药安全、有效、合理，必须对患者血药浓度进行测定，根据个体患者的血药浓度监测结果，制订合理的给药方案。TDM具体有以下几个方面的工作：

1. 设计合理的给药方案　根据患者个体病理、生理情况，利用群体药物动力学参数，为患者设计初始给药方案。根据所采用的给药方案和特定时间的血药浓度，评价所测血药浓度是否在“治疗窗口（therapeutic window）”之内，是否有可能引起毒性反应，估算个体药物动力学参数，结合临床患者的病情严重程度、联合用药情况、临床观察疗效和不良反应（adverse drug reaction，ADR）等因素，为患者、危重患者、病理生理情况复杂的患者设计合理的给药方案。

2. 考察联合用药时，药物之间的相互作用。

3. 了解不同厂家生产的药物制剂、不同批号或不同剂型制剂的生物利用度（bioavailability）。

4. 了解患者是否按医嘱方案用药，判断患者用药的依从性（compliance）。

5. 临床治疗出现难以解释的情况时，运用药动学知识，提供咨询服务。

（二）进行治疗药物监测的品种

临床上并非所有的药物都需要进行治疗药物监测。当药物具有明确、快速而简便的效应指标时，就不必进行血药浓度测定。例如抗高血压药（antihypertensive agents），血压值就是药效指标，服药患者根据血压值的变化就可以知道药物作用的强弱，调整服药剂量。需要进行治疗药物监测的情况与药物品种如下：

1. 治疗指数小的药物，治疗血药浓度范围狭小，与中毒浓度又相当接近。对肝肾功能不全患者的用药更有必要。

2. 血药浓度个体差异大的药物。

3. 具有非线性动力学特征，尤其是非线性动力学过程发生在有效血药浓度范围内或小于最低有效血液浓度的药物。

4. 肝肾功能不全或衰竭的患者使用主要经肝代谢或肾排泄的药物时，以及胃功能不良的患者口服某些药物时。

5. 长期用药患者的用药依从性（compliance）下降，或某些药物长期使用后产生耐受性(tolerance),诱导或抑制肝药酶的活性而引起药效降低或升高,以及不明原因的药效变化。

6. 怀疑患者药物中毒,尤其当药物的中毒症状与剂量不足的症状类似,而临床又不能明确辨别的时候。

7. 合并用药产生相互作用而影响疗效时。

表 5-1 所示为临床常需进行 TDM 的药物。

表 5-1　　临床常需进行 TDM 的药物

药物类别	药品
强心苷类药物	洋地黄毒苷、地高辛
抗心律失常药物	普鲁卡因胺、丙吡胺、利多卡因、奎尼丁、胺碘酮
抗癫痫药物	苯妥英钠、苯巴比妥、丙戊酸钠、乙琥胺、卡马西平、扑米酮
三环类抗抑郁药物	阿米替林、去甲替林、丙咪嗪、去甲丙咪嗪
抗狂躁药物	碳酸锂
抗哮喘药物	茶碱、氨茶碱
氨基糖苷类药物	庆大霉素、妥布霉素、卡那霉素
其他抗生素类药物	氯霉素、万古霉素
抗肿瘤药物	甲氨蝶呤、氟尿嘧啶
免疫抑制剂	环孢素、他罗利姆(tacrolimus, Fk-506)
抗风湿药物	水杨酸

(三)治疗药物监测与个体化给药方案的制订

TDM 的目的是通过测定血中药物浓度,并利用药代动力学的原理和公式使剂量方案个体化,使血药浓度保持在有效浓度(effective concentration,EC)范围之内,以提高治疗效应,避免或减少毒性效应。同时,也为药物过量中毒的诊断和处理提供实验室依据。

1. 治疗药物监测的流程　TDM 的流程包括申请、取样、测定、数据处理和结果分析。

(1)申请:临床医生根据药物监测的指征,对药物治疗的异常表现,如药理效应增强或减弱、延迟或缩短难以解释、决断时,提出监测血浓度的申请。

(2)取样:一般多采取血浆样品,除此之外,还包括唾液、尿液、脑脊液、泪液等。由于体内药物浓度一直处于动态变化之中,取样时间的确定对于 TDM 和毒理学研究都是关键因素。取样时间的选择与用药途径、药动学性质、药物剂型以及血浓度监测的目的(确定治疗效应或毒性效应)有关。

1)单剂量给药时,根据药物动力学特点,当药物的吸收和分布基本完全后,达到稳态血浓度(steady state plasma concentration,Css)时取血。

2)多剂量给药时,通常在血药浓度达到稳态后的下一次给药前取血。对于缓释制剂或半衰期很长的药物,可在两次给药之间任何时间点采血。

3)怀疑用药剂量偏高时,应在稳态峰值浓度(peak concentration)时采血;怀疑用药剂量偏低时,应在稳态谷值浓度(trough concentration)或偏谷浓度时采血。

(3)测定:多数情况下,样本需经预处理后进行测定。预处理方法与测定方法的选用及其验证请参考上一节的相关内容。

(4)数据处理:包括模型拟合,药物动力学参数求算,给药方案的制订与修饰。同样数据,如能处理得当,则可获得更多的信息。血药浓度监测结果,不仅能考察是否在有效浓度范围之内,而且能通过拟合动力学模型,求出患者各自的动力学特征,制订合理的给药方案。

(5)结果分析:应根据患者的性别、年龄、体重、剂型、给药途径、疾病状况、病理生理及合并用药等情况综合分析与判断。

2.个体化给药方案的制订与调整　药物剂量和所产生的药理效应强度受很多因素影响,存在很大的个体差异。理想的给药方案是个体化的,即根据每个患者的具体情况,通过 TDM,利用药物动力学的原理和方法,"量体裁衣",量身定制与调整给药方案,这就是个体化给药方案设计(design of individualized drug dosage regimes)。个体化方案包括选定最佳药物、确定剂型、给药途径、给药剂量、给药间隔、给药时间和疗程等。给药剂量中包括初始剂量和维持量。给药方案个体化的步骤如图 5-6 所示。

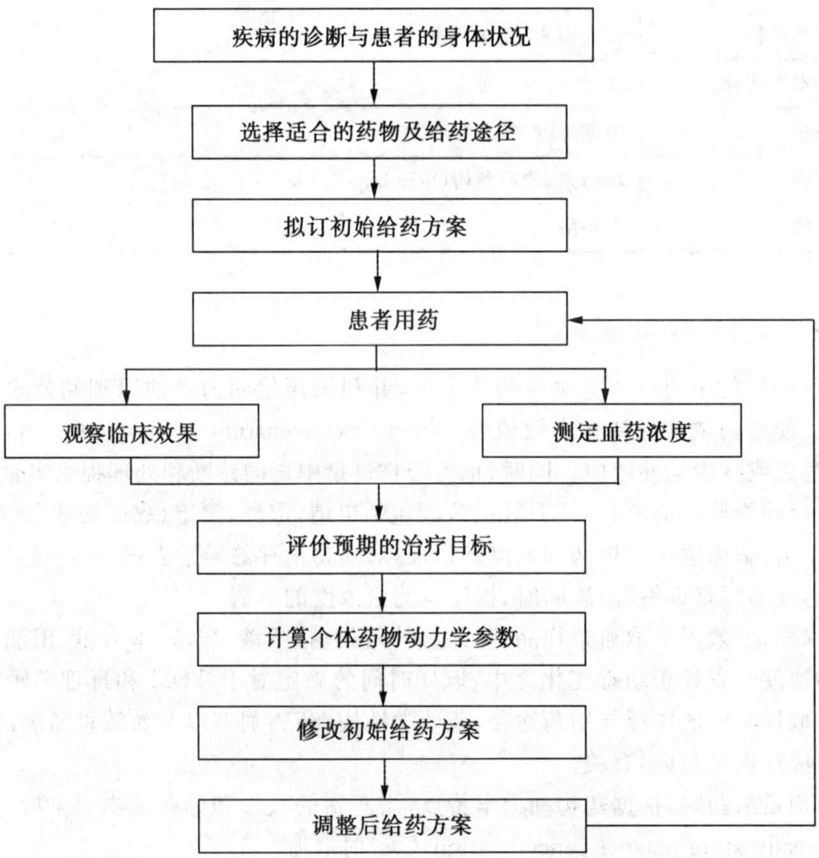

图 5-6　给药方案个体化的一般步骤

根据血药浓度调整初始给药方案，方法如下。

(1)稳态一点法：多剂量给药达到稳态血药浓度时，若血药浓液与目标血药浓度相差较大，可根据公式 5-10 对原来的给药方案进行调整。

$$D'=D\times\frac{C'}{C} \tag{5-10}$$

式中 D′为校正剂量，D 为原剂量，C′为目标浓度，C 为测得浓度。采用此法进行调整时，必须满足：①血药浓度与剂量之间成线性依赖关系。②达到稳态血浓后才能测定血浓，通常是在下次给药前测定稳态谷浓度。此法适用于体内转运呈一级动力学过程的药物。

(2)重复一点法：需要给两个相同的试验剂量，在每一个试验剂量后消除相的同一时间，分别取两次血样，同时求出消除速率常数(K)和表观分布容积(apparent volume of distribution，Vd)。

$$K=\frac{\text{In}\,\dfrac{C}{C_2-C_1}}{\tau} \tag{5-11}$$

$$V_d=\frac{De^{-k\tau}}{C_1} \tag{5-12}$$

式中 C_1、C_2 分别为第一次与第二次所测血浓值，D 为试验剂量，τ 为给药间隔时间。此法需要注意的是，两次取血的时间间隔应等于两次给药的时间间隔，且两次给药必须是初次给药和第二次给药，不是指在给药过程中的任一连续的两次给药。

三、临床药物滥用检测

药物滥用(drug abuse)是指非医疗目的使用具有依赖性特性的药物，包括偶尔使用，尝试性使用，以及反复大量使用。用药者采用自身给药方式，导致药物依赖性(drug dependence)，造成精神混乱和产生一些异常行为，除损害药物滥用者的身体健康外，还带来严重的社会问题。临床药物滥用检测是一项有效的药物滥用诊断和治疗的实验室工具，也是抑制非法药物使用的措施。临床药物滥用检测所用的样品多为尿液和血液，在特定的检测中也会用到唾液、头发、胎粪。表 5-2 所示为常被滥用的药物。

表 5-2　常被滥用的药物

药物类型		药物
麻醉药品	阿片类	吗啡、可待因、二乙酰吗啡、哌替啶、美沙酮、芬太尼
精神药品	可卡因类	古柯树叶中的可卡因及其粗制品
	大麻类	印度大麻及其粗制品
	镇静催眠药与抗焦虑药	巴比妥类和苯并二氮杂䓬类
	中枢兴奋药	苯丙胺、右苯丙胺、甲基苯丙胺、亚甲二氧基苯丙胺
	致幻药	麦角二乙胺、苯环利定、氯胺酮
其他类		烟草、酒精等

思考题

1. 体内药物分析有哪些任务？
2. 体内药物分析中的生物样品有哪些类型？最常用的是哪种样品？为什么？
3. 去除生物样品中蛋白质的方法有哪几种？
4. 生物样品的提取纯化方法有哪几种？
5. 如何设计体内药物分析方法？
6. 如何验证体内药物分析方法？
7. 常用的体内药物分析方法有哪几种？
8. 什么是治疗药物监测？进行治疗药物监测有什么意义？
9. 哪些类型的药物需要进行治疗药物监测？
10. 如何进行个体化给药方案的制订与调整？

阅读材料

抗癫痫药物监测示例

常用的抗癫痫药物卡马西平(carbamazepine)、苯妥英钠(phenytoin sodium)和苯巴比妥(phenobarbital)都需要进行治疗药物监测；另外，在社会上也存在着滥用巴比妥类(barbiturates)药物的情况，对中毒者或滥用者进行体内药物及毒物分析，对于患者的抢救和药物滥用的控制都具有重要意义。巴比妥类药物的体内分析方法有高效液相色谱法、高效毛细管电泳法、色谱-质谱联用法和荧光偏振免疫分析法(fluorescence polarization immunoassay)等，在测定前需要预处理体内生物样品。采用搅拌棒吸附萃取-HPLC法测定人血浆中的抗癫痫药物，所用的磁性搅拌棒，长10mm，表面包裹一层聚二甲基硅氧烷(polydimethylsiloxane,PDMS)，厚度0.5mm，萃取原理与固相微萃取相同。将搅拌棒置于样品溶液中，搅拌一定时间，富集样品溶液中的有机溶质，再将搅拌棒置于另一个盛有溶剂的小瓶中，室温超声15分钟或电磁搅拌，进行溶剂解析吸附，然后进样分析。

(一)色谱条件

色谱柱为 LiChrospher 100 RP-18(125mm × 4.6mm, 5μm)，流动相为水-乙腈(78∶22)，流速1.0 mL/min，检测波长220nm。

(二)检测方法

1. 搅拌棒吸附萃取法　取5 mL可用硅酮隔膜密封的玻璃样品小瓶，加1.0 mL血浆、25 μL内标物(5-乙基-5-甲苯基巴比妥酸)溶液(1 mg/mL)和4 mL醋酸钠缓冲液(0.75 mol/L,pH5.0)，加热到50℃，将搅拌棒浸入到血样溶液中，电磁搅拌(1200 rpm)萃取50分钟，然后，用镊子取出搅拌棒，用1mL水冲洗，用不含棉绒的纸巾吸干水分，置于另一盛有1.0 mL乙腈的小瓶中，确保浸没，在50℃下搅拌50分钟进行解析吸附。

2. 液-液萃取法　1 mL 血浆中加入 25 μL 内标物溶液(1 mg/mL)、乙酸钠缓冲液(0.75 mol/L,pH5.0)1 mL 和 5 mL 二氯甲烷,漩涡振荡 1 分钟后,离心(1800 rpm)5 分钟,取有机层 4.4 mL,转移到离心管中,室温,用空气流吹干有机溶剂,残渣用 200 μL 流动相和 100 μL 己烷溶解,漩涡振荡 10 秒,进样 100 μL。

3. 两种萃取方法的比较　搅拌棒吸附法和液-液萃取法均可以用于体内药物分析。在对体内样品中的类固醇(steroids)和药物滥用的监测时,搅拌棒吸附法可以进行原位衍生化(in situ derivatization)。表 5-3 所示为搅拌棒吸附萃取法与液萃取法处理血浆样品的比较。

表 5-3　比较搅拌棒吸附萃取法与液-液萃取法处理血浆样品的线性、定量限、回收率和精密度

萃取方法	线性	范围(μg/mL)	定量限(μg/mL)	回收率(%,n=5)		精密度(RSD%)		
				浓度	结果	浓度	日内	日间
				(μg/mL)		(μg/mL)	(n=10)	(n=5)
搅拌棒吸附法	Y=0.1372x−0.0117 (r=0.999)	0.05~40	0.08	20	78.2	20	6.3	6.5
				8	72.0	4	5.2	6.8
				0.5	76.0	1	7.6	6.3
液液萃取法	Y=0.00109x−0.03189 (r=0.998)	0.08~40	0.06	20	89.1	20	3.5	7.7
				8	90.0	4	4.5	6.6
				0.5	88.3	1	7.8	5.8

(三)结果分析

该法用于临床癫痫患者的治疗药物监测,癫痫患者每日服用卡马西平 400 mg,苯巴比妥 140 mg,苯妥英钠 400 mg。取稳态血浓样品测定,卡马西平的血浓为 10.4 μg/mL,苯巴比妥 13.7 μg/mL,苯妥英钠 13.6μg/mL。

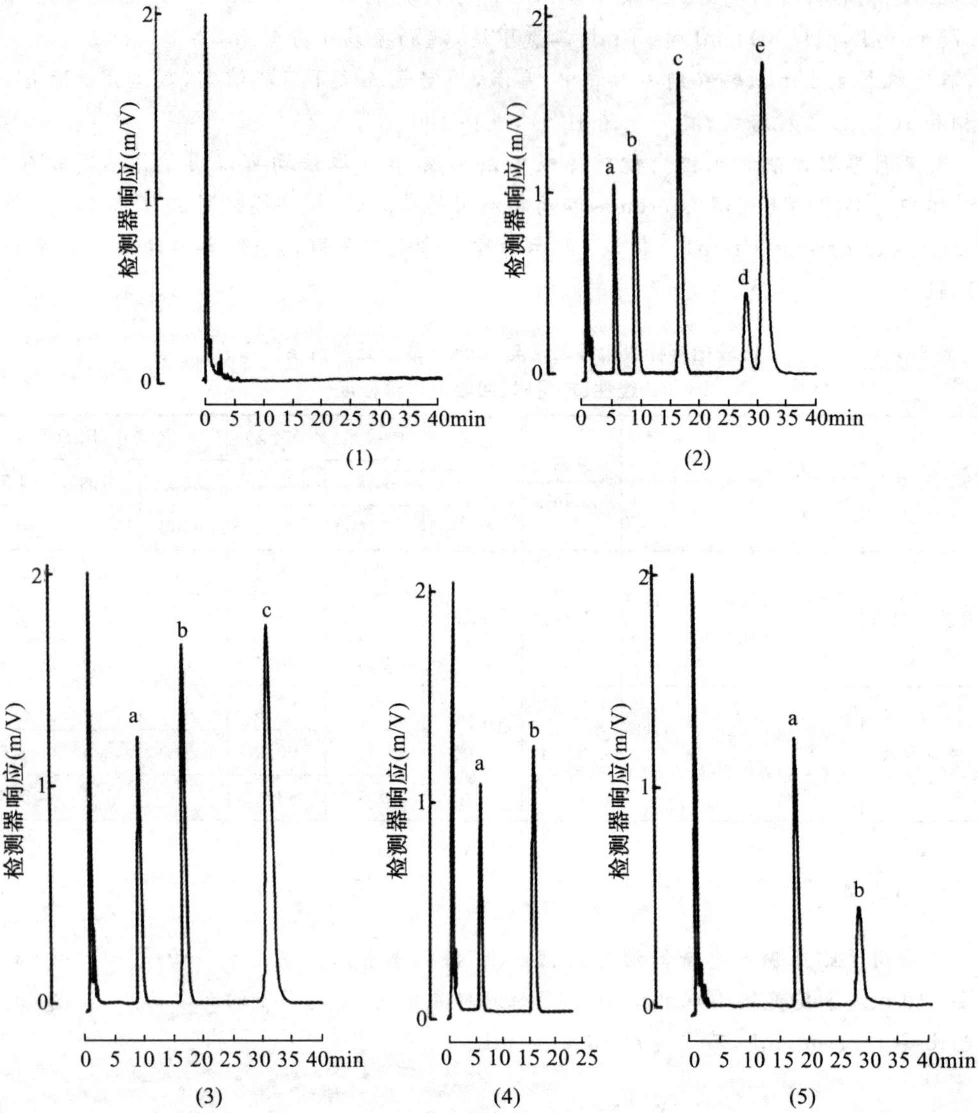

图 5-7　空白血浆色谱图

注：(1)药物加入到空白血浆中的色谱图；(2)a. 苯巴比妥；b. 卡马西平-10,11-环氧化物；c. 内标物；d. 苯妥英；e. 卡马西平；临床患者服药后的血浆图谱(3)～(4)；(3)中 a. 卡马西平-10,11-环氧化物；b. 内标物；c. 卡马西平；(4)中 a. 苯巴比妥；b. 内标物；(5)中 a. 内标物，b. 苯妥英钠。

（王唯红）

第六章

药物的作用与药效学

一、药物作用的性质和方式

（一）药物作用的性质

药物作用（drug action）是指药物与机体组织间的原发（初始）作用。药物效应（drug effect）是指药物原发作用所引起机体器官原有功能的改变。如去甲肾上腺素（noradrenaline 或 norepinephrine，NA）激活血管平滑肌 α 受体为其作用，而引起的血管收缩和血压升高则为效应。实际上，二者相互通用。

药物对机体的作用是引起机体器官原有功能的改变，而不可能产生新的功能。凡能使机体生理、生化功能加强的药物作用称为兴奋（stimulation 或 excitation），引起兴奋的药物称兴奋药（stimulators 或 excitants）；引起功能活动减弱的药物作用称抑制（depression 或 inhibition），引起抑制的药物称抑制药（depressants 或 inhibitors）。化疗药物如抗生素（antibiotics）、抗代谢药物（anti metabolism drugs）等可抑制或杀灭病原体及肿瘤细胞，称为化学治疗（chemotherapy），简称化疗。维生素和激素等可补充机体的不足，称为补充治疗（supplement therapy）或替代疗法（replacement therapy）。

（二）药物作用的方式

1. 局部作用（local action）　无需药物吸收而在用药部位发挥的直接作用。如局部麻醉药引起局麻作用，咪康唑霜剂（miconazole cream）或洗剂外用治疗皮肤黏膜真菌感染等。

2. 全身作用（general action）　全身作用是指药物吸收入血循环后分布到机体各组织器官而发挥的作用，又称吸收作用（absorptive action）或系统作用（systemic action）。如地高辛（digoxin）治疗心衰（congestive heart failure），卡托普利（captopril）治疗高血压（hypertension），氯氮平（clozapine）治疗精神分裂症（schizophrenia）等。

二、药物作用的选择性和两重性

(一)药物作用的选择性(selectivity)

药物对某些组织器官有作用或作用强,而对另外一些组织器官无作用或作用弱,称为药物作用的选择性。它是药物分类的依据。选择性高是由于药物与组织的亲和力大,且组织细胞对药物的反应性高。但选择性是相对的,而不是绝对的。选择性高的药物,大多数药理活性也较高,使用时针对性强;选择性低的药物,作用范围广,应用时针对性不强,不良反应较多。

(二)药物作用的两重性(dualism)

用药的目的在于防病治病。由于药物的选择性是相对的,一些与治疗无关的作用有时会引起对患者不利的反应,多数情况下治疗作用与不良反应(adverse drug reaction, ADR)会同时发生,这是药物两重性的表现。临床用药时应充分发挥药物的治疗作用,而尽量减少不良反应。

1. 治疗作用(therapeutic effect)　是指凡能达到防治效果的作用。

(1)对因治疗(etiological treatment):针对病因的治疗,称对因治疗,也称治本。如抗生素杀灭体内致病菌治疗各种感染。

(2)对症治疗(symptomatic treatment):能改善疾病症状,但不消除病因,称对症治疗,也称治标。如镇痛、退热、平喘、降压等都属对症治疗。对症治疗虽不能根除病因,但对病因未明或无法根治的疾病,尤其是某些危重急症是非常重要的。正所谓"急则治其标,缓则治其本",最后达到"标本兼治"。

2. 不良反应(untoward reaction 或 adverse drug reaction, ADR)　与治疗目的无关,对患者不利的作用。严重的不良反应较难恢复,称为药源性疾病(drug-induced disease),如链霉素(streptomycin)引起的神经性耳聋(nerve deafness),肼屈嗪(hydralazine)引起的红斑狼疮(lupus erythematosus)等。

(1)副作用(side effect 或 side reaction):药物治疗量时出现的与治疗无关的不适反应,称副作用或副反应。副作用一般都可预料且较轻微,是可逆性的功能变化。产生的原因是由于药物的选择性低,作用范围广,治疗时利用了其中一种或两种作用,其他作用则成为副作用。但随着治疗目的的不同,副作用有时可成为治疗作用。如阿托品(atropine)阻断M胆碱受体,对心脏、血管、平滑肌、腺体、眼及中枢神经系统都有影响,当用其缓解胃肠道痉挛时,可引起心率加快、口干等副作用,而用于治疗心动过缓时,则导致口干、视力模糊(blurred vision)、腹气胀、便秘或尿潴留(urinary retention)等副作用。由于副作用是在治疗量时出现,通常难以避免,但可设法纠正。如用麻黄碱(ephedrine)治疗支气管哮喘(bronchial asthma)时有中枢神经兴奋作用,可引起患者失眠,若同时服用催眠药可纠正。

(2)毒性反应(toxic reaction):用药剂量过大或时间过长而对机体产生有害的反应,

称毒性反应。因服用剂量过大而立即发生的毒性，称急性毒性(acute toxicity)；因长期用药后逐渐发生的毒性，称慢性毒性(chronic toxicity)。毒性反应可引起全身各系统的功能性或器质性的损害，甚至危及生命。

(3)变态反应(allergic reaction)：又称过敏反应(hypersensitive reaction)，指机体受药物刺激，发生异常的免疫反应，而引起生理功能的障碍或组织损伤。这种反应只发生在少数过敏体质的患者，与用药剂量无关，反应性质也各不相同。最典型的例子是青霉素(penicillin)引起的过敏性休克(allergic shock 或 anaphylactic shock)。对于易引起过敏反应的药物，用药前应进行过敏试验，阳性反应者禁用。

(4)继发性反应(secondary reaction)：药物发挥治疗作用后引起的不良后果。如长期应用广谱抗生素，敏感的细菌被消灭，不敏感的细菌(如葡萄球菌或真菌)乘机大量繁殖，导致葡萄球菌(伪膜性)肠炎或念珠菌病(如鹅口疮)，也称菌群交替症(modification of the flora)或二重感染(suprainfection 或 superinfection)。

(5)后遗效应(after effect 或 residual effect)：指停药后血药浓度虽已降至最低有效浓度以下，但仍残存生物效应。如苯巴比妥的宿醉现象。

(6)撤药反应(withdrawal reaction 或 withdrawal syndrome)：指长期用药突然停药后原有疾病重新出现或加剧，又称停药症状(withdrawal symptoms 或 symptoms in discontinuation of drug)或反跳现象(rebound phenomenon)。如长期使用糖皮质激素(glucocorticoid)、可乐定(clonidine)或普萘洛尔(propranolol)突然停药，都可引起反跳现象。

(7)特异质反应(idiosyncratic reaction)：某些药物使少数特异质(idiosyncrasy)患者出现的特异性不良反应，其性质与大多数人不同。如先天性缺乏葡萄糖-6-磷酸脱氢酶(glucose-6-phosphate dehydrogenase，G-6-PD)，造成还原型谷胱甘肽(reduced glutathione)减少，应用某些具有氧化性作用的药物如伯氨喹(primaquine)、磺胺药(sulfonamides)等，可发生溶血(hemolysis)及高铁血红蛋白血症(methemoglobinemia)，出现发绀、胸闷、缺氧等严重反应。

(8)三致作用(致畸、致癌、致突变)：有些药物能影响胚胎的正常发育而引起畸胎，称致畸作用(teratogenesis)。目前认为胎儿在开始发育的最初 3 个月内，细胞有丝分裂处于活跃阶段，胚胎发育分化很快，最易受药物的影响，故在怀孕的头三个月内用药应特别谨慎。致畸胎与致癌(carcinogenesis)、致突变(mutagenesis)合称三致反应，均属于慢性毒性范畴。对于一类新药，需进行三致试验(特殊毒理研究)，以保证用药的安全性。

三、受体理论和信号转导

(一)受体的基本概念

受体(receptor)是存在于细胞膜、细胞质或细胞核上的大分子化合物(如蛋白质、核酸、脂质等)，能与特异性配体(药物、递质、激素、内源性活性物质)结合并产生效应。与受体结合的特异性物质称为配体或配基(ligand)。而受体上能与配体相结合的活性基团，称为受点或位点(receptor site 或 binding site)。

受体理论的确立经过了"接受物质(receptive substance)→受体假说(receptor hypothesis)→受体理论(receptor theory)"的漫长阶段。随着现代科学技术的发展,人们通过药物与受体相互作用的定量研究,测定了受体的结合性能。在 20 世纪 70 年代即已证明胆碱受体的存在,后又陆续分离、提纯到胆碱受体蛋白,并精确地测定了胆碱受体的氨基酸序列,阐明了受体的立体构象、离子通道、受体亚型、分布和功能等。1972 年,Sutherland 发现环磷酸腺苷(cyclic adenosine monophosphate,cAMP)及其与β-肾上腺素受体之间的关系,创立了第二信使(second messenger)学说,使受体理论日臻完善。而今,受体理论已成为阐明生命现象的生理和病理过程,解释药物的药理作用、作用机制、构-效关系的一种基本理论,是药理学、生理学、病理生理学、生物化学和分子生物学中取得突飞猛进研究成果的领域之一。

(二)受体特性

目前认为一个真正的受体具有饱和性(saturability)、特异性(specificity)、可逆性(reversibility)、高亲和力(high affinity)、结构专一性(structure specificity)、立体选择性(stereoselectivity)、区域分布性(regional distribution)、亚细胞或分子特征(subcellular and molecular characteristics)、配体结合试验资料与药理活性的相关性(correlation of binding data and pharmacological activity)、生物体存在内源性配体(endogenic ligand)(见表 6-1)。

表 6-1　受体的特性

受体特征	解释
1. 饱和性(saturality)	每一细胞或每一定量组织内,受体的数量是有限的。当配体达到某一浓度时,最大结合值不再随配体浓度增加而加大
2. 特异性(specificity)	一种特定受体只与它的特定配体结合,产生特定的生理反应,而不被其他生理信号干扰
3. 可逆性(reversibility)	配体与受体的结合是可逆的。从配体-受体结合物中解离出的配体仍为原来形式,且配体与受体的结合可被其他特异性配体置换
4. 高亲和力(high affinity)	受体对其配体的高亲和力应相当于内源性配体的生理浓度,其表观解离常数 K_d 值一般在 nmol/L 水平
5. 结构专一性(structural specificity)	受体对其配体具有高度识别能力,只与其结构相适应的配体结合
6. 立体选择性(stereo selectivity)	受体与配体的结合,对双方均有严格的构象要求。同一化合物的不同光学异构体与受体的亲和力相差很大
7. 区域分布性(regional distribution)	不同组织或同一组织的不同区域,受体密度不同

续表

受体特征	解释
8. 亚细胞或分子特征(subceliular or molecular characterization)	同类受体不同亚型的分子量,亚细胞或分子各有特性
9. 配体结合试验资料与药理活性的相关性(binding data vs phamacological activity relationship)	受体与药物结合的强度与产生生物效应的药效强度相关
10. 生物体存在内源性配体(endogenous ligand)	如内源性递质、激素、自身活性物质或化学结构特异性物质

(三)受体类型

1. 根据受体在靶细胞上存在位置或分布进行分类

(1)细胞膜受体(receptors on the cell surface):位于靶细胞膜上,如乙酰胆碱(acetylcholine,ACh)受体、肾上腺素(adrenaline 或 epinephrine)受体、多巴胺(dopamine,DA)受体、阿片(opium,内阿片肽,endogenous opioid peptides)受体、组胺(histamine)受体及胰岛素(insulin)受体等。受体除分布于突触后膜(postsynaptic membrane)外,有些也分布于突触前膜(presynaptic membrane)。突触前膜与突触后膜受体对药物的亲和力、敏感性和生理功能不同。

(2)胞浆受体(receptors in the cytoplasm):位于靶细胞的胞浆内,如肾上腺皮质激素(adrenal cortex hormone)受体、性激素(sex hormone)受体等。

(3)胞核受体(receptors in the nucleus):位于靶细胞的细胞核内,如甲状腺素(thyroxine)受体。

胞浆受体和胞核受体合称为细胞内受体(intracellular receptors)。某些脂溶性小分子物质[如甾体类(steroids)激素,NO]容易透过胞浆膜进入细胞内,作用于细胞内受体。

2. 根据受体结构和信号转导机制的分类

(1)配体门控离子通道型受体(channel-linked receptor 或 direct ligand-gated channel type receptor):位于细胞膜上,调控细胞膜上的离子通道。受体直接与离子通道相偶联,配体与其结合后数毫秒内引起细胞膜的电位变化而产生效应。该型受体的共同结构特点是由均一或不均一的亚基在细胞膜上构成一寡聚体,每个亚基有 4～6 个跨膜区。受体(寡聚体)在细胞膜上形成阴或阳离子通道,从而控制突触反应的膜电位产生动作电位或引起膜超极化(hyperpolarization)。如 n-ACh 受体(见图 6-1)、γ-氨基丁酸(gamma aminobutyric acid,GABA)受体等。

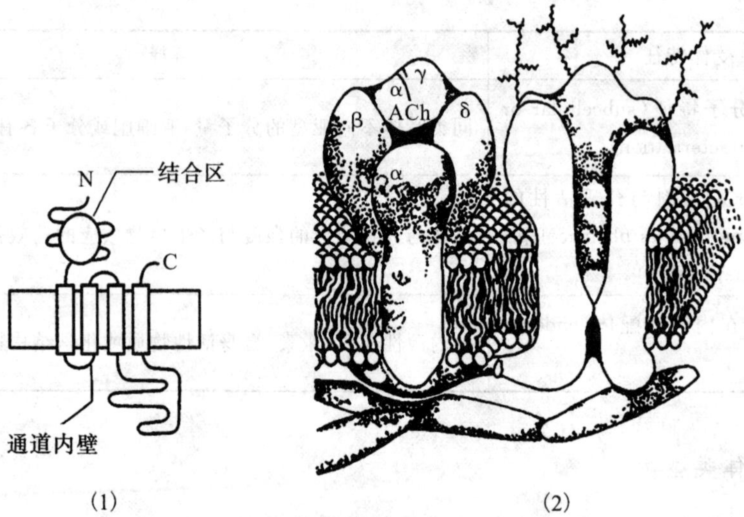

图 6-1　离子通道型受体及其亚基的结构模式

注：图(1)为图(2)中 n-ACh 受体 α 亚基的结构模式图，n-ACh 受体的 β、γ、δ 等亚基，以及其他配体门控离子通道型受体的亚基也具有类似 α 亚基的结构模式

(2)G 蛋白偶联受体（G protein-1inked receptor 或 G protein-coupled receptor）：受体与配体结合后，通过 G 蛋白改变细胞内第二信使的浓度，将信号传递至效应器而产生生物效应。这类受体是跨膜 7 次的 G 蛋白偶合受体。递质与这类受体结合后，要经过 G 蛋白的介导产生细胞内信使，通过蛋白磷酸化发挥作用，或由 G 蛋白本身影响离子通道。G 蛋白偶联受体家族成员最多，包括多数神经递质（neurotransmitter）和肽类激素的受体。该型受体的配体结合区不是在细胞膜外，而是在跨膜区的 α 螺旋片段上（见图 6-2）。其肽链 C 末端的丝氨酸（serine，Ser）和苏氨酸（threonine，Thr）残基为磷酸化部位，在蛋白激酶（protein kinase）催化时可结合磷酸基团。如 NA 受体、5-羟色胺（5-hydroxytryptamine，5-HT）受体和 DA 受体等。

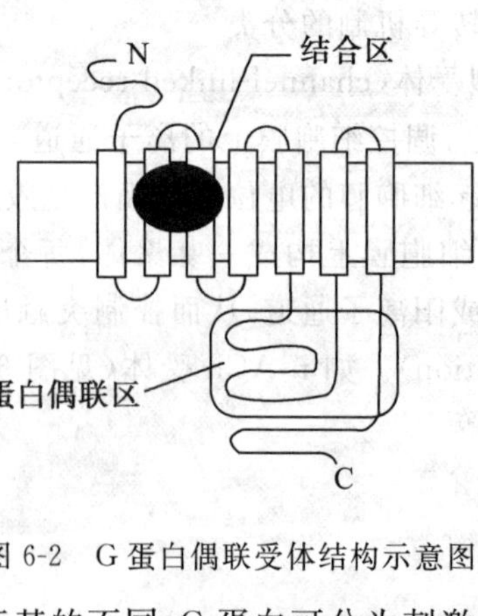

图 6-2　G 蛋白偶联受体结构示意图

根据 G 蛋白的功能和 α 亚基的不同，G 蛋白可分为刺激（兴奋）性 G 蛋白（stimulative G protein，Gs）、抑制性 G 蛋白（inhibitory G protein，Gi）、转导素（transducin，Gt）、离子

通道 G 蛋白(ion channel G protein, Go)及磷脂酶 C G 蛋白(phospholipase C G protein, Gq)等。

(3)酪氨酸激酶型受体 (tyrosine-kinase-linked type receptor):受体为跨膜蛋白,胞外部分与配体结合,胞内部分含有酪氨酸激酶活性或与酪氨酸激酶偶联。当配体与细胞膜外的识别部位结合后,启动胞内级联蛋白磷酸化反应,调节细胞内信号转导和基因的转录。该受体的细胞内部分具有酪氨酸激酶(tyrosine kinase)活性,受体本身就是受体调节的蛋白激酶,因此属催化性受体(catalytic receptor)。配体与其结合后可催化效应蛋白质或直接使自身的酪氨酸磷酸化,从而产生生物效应,通常非常缓慢。如胰岛素、生长因子(growth factor)、神经营养因子(neurotrophin)受体等(见图 6-3)。

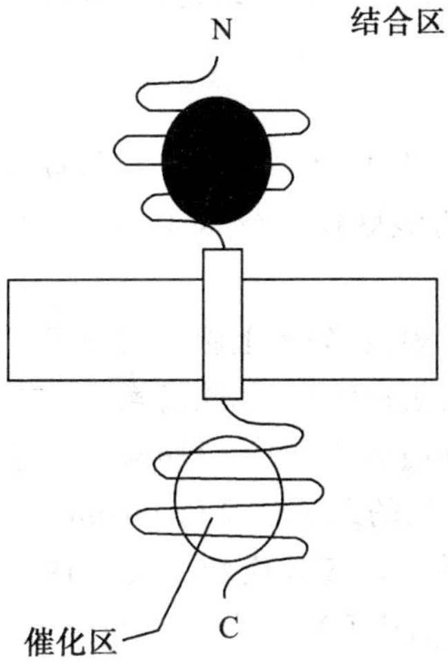

图 6-3 酪氨酸激酶型受体结构示意图

(4)DNA 转录调节型受体(DNA transcription regulated type receptor 或 regulate gene transcription receptor):这类受体在细胞质或细胞核内,因而称之为细胞内受体,也称核受体(nuclear receptor)。其配体多为亲脂性小分子化合物,如甾体激素[肾上腺皮质激素、性激素、甲状腺素、维生素 D_3(vitamin D_3)]以及一氧化氮(nitric oxide, NO)等,以简单扩散的方式穿过细胞膜与细胞内或核内的相应受体结合,通过调节基因转录而影响某些特异性蛋白质的合成而产生效应(见图 6-4)。

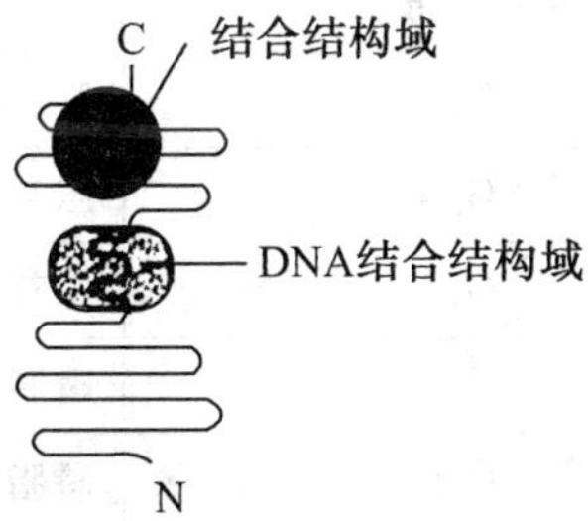

图 6-4 DNA 转录调节型(细胞内)受体结构示意图

（四）受体调节

细胞和受体蛋白都在不断地更新，其合成和降解速率影响着受体的数目和构象。生理和病理情况的改变，也可对其发生影响。受体与配体作用，其有关的受体数目和亲和力(affinity)的变化称受体调节(receptor regulation)。

1. 向下调节（衰减性调节，down regulation） 长期使用激动剂，如用异丙肾上腺素(isoprenaline 或 isoproterenol)治疗哮喘(asthma)，可使受体数目减少，疗效逐渐下降，称向下调节。

2. 向上调节（上增性调节，up regulation） 长期使用拮抗剂，如用普萘洛尔可出现受体数目增加，突然停药，可引起反跳现象，表现为敏感性增高，称向上调节。

（五）细胞内信号转导

药物作用于受体，在细胞内经过多级转导，将信号逐级放大、传递并激活细胞的效应系统而产生效应，这一过程称为级联反应(cascade)。细胞内信号转导(signal transduction)的方式有如下几种：

(1)配体跨膜调节胞浆基因表达：如肾上腺皮质激素。

(2)配体激活跨膜的酪氨酸蛋白激酶：如胰岛素。

(3)配体激活受体偶联的闸门通道：如乙酰胆碱、γ-氨基丁酸。

(4)通过 G 蛋白中介：在信息的跨膜传递(transmembrane signaling)中，G 蛋白是联系受体和效应蛋白质的“中继站”，许多效应蛋白质，如腺苷酸环化酶(adenylate cyclase，AC)、磷脂酶 C(phospholipase C，PLC)、磷脂酶 A_2(phospholipase A_2，PLA_2)和磷酸二酯酶(phosphodiesterase，PDE)等的活性受 G 蛋白的调节。不同的受体能选择性作用于不同的 G 蛋白，G 蛋白中的 α 亚基随其种类不同能激活或抑制不同的效应分子。①G 蛋白激活腺苷酸环化酶，如 β 受体激动剂。②G 蛋白抑制腺苷酸环化酶，如 α_2 肾上腺素受体激动剂。③G 蛋白激活肌醇磷脂代谢，通过 IP_3 和 DAG 实现信号的转导，如 α_1 肾上腺素受体激动剂。④G 蛋白调节离子通道，如乙酰胆碱激动心肌 M 受体。⑤G 蛋白激活鸟苷酸环化酶(guanylate cyclase，GC)，如 M 受体激动剂(见表 6-2)。

表 6-2 肾上腺素受体及其效应

受体	偶联 G 蛋白	基本效应
β_1	G_s	腺苷酸环化酶激活，L-型 Ca^{2+} 通道激活
β_2	G_s	腺苷酸环化酶激活
β_3	G_s	腺苷酸环化酶激活
α_1	G_q	磷脂酶 C 激活
	G_q	磷脂酶 D 激活
	G_q，Gi/Go	磷脂酶 A_2 激活

续表

受体	偶联 G 蛋白	基本效应
α_2	G_i	腺苷酸环化酶活性降低
	Gi(βγ 亚单位)	K^+ 通道开放
	Go	抑制 Ca^{2+} 通道(L 型,N 型)

在细胞内信号传递(级联反应)的过程中,配体作用于受体后,可诱导产生一些细胞内的化学物质,作为细胞内信号的传递物质,将信号进一步传递至下游的信号转导蛋白,称之为第二信使。现已确定的第二信使主要有 cAMP、环磷酸鸟苷(cyclic guanosine monophosphate,cGMP)、三磷肌醇(inositol 1,4,5-triphosphate,IP_3)、二酰甘油(diacyl glycerol,DAG)和细胞内外的钙离子(calcium ion,Ca^{2+})。

四、药物作用机制

(一)非特异性药物作用(nonspecific drug action)

主要与药物的理化性质有关,通过改变细胞周围的理化条件而发挥作用。

(1)改变渗透压等,如甘露醇(mannitol)脱水,硫酸镁(magnesium sulfate)导泻。

(2)改变 pH,如抗酸药(antiacid)治疗溃疡病。

(3)脂溶性,如乙醚(diethyl ether)麻醉。

(4)络合作用,如二巯基丁二酸钠(sodium dimeraptosuccinate,DMS)等络合剂(chelating agent)解救重金属中毒。

(5)补充机体所缺乏的物质,如维生素、微量元素(trace elements)或其他营养物质。

(二)特异性药物作用(specific drug action)

结构特异性药物通过与机体生物大分子(如酶和受体)功能基团结合而发挥作用,大多数药物属于此类。作用于受体的药物至少具备两种特性即亲和力(affinity)和内在活性(intrinsic activity),才能引起生物效应。①亲和力:药物与受体结合的能力。不同药物与受体的亲和力不同。②内在活性:或称效能(efficacy),是指药物激动受体产生最大效应的能力。具有内在活性的药物可以产生类似递质激动受体的效应。

(1)激动剂(agonist):也称完全激动剂(full agonist),有很大的亲和力和内在活性,能与受体结合并产生效应。激动剂的内在活性可能小于或等于 1。

(2)部分激动剂(partial agonist):具有一定的亲和力,但内在活性低,与受体结合后只能产生较弱的效应。即使浓度增加,也不能达到完全激动剂那样的最大效应,与激动剂合用,却因占据受体而能拮抗激动剂的部分生理效应。

(3)竞争性拮抗剂(competitive antagonist):虽具有较强的亲和力,能与受体结合,但缺乏内在活性,结合后非但不能产生效应,同时由于占据受体而拮抗激动剂的效应,但可通过增加激动剂浓度使其达到单用激动剂时水平，称竞争性拮抗剂。

五、药物的构效关系

化学结构相似的药物可通过同一机制发挥作用，引起相似或相反的效应。药物结构的改变，包括其基本骨架、侧链长短、立体异构（手性药物）、几何异构（顺式或反式）的改变均可影响药物的理化性质，进而影响药物的体内过程，影响药效乃至毒性。药物作用的特点取决于药物小分子与生物大分子之间生化反应的专一性，而后者又取决于药物的化学结构，药物的结构与药理活性或毒性之间的这种关系称为构效关系（structure-activity relationship，SAR）。了解药物的构效关系不仅有利于深入认识药物的作用，指导临床合理用药，而且在定向设计药物结构，研制开发新药方面都具有重要意义。

1. 结构相似的化合物，能与同一酶或受体结合，产生相似或相反的作用。一般来说，随着取代基团逐渐增大，内在活性减弱，乃至变成部分激动剂或拮抗剂，如儿茶酚胺类（catecholamines）及其衍生物。

2. 立体构象相似的药物其作用可能相似，如己烯雌酚（stilbestrol）的化学结构比较简单，但其立体构象与雌二醇（estradiol）相似，因此也具有雌激素样作用。

3. 药物的结构式相同，但光学活性不同而成为光学异构体，它们的药理作用既可表现有量（作用强度）的差异，也可发生质（作用性质）的变化。如抗炎镇痛药萘普生（naproxen）为2-芳基丙酸结构，其中S-萘普生的抗炎作用是R-萘普生的28倍，这是量（作用强度）的差异。奎宁（quinine，左旋体）有抗疟作用，而其右旋体（奎尼丁，quinidine）则有抗心律失常作用；左旋的氯霉素（chloroamphenicol）有抗菌作用，右旋体无抗菌活性，消旋氯霉素（合霉素，synthomycin）的抗菌效力仅为左旋氯霉素的一半。后两者表现为质（作用性质）的变化。

六、药物的量效关系

在一定剂量范围内，药物剂量的大小与血药浓度的高低成正比，亦与药效的强弱有关。即血药浓度高低与药效的强弱有关，这种剂量与效应的关系称量-效关系（dose-effect relationship或dose-response relationship）。量效关系可用量-效曲线（dose-effect curve）表示（见图6-5）。用药的剂量太小往往无效，剂量太大又会出现中毒症状。通过量效关系的研究，可定量地分析药物剂量与效应之间的规律，有助于了解药物作用的性质，也可为临床用药提供参考。

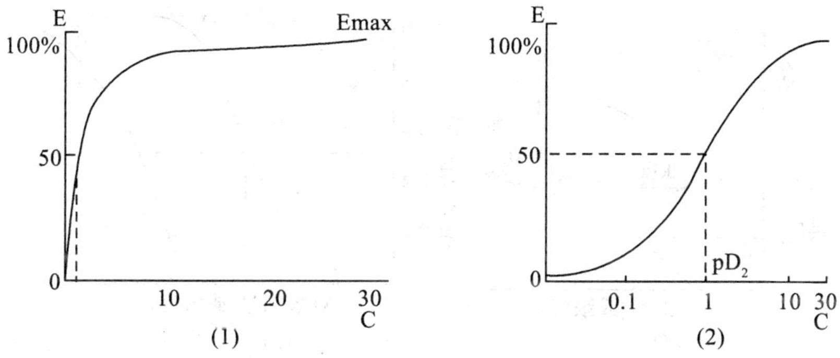

图 6-5 药物作用的量-效关系曲线

注：(1)药量用真数剂量表示；(2)药量用对数剂量表示；E：效应强度；C：药物浓度

1. 最小有效量(minimal effective dose 或 minimal effective concentration) 能引起药理效应的最小剂量(或最小浓度)称最小有效量或阈剂量(threshold dose 或 threshold concentration)。

2. 极量(maximal dose) 随着剂量的增加，效应也相应加大，直到出现最大效应(maximum effect，E_{max})。以后，若再增加剂量并不能使效应进一步增加，反而会出现毒性反应。出现疗效的最大剂量称极量，是安全用药的最大限度。

3. 最小中毒量(minimal toxic dose) 出现中毒症状的最小剂量称最小中毒量。

4. 常用量(治疗量，therapeutic dose) 比最小有效量大，而比极量小，比最小中毒量更小。

七、量反应和质反应

由于所观察的药理效应指标不同，可分为量反应和质反应的量-效关系。

(一)量反应(graded response)

药理效应的高低或多少，可用数字或量的分级表示，如心率、血压、血糖浓度、尿量、平滑肌收缩或松弛的程度等，这种反应类型称量反应。若以剂量为横坐标，以效应为纵坐标作图，其量-效曲线为一先陡后平的曲线[见图 6-6(1)]。在量-效曲线的中段，斜率(slope)最大，显示剂量稍有增减，效应会明显加强或减弱。如把剂量转换成对数剂量，将效应转换成最大效应百分率，则量-效曲线成为一条左右对称的 S 形曲线[见图 6-6(2)]。

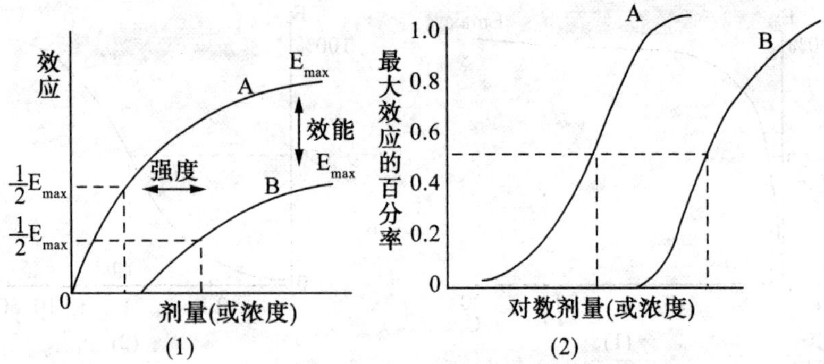

图 6-6　量反应的量-效曲线

1. 半数有效量(median effective dose 或 50% effective dose, ED_{50})　量反应指标的 ED_{50} 是指最大效应一半所用的药物剂量。在 S 形曲线中，为 50%效应处所对应的剂量，此处斜率最大，结果比较精确可靠。

2. 药物的作用强度或效价(potency)　是指产生相等效应时药物剂量的差别。

3. 药物的效能或最大效应(efficacy)　指药物所能产生的最大效应。

药物的强度与效能含义不同。强度(或效价)是指两药产生相等效应时各药的用量，前提是"等效"，比较的是药物剂量的差别，反映药物与受体的亲和力。产生相等效应时所用剂量越小，则强度越大。药物的效能是指药物所能达到的最大效应，前提是不限定剂量，比较的是效应的差别，反映药物的内在活性。增加剂量效应不再增高，即为该药的效能，也称最大效应或最大效能(maximal efficacy, E_{max})。

如图 6-6(1)所示，A、B 两药的最大效应不同，E_{Amax} 大于 E_{Bmax}。A、B 两药相比 A 药的效能高。在相互比较药物的作用时，产生相等效应如 $1/2E_{max}$ 所需剂量或浓度的大小，是与药物的强度或效价成反比。如图 6-7 所示，利尿药氢氯噻嗪(hydrochlorothiazide) 100 mg与氯噻嗪(chlorathiazide)1 g 的排钠利尿作用大致相同，则氢氯噻嗪的强度(或效价)约为氯噻嗪的 10 倍，而从最大效应(效能)上来比较，则呋塞米(furosemide)最高。

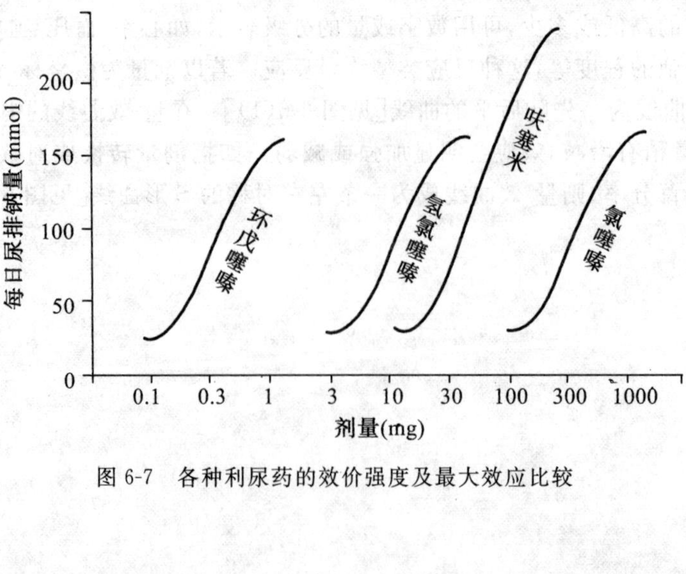

图 6-7　各种利尿药的效价强度及最大效应比较

（二）质反应（quantal response）

观察的药理效应是用阳性或阴性来表示。如死亡、睡眠、麻醉、惊厥等出现不出现，结果以反应的阳性率或阴性率作为统计量，这种反应类型称质反应（见图 6-8）。质反应的量效曲线是以对数剂量为横坐标，反应率为纵坐标，得到的是一条对称的 S 形曲线。通过该曲线可求得 50％反应的剂量（半数有效量）。根据所采用的指标不同，可分别称半数有效量或半数致死量等。

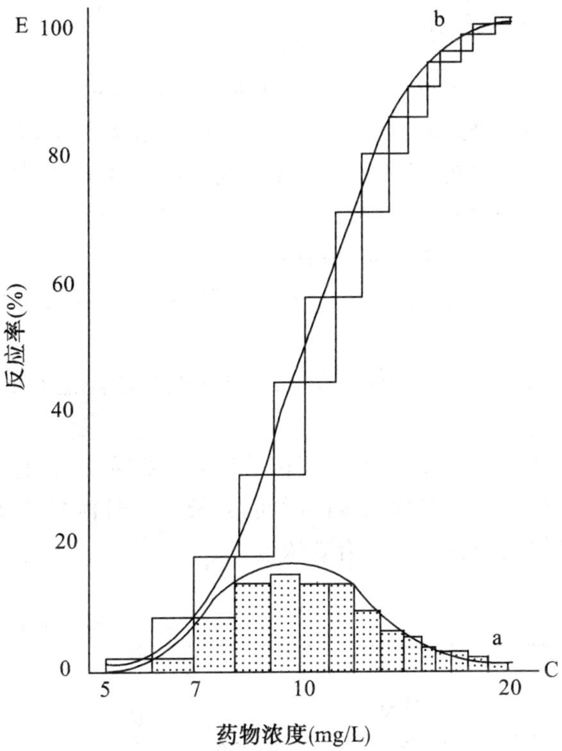

图 6-8 质反应的量-效曲线

注：曲线 a 为区段反应率；曲线 b 为累计反应率。
E：阳性反应率；C：浓度或剂量

1. 半数有效量（median effective dose 或 50％ effective dose，ED_{50}） 指半数实验动物出现阳性反应的药物剂量。注意质反应和量反应的半数有效量的概念不同。

2. 半数致死量（median lethal dose 或 50％ lethal dose，LD_{50}） 指半数实验动物死亡的药物剂量。

3. 治疗指数（therapeutic index，TI） 用 LD_{50}/ED_{50} 表示。可用 TI 来估计药物的安全性，通常此数值越大表示药物越安全。

4. 安全指数（safety index） 用 LD_5/ED_{95} 表示。

5. 安全界限（safety margin） 用 $(LD_1-ED_{99})/ED_{99}$ 表示。

鉴于治疗指数未考虑到药物最大有效量时的毒性，若以后二者（安全指数和安全界限)评价药物的安全性,比用治疗指数评价更为可靠。

6. 安全范围(margin of safety) 在临床上,有时也用药物的最小有效量和最小中毒量之间的距离表示药物的安全性,称安全范围。其距离愈大愈安全,但为了保证临床用药的安全,选用药物时必须一并考虑其治疗指数或安全范围值的大小。

八、药物的时效关系

(一)血药浓度-时间曲线及意义

体内药量随时间而变化的过程称为时量关系。在给药后不同时间采血,测定血药浓度,以血药浓度(c_p)为纵坐标、时间(t)为横坐标,可绘出血药浓度-时间曲线(drug concentration-time curve),简称药-时曲线或时量曲线。通过药-时曲线可定量地分析药物在体内的动态变化。非血管途径给药的药-时曲线,一般可分为三期:潜伏期(latent period)、持续期(persistent period)及残留期(residual period)(见图 6-9)。

(1)潜伏期:是指用药后到开始出现疗效的一段时间,主要反映药物的吸收和分布过程。静注给药一般无潜伏期。

(2)药峰浓度(peak concentration,C_{max}):是指用药后所能达到的最高浓度,且通常与药物剂量成正比。

(3)药峰时间(peak time,T_{max}):是指用药后达到最高浓度的时间。

(4)持续期:是指药物维持有效浓度的时间,其长短与药物的吸收及消除速率有关。

(5)残留期:是指体内药物已降到有效浓度以下,但尚未从体内完全消除。

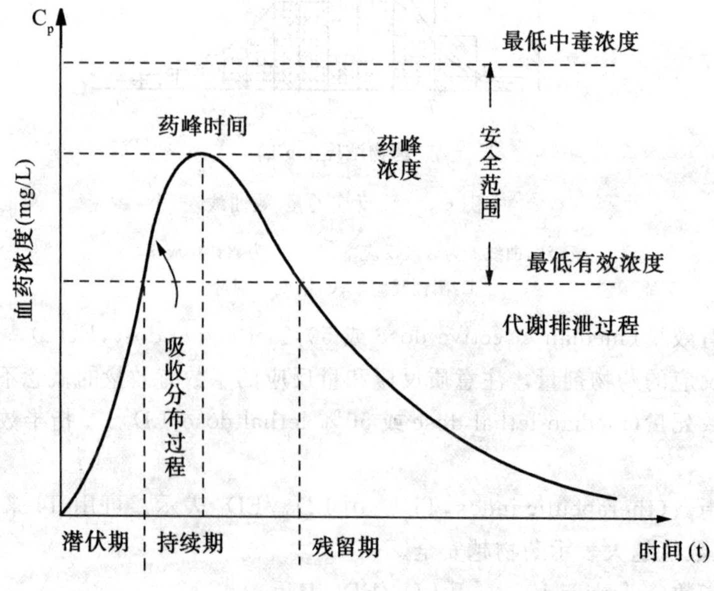

图 6-9 血药浓度-时间曲线

（二）给药途径与药-时曲线

1. 同一药物经不同途径给药，药-时曲线不同。不同给药途径的潜伏期、C_{max}、T_{max}、药效持续时间均可有明显差别。

（1）静注后通常可立即见效，无潜伏期，作用维持时间相应较短。

（2）当改变给药途径时，药-时曲线上升段的斜率不同。吸收快时，斜率大；吸收慢时，斜率小。

（3）药-时曲线的降段，反映药物从体内的消除速率。消除快的药物，下降坡度大；消除慢的药物，则较平坦。

（4）C_{max}的高低和 T_{max}的长短，可比较直观地反映药物吸收程度的大小和吸收速度的快慢。

2. 给药剂量的大小和分布情况，亦可影响药-时曲线的形态。

（三）药物消除动力学

药物自血浆的消除（elimination）是指进入血液循环的药物由于分布、代谢和排泄，其血药浓度不断衰减的过程。消除方式分为零级动力学和一级动力学消除。

1. 零级动力学（Zero-order kinetics）消除　指单位时间内消除相等量的药物（超过机体的消除能力）。特点为：

（1）单位时间消除恒量的药物，也称恒量吸收或消除。

（2）消除速率与药量或浓度无关。

（3）半衰期（half-life time，$t_{1/2}$）不恒定，可随给药剂量或浓度而变化。

2. 一级动力学（first-order kinetics）消除　指药物的消除速率与血药浓度成正比。特点为：

（1）单位时间内消除某恒定比例的药量。其速率常数分别称为转运速率常数或消除速率常数 K。

（2）消除速率与血药浓度有关。

（3）半衰期恒定。

3. 连续恒速给药　多次用药的时-量曲线为一锯齿形[见图 6-10（1）]。影响锯齿形曲线的主要因素为：药物的生物利用度，血浆半衰期，每次剂量（mg/kg），用药间隔时间，药物的表观分布容积和每日用药总量等。

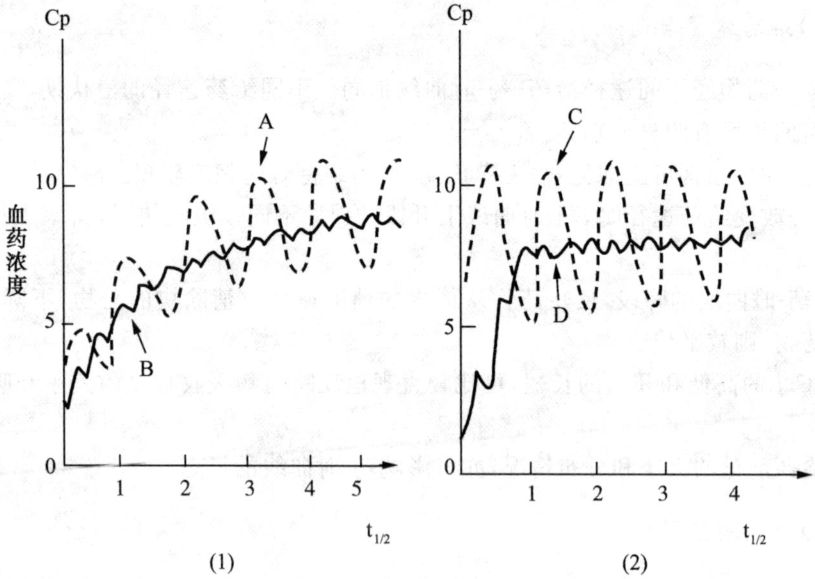

图 6-10　不同给药方案多次用药的药-时曲线

(1)连续给药时需经过该药的 4～5 个 $t_{1/2}$ 才能达到稳态血药浓度(steady state plasma concentration,Css;坪浓度,plateau concentration)。

(2)停药后经过 4～5 个 $t_{1/2}$,血药浓度约下降 95%,可以认为药物基本从体内消除。

4. 等量多次用药的时-量曲线(图 6-10)

(1)坪浓度高低与每日总量成正比。

(2)坪浓度高限与低限之间的波动幅度与每日用药量成正比;每日量相同,与给药次数有关。

(3)趋坪时间需要 4～5 个半衰期,达稳态后给药量等于消除量。

5. 负荷量与维持量方案　负荷量(loading dose)是指首剂增大(加倍)的剂量,能使血药浓度迅速(1 个半衰期)达到坪浓度,以后应用维持量(maintenance dose)。如磺胺嘧啶(sulfadiazine,SD)采用此种给药方案。

思考题

1. 解释下列名词:(1)药物作用;(2)兴奋药;(3)抑制药;(4)化学治疗;(5)补充治疗;(6)局部作用;(7)全身作用;(8)药物作用的选择性;(9)对因治疗;(10)对症治疗;(11)不良反应;(12)副作用;(13)毒性反应;(14)过敏反应;(15)继发性反应;(16)后遗效应;(17)撤药反应;(18)特异质反应;(19)三致作用;(20)受体;(21)亲和力;(22)内在活性;(23)最大效应;(24)受体调节;(25)细胞内受体;(26)G 蛋白;(27)催化性受体;(28)级联反应;(29)第二信使;(30)激动剂;(31)部分激动剂;(32)竞争性拮抗剂;(33)构效关系;(34)量效关系;(35)常用量;(36)作用强度;(37)效能;(38)半数致死量;(39)治疗指数;(40)安全指数;(41)药-时曲线;(42)潜伏期;(43)持续期;(44)残留期;(45)药峰浓度;

(46)达峰时间;(47)零级动力学消除;(48)一级动力学消除;(49)消除半衰期;(50)稳态血药水平(坪浓度);(51)负荷量;(51)维持量。

2.药物的治疗作用和不良反应有哪些类型?

3.试述特异性和非特异性药物作用的原理。

4.简述受体的分类及信号转导理论。

5.从药物与受体作用角度简述激动剂与拮抗剂的特点。

6.试述药物构效关系的临床意义。

7.试比较药物的效能与强度概念的区别。

8.试述血药浓度-时间曲线及其意义。

9.不同给药途径药-时曲线有何变化?

10.试述一级动力学消除的特点。

11.某药的半衰期为5小时,单次给药后,大约需要多少时间药物从体内基本消除?

(张庆柱)

第七章

受体理论与构效关系

一、药物作用的生物靶点

根据药物在分子水平上的作用方式，可把药物分成两种类型，即非特异性结构药物(structurally nonspecific drug)和特异性结构药物(structurally specific drug)。非特异性结构药物的药理作用与化学结构类型的关系较少，主要受药物的理化性质的影响。如全身麻醉药(气体、低分子量的卤烃、醇、醚、烯烃等)，其作用主要受药物的脂水(气)分配系数的影响。特异性结构药物发挥药效的本质是药物小分子与受体生物大分子的有效结合，这包括二者在立体空间上互补；在电荷分布上相匹配，通过各种键力的作用使二者相互结合，进而引起受体生物大分子构象的改变，触发机体微环境产生与药效有关的一系列生物化学反应。

能够与药物分子结合并产生药理效应的生物大分子现通称为药物作用的生物靶点。这些靶点的种类主要有受体、酶、离子通道和核酸，存在于机体靶器官细胞膜上或细胞质内。就目前上市的药物来说，以受体为作用靶点的药物约占52%；以酶为作用靶点的药物约占22%；以离子通道为作用靶点的药物约占6%；以核酸为作用靶点的药物约占3%；其余17%药物的作用靶点尚不清楚。

(一)以受体为靶点

药物与受体结合才能产生药效。理想的药物必须具有高度的选择性和特异性。选择性要求药物对某种病理状态产生稳定的功效。特异性是指药物对疾病的某一生理、生化过程有特定的作用，此即要求药物仅与疾病治疗相关联的受体或受体亚型产生结合。现已有几百种作用于受体的新药问世，其中绝大多数是G蛋白偶联受体(guanosine-binding protein coupled receptor，GPCR)的激动剂或拮抗剂。例如，治疗高血压的血管紧张素Ⅱ受体拮抗剂(angiotensin 2 receptor antagonist)洛沙坦(losartan)、依普沙坦(eprosartan)，中枢镇痛的阿片受体激动剂(opioid receptor agonist)丁丙诺啡(buprenorphine)、布托啡诺(butorphanol)，α-受体激动剂(α-receptor agonist)阿芬他尼(alfentanil)等。

近年来，受体的亚型及新受体不断被发现和克隆表达，有关它们的生化、生理、药理性质也相继被阐明，为新药的设计和研究提供了更准确的靶点和理论基础，并对降低药物不良反应做出了很大的贡献。现已知道，肾上腺素能受体有 α_1、α_2、β_1、β_2、β_3 亚型，多巴胺受体有 D_1、D_2、D_3、D_4、D_5 亚型，阿片受体有 μ、κ、δ、σ、ε 亚型等。

孤儿受体(orphan receptor)是近年来提出的一种新概念，是指其编码基因与某一类受体家族成员的编码有同源性，但目前在体内还没有发现其相应的配基(ligand)。孤儿受体的发现以及应用逆向分子药理学(reverse molecular pharmacology)建立孤儿受体筛选新药的模型，为新药开发提供了更多的有效手段。

(二)以酶为靶点

由于酶催化生成或灭活一些生理反应的介质和调控剂，因此，酶构成了一类重要的药物作用靶点。酶抑制剂通过抑制某些代谢过程，降低酶促反应产物的浓度而发挥其药理作用。理想的酶抑制剂药物，应该对靶酶有高度亲和力和特异性。

近年来，基于细胞代谢理论的指导，合理设计的酶抑制剂类药物发展较快，目前世界上销售量最大的 20 个药物中有近一半为酶抑制剂类药物。酶抑制剂研究比较活跃的领域有：降压药的血管紧张素转化酶抑制剂(angiotensin converting enzyme inhibitor，ACEI)，肾素抑制剂(renin inhibitor)，调血脂药 HMG-CoA 还原酶抑制剂(hydroxy methylglutaryl coenzyme A reductase inhibitor)；非甾体抗炎药物(nonsteroidal antiinflammatory drug，NSAID)中的环氧化酶-2(cyclooxygenase-2，COX-2)抑制剂，抗肿瘤药物中的芳构化酶抑制剂(aromatase inhibitor)，抗前列腺增生治疗药中的 5α-还原酶抑制剂(5α-reductase inhibitor)等。一氧化氮(nitric oxide，NO)作为生物体内的重要信使分子和效应分子，在心血管、神经和免疫系统方面具有重要的生理功能，但过量产生或释放时能介导多种疾病的发生和发展，一氧化氮合成酶(nitric oxide synthetase，NOS)抑制剂可阻止 NO 过量生成，NO 以及有关的 NOS 抑制剂的研究已成为近年来生物医学和药学研究的前沿领域之一。

(三)以离子通道为靶点

带电荷的离子由离子通道出入细胞，不断运动、传输信息，构成了生命过程的重要组成部分，保持着生物体中细胞与细胞间的有效联系。离子通道的阻滞剂和激活剂调节离子进出细胞的量，进而调节相应的生理功能，可用于疾病的治疗。

这方面的研究近年来进展较快。例如：作用于 Na^+ 通道的药物有奎尼丁(quinidine)、美西律(mexiletine)、普罗帕酮(propafenone)等；作用于 Ca^{2+} 通道的药物有二氢吡啶类(dihydropyridines)、苯羟胺类(phenylalkylamines)和硫氮杂草类(thiazepines)等，如硝苯地平(nifedipine)、尼卡地平(nicardipine)、尼莫地平(nimodipine)；作用于 K^+ 通道的药物主要为 K^+-ATP 酶的激活剂和拮抗剂，如治疗Ⅱ型糖尿病的甲苯磺丁脲(tolbutamide)、格列本脲(glibenclamide)为 K^+ 通道的拮抗剂，而尼可地尔(nicorandil)和吡那地尔(pinacidil)为 K^+ 通道的激活剂，主要用于高血压、心绞痛的治疗。Ⅲ类抗心律失常药物多为 K^+ 通道拮抗剂，主要药物有胺碘酮(amiodarone)、索他洛尔(sotalol)等。

(四)以核酸为靶点

人们普遍认为肿瘤的癌变是由于基因突变导致基因表达失调和细胞无限增殖所引起的。因此,可将癌基因作为药物设计的靶,利用反义技术(antisense technology)抑制癌细胞增殖。以已知的抗肿瘤药物为先导,以 DNA 为靶点设计新的抗癌药物也正在开展。

二、受体

受体(receptor)是一种能够识别和选择性结合某种配体(ligand)(信号分子)的大分子物质,多为糖蛋白。一般至少包括两个功能区域,与配体结合的区域和产生效应的区域。当受体与配体结合后,构象改变而产生活性,启动一系列过程,最终表现为生物学效应。

(一)受体的分类

1. 细胞表面受体(surface receptor) 主要是同大的信号分子或小的亲水性的信号分子作用。①离子通道偶联受体(ion-channel linked receptor):如烟碱样乙酰胆碱受体。②G-蛋白偶联受体(G-protein linked receptor):如 M-乙酰胆碱受体、肾上腺素受体。③酶联受体(enzyme-linked receptor):包括缺少细胞内催化活性的酶联受体和具有细胞内催化活性的酶联受体。

2. 细胞内受体(intracellular receptor) 主要是同脂溶性的小信号分子作用。①细胞质受体:如肾上腺皮质激素受体、性激素受体。②细胞核受体:如甲状腺素受体。

细胞内受体通常有两个不同的结构域,一个是与 DNA 结合的结构域,另一个是激活基因转录的 N 端结构域。此外有两个结合位点,一个是与配体结合的位点,位于 C 末端,另一个是与抑制蛋白结合的位点。在没有与配体结合时,则由抑制蛋白抑制了受体与 DNA 的结合,若是与相应的配体结合,则释放出抑制蛋白。

(二)受体的功能

1. 识别特异的信号物质——配体,识别的表现在于两者结合。

2. 把识别和接收的信号准确无误地放大并传递到细胞内部,启动一系列胞内生化反应,最后导致特定的细胞反应。使得胞间信号转换为胞内信号。

(三)受体的主要特征

①受体与配体结合的特异性。②高度的亲和力。③配体与受体结合的饱和性。④靶组织特异性。⑤结合可逆性。

三、受体学说

(一)占领学说(occupation theory)

占领学说分别由 Clark 和 Gaddum 于 1926 年和 1937 年提出,该学说认为:受体只有与药物结合才能被激活并产生效应,而效应的强度与占领受体的数量成正比,全部受体被占领时出现最大效应。当 50%受体被占领时,所产生的效应就是最大效应的一半。但实际上,作用于同一受体的药物其最大效应并不都相等。1954 年,Ariens 修正了占领学说,他把决定药物与受体结合时产生效应的大小称为内在活性(intrinsic activity,α)。药物与受体结合不仅需要有亲和力(affinity),而且还需要有内在活性才能激动受体而产生效应。只有亲和力而没有内在活性的药物,虽可与受体结合,但不能激动受体,故不产生效应。亲和力以药物-受体复合物解离常数(K_D)的倒数($1/K_D$)来表示。K_D是引起最大效应的一半时(即 50%受体被占领)的药物剂量。1956 年,Stephenson 认为,药物只占领小部分受体即可产生最大效应,未经占领的受体称为储备受体(spare receptor)。因此,当非可逆性结合或其他原因而丧失一部分受体时,并不会立即影响最大效应。进一步研究发现,内在活性不同的同类药物产生同等强度效应时,所占领受体的数目并不相等。激动剂占领的受体必须达到一定阈值后才开始出现效应。当达到阈值后被占领的受体数目增多时,激动效应随之增强。阈值以下被占领的受体称为沉默受体(silent receptor)。根据上述学说,可将与受体相互作用的药物分为激动剂和拮抗剂。

1. 激动剂(agonist)　为既有亲和力又有内在活性的药物,能与受体结合并激动受体而产生效应。根据亲和力和内在活性的不同,激动剂又分为完全激动剂(有较强的亲和力和较强的内在活性,$\alpha=1$)和部分激动剂(partial agonist,有较强的亲和力,但内在活性不强,$\alpha<1$)。完全激动剂(如吗啡,morphine)可产生较强的效应,而部分激动剂(如喷他佐辛,pentazocine)只引起较弱的效应,有时还可以对抗激动剂的部分效应,即表现部分阻断活性。有少数受体还存在另一种类型的配体,这类配体与受体结合后可引起受体的构型向非激活状态方向转变,因而引起与原来激动剂相反的生理效应,这类配体称作反向激动剂(inverse agonist)。

pD_2(亲和力参数,affinity parameter)是指激动剂达最大效应一半时所需浓度的负对数,表示激动剂与受体亲和力的大小。此值越大,亲和力越大,与实际浓度呈反比(见图 7-1)。

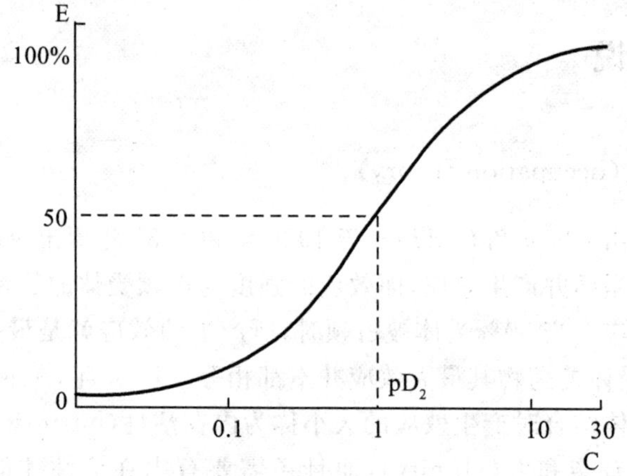

图 7-1 激动剂的 pD_2(C 为对数剂量)

2. 拮抗剂(antagonist) 为只有较强的亲和力,无内在活性($\alpha=0$)的药物,如纳洛酮(naloxone)、普萘洛尔(propranolol)等。若以拮抗作用为主,同时还兼具内在活性并表现一定的激动受体的效应,则为部分拮抗剂(partial antagonist),如氧烯洛尔(oxprenolol)。拮抗剂与受体结合并不激活受体。根据拮抗剂与受体结合是否可逆而将其分为两类:即竞争性拮抗剂(competitive antagonist)和非竞争性拮抗剂(noncompetitive antagonist)。

(1)竞争性拮抗剂:能与激动剂竞争相同受体,且结合是可逆的,增加激动剂的剂量来与拮抗剂竞争结合部位,最终仍能使量效曲线的最大作用强度达到原来的高度。当存在不同浓度的竞争性拮抗剂时,激动剂量效曲线逐渐平行右移,但最大效应不变。阿托品(atropine)是乙酰胆碱(acetylcholine,ACh)的竞争性拮抗剂,若以量效曲线来表示两者的作用,阿托品可使此曲线平行右移,但不影响药物的最大效能(见图 7-2)。

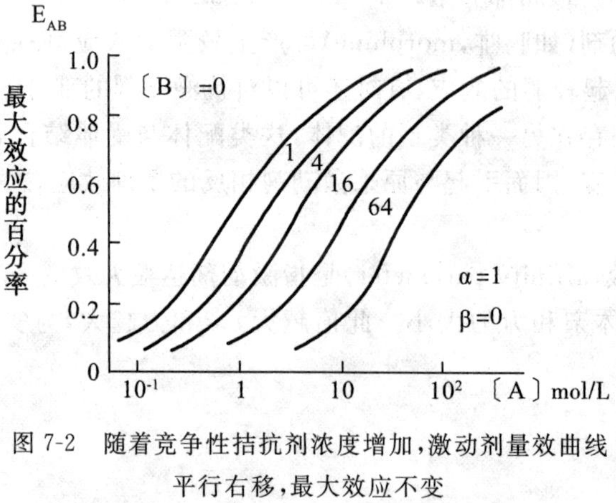

图 7-2 随着竞争性拮抗剂浓度增加,激动剂量效曲线平行右移,最大效应不变

pA_2(拮抗参数,parameter of antagonism)通常是指竞争性拮抗剂与受体亲和力的大小,pA_2 值表示竞争性拮抗剂对相应激动剂的拮抗强度。激动剂与竞争性拮抗剂合用时,激动剂浓度加倍所产生的效应恰好等于未加入拮抗剂时的最大效应,则所加入拮抗剂摩尔浓度的负对数即称为 pA_2 值。此值越大,拮抗力越大,但与实际浓度呈反比。

(2)非竞争性拮抗剂:多指拮抗剂与受体结合是不可逆的情况,它能引起受体构型的改变,从而干扰激动剂与受体的正常结合,而激动剂不能竞争性对抗这种干扰,因此,增大激动剂的剂量也不能使量效曲线的最大作用强度达到原来的水平。随着此类拮抗剂剂量的增加,激动剂量效曲线表现为下移(见图 7-3)。

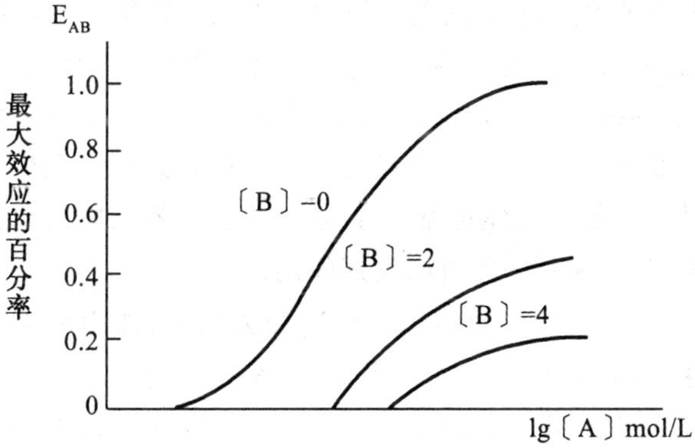

图 7-3　随着非竞争性拮抗剂浓度增加,激动剂量效曲线右移,最大效应降低

(二)速率学说(rate theory)

此学说在 1961 年由 Paton 提出。速率学说认为,药物作用最重要的因素是药物分子与受体结合的速率。药物作用的效应与其占有受体的速率成正比,而与其占有的多少无关,效应的产生是一个新药分子和受点相碰时产生一定量的刺激,并传递到效应器的结果。

(三)二态模型学说(two model theory)

此学说认为受体的构象分活化状态(R^*)和失活状态(R)。两者处于动态平衡,可相互转变。在不加药物时,受体系统处于无自发激活的状态。加入药物时则药物均可与 R^* 和 R 两态受体结合,其选择性决定于亲和力。激动剂与 R^* 态的受体亲和力大,结合后可产生效应;而拮抗剂与 R 态的受体亲和力大,结合后不产生效应。当激动剂与拮抗剂同时存在时,两者竞争受体,效应取决 R^*-激动剂复合物与 R-拮抗剂复合物的比例。如后者较多时,则激动剂的作用被减弱或阻断。部分激动剂对 R^* 与 R 有不同程度的亲和力,因此它既可引起较弱的效应,也可阻断激动剂的部分效应。

四、受体类型

根据受体的结构、信号传导过程、位置及其细胞反应等可将其分为离子通道受体、G 蛋白偶联受体、跨膜激酶活性受体和细胞内受体。前三者为膜受体,均为膜蛋白,可划分为三个区域:膜外侧面肽链 N-末端区域,多由亲水性氨基酸组成,而且有时形成 S-S 键,以联系同一受体的不同部分或其他受体;跨膜部位,多由疏水性氨基酸组成,形成螺旋结构；受体肽链 C-末端则位于细胞内。

(一)离子通道受体(channel-linked receptor)

离子通道受体又称直接配体门控通道受体(direct ligand-gated channel type receptor)，存在于快速反应细胞的膜上。这类受体由若干亚单位组成，这些亚单位围绕一个膜上的孔道排布，当孔道开放时可通过离子，故称为离子通道。药物与受体结合后受体被激动，影响并改变了离子的跨膜转运，导致膜电位或胞内离子浓度的变化而引起生理效应，其典型例子是肌肉神经接头的 N-乙酰胆碱受体，当其被激动后可使钠内流增多。γ-氨基丁酸受体、甘氨酸受体、谷氨酸受体也都属于这一类型。苯二氮䓬类、巴比妥类药物是通过作用于中枢的 GABA 受体-Cl^--通道而发挥作用的。

根据通道对离子的选择性，可以将离子通道分为两类，即阳离子通道和阴离子通道。这与各亚单位靠近通道出、入口的氨基酸组成有密切的关系。阳离子通道如乙酰胆碱-Na^+ 通道，该处氨基酸多带负电荷，而阴离子通道如 GABA 受体-Cl^--通道则多带正电荷。

(二)G-蛋白偶联受体

G-蛋白偶联类受体最多，而且与药理学的关系最密切。这些受体与其效应器都经 G-蛋白介导，例如肾上腺素、多巴胺、5-羟色胺、乙酰胆碱、阿片类、嘌呤类、前列腺素及一些多肽激素等受体。它们在结构上有很大相似性。G-蛋白偶联受体是由一条肽链组成，其 N-末端在细胞外，C-末端在细胞内；而且肽链形成 7 个跨膜螺旋结构。胞内部分有 G-蛋白结合区。G-蛋白由 3 个不同的亚单位 α、β、γ 组成。

(三)酪氨酸激酶活性受体(tyrosine-kinase-linked type receptor)

这一类膜受体由三个部分组成，细胞外有一段是与配体结合区，与之相联的是一段跨膜结构，其氨基酸在双层脂质中呈螺旋状态。位于细胞内的是酪氨酸激酶的催化部位，当激动剂与细胞膜外的部位结合后，其细胞内的激酶被激活，能直接使其本身酪氨酸残基的自我磷酸化而增强此酶活性，继之对细胞内其他底物作用，促进酪氨酸磷酸化，激活胞内蛋白激酶，增加 DNA、RNA 及蛋白合成，进而产生细胞生长、分化等效应。这些受体的配体有胰岛素(insulin)、胰岛素样生长因子(insulin-like growth factor，ILGF)、上皮生长因子(epidermal growth factor)、血小板生长因子(platelet growth factor，PGF)、心房肽(atriopeptide)、转化生长因子-β(transforming growth factor-β，TGF-β)以及某些淋巴因子(lymphokines)等。

(四)细胞内受体(intracellular receptor)

类固醇激素(steroid hormone)受体存在于细胞质内，与相应类固醇激素结合分出一个磷酸化蛋白，暴露于 DNA 结合区，进入细胞核后能识别特异 DNA 碱基区并与之结合，促进其转录及以后某种活性蛋白的合成。甲状腺素(thyroxine)受体及视黄醛衍生物(retinoid)受体存在于细胞核内，功能大致相同，细胞内受体触发的细胞效应很慢，需若干小时。

五、细胞内信号传导

在细胞内传递特定调控信号的化学物质称为细胞内信息物质，细胞内信息物质主要包括第二信使(second messenger)、第三信使(third messenger)、信号转导蛋白或酶。外界刺激(如激素)被细胞表面受体接受后，通过膜上受体蛋白偶联激活同样处于膜上的酶或离子通道，产生第二信使(胞内信使)，才能完成跨膜信号转导(signal transduction)，最终导致细胞反应。第二信使主要包括环腺苷酸(cyclic adenosine monophosphate，cAMP)和环鸟苷酸(cyclic guanosine monophosphate，cGMP)、钙离子(calcium ion，Ca^{2+})、1，4，5-三磷酸肌醇(inositol 1，4，5-triphosphate，IP_3)、二酰甘油(diacyl glycerol，DAG)、花生四烯酸(arachidonic acid)、一氧化氮(nitric oxide，NO)等。

(一)cAMP-蛋白激酶途径

该途径以靶细胞内 cAMP 浓度改变和激活蛋白激酶 A(protein kinase A，PKA)为主要特征，是激素调节物质代谢的主要途径。

1. cAMP 的合成与分解　胰高血糖素(glucagon)、肾上腺素和促肾上腺皮质激素(adrenocorticotrophic hormone，ACTH)与靶细胞质膜上的特异性受体结合，形成激素-受体复合物而激活受体。活化的受体可催化 Gs 的 GDP 与 GTP 交换，导致 Gs 的 α 亚基与 β、γ 亚基解离，蛋白释放出 αs-GTP。αs-GTP 能激活腺苷酸环化酶(adenylate cyclase，AC)，催化 ATP 转化成 cAMP，使细胞内 cAMP 浓度增高。过去认为 G 蛋白中只有 α 亚基发挥作用，现知 βγ 复合体也可独立地作用于相应的效应物，与 α 亚基拮抗。

腺苷酸环化酶分布广泛，除成熟红细胞外，几乎存在于所有组织的细胞质膜上。cAMP 是分布广泛而重要的第二信使，正常细胞内 cAMP 的平均浓度为 10^{-6} mol/L。cAMP 在细胞中的浓度除与腺苷酸环化酶活性有关外，还与磷酸二酯酶活性有关。cAMP 经磷酸二酯酶(phosphodiesterase，PDE)降解成 5′-AMP 而失活。一些激素，如胰岛素，能激活磷酸二酯酶，加速 cAMP 降解；某些药物，如茶碱(theophylline)，则抑制磷酸二酯酶，促使细胞内 cAMP 浓度升高。少数激素，如生长激素抑制素(somatostatin)、胰岛素和抗血管紧张素Ⅱ等，它们活化受体后可催化抑制性 G 蛋白解离，导致细胞内 AC 活性下降，从而降低细胞内 cAMP 水平。

2. cAMP 的作用机制　cAMP 对细胞的调节作用是通过激活 cAMP 依赖性蛋白激酶(cAMP dependent protein kinase，PKA)系统来实现的。PKA 是一种由四聚体(C_2R_2)组成的别构酶。其中 C 为催化亚基，R 为调节亚基。每个调节亚基上有 2 个 cAMP 结合位点，催化亚基具有催化底物蛋白质某些特定丝/苏氨酸残基磷酸化的功能。调节亚基与催化亚基相结合时，PKA 呈无活性状态。当 4 分子 cAMP 与 2 个调节亚基结合后，调节亚基脱落，游离的催化亚基具有蛋白激酶活性。PKA 的激活过程需要 Mg^{2+}。

3. PKA 的作用　PKA 被 cAMP 激活后，能在 ATP 存在的情况下使许多蛋白质特定的丝氨酸残基和(或)苏氨酸残基磷酸化，从而调节细胞的物质代谢和基因表达。

(1)对代谢的调节作用：肾上腺素与质膜上的受体结合后，通过激动型 G 蛋白使 AC

激活，AC 催化 ATP 生成 cAMP，后者能进一步激活 PKA。PKA 一方面使无活性的磷酸化酶激酶 b 磷酸化而转变成有活性的磷酸化酶激酶 a，后者能催化磷酸化酶 b 修饰带上磷酸根，成为有活性的磷酸化酶 a。磷酸化酶 a 经磷蛋白磷酸化酶脱去磷酸又转变成无活性的磷酸化酶 b。磷蛋白磷酸酶的活性也受 PKA 的调节，磷酸化和脱磷酸化呈对立统一的关系。同时，PKA 也可使有活性的糖原合成酶的特定丝/苏氨酸磷酸化而失去活性。

(2)对基因表达的调节作用：顺式作用元件、反式作用因子以及它们的相互作用对真核细胞基因的表达调控起非常重要的调节作用。在基因的转录调控区中有一类 cAMP 应答元件(cAMP response element，CRE)，它可与 cAMP 应答元件结合蛋白(cAMP response element binding protein，CREB)相互作用而调节此基因的转录。当 PKA 的催化亚基进入细胞核后，可催化反式作用因子-CREB 中特定的丝氨酸和(或)苏氨酸残基磷酸化。磷酸化的 CREB 形成同源二聚体，与 DNA 上的 CRE 结合，从而激活受 CRE 调控的基因转录。PKA 还可使细胞核内的组蛋白、酸性蛋白以及胞浆内的核蛋白体蛋白、膜蛋白、微管蛋白及受体蛋白等磷酸化，从而影响这些蛋白质的功能。

(二)Ca^{2+}-依赖性蛋白激酶途径

在收缩、运动、分泌和分裂等复杂的生命活动中，需有 Ca^{2+} 参与调节，胞浆内 Ca^{2+} 浓度为 0.01 μmol/L，比细胞外液中 Ca^{2+} 浓度(约 2.5 mmol/L)低得多。细胞的肌浆网、内质网和线粒体可作为细胞内 Ca^{2+} 的储存库。当细胞外液的 Ca^{2+} 通过钙通道进入细胞，或者亚细胞器内储存的 Ca^{2+} 释放到胞浆时，都会使胞浆内 Ca^{2+} 水平急剧升高，随之引起某些酶活性和蛋白功能的改变，从而调节各种生命活动。因而将 Ca^{2+} 也视为细胞内重要的第二信使。

1. Ca^{2+}-磷脂依赖性蛋白激酶途径　近年来的研究表明，体内的跨膜信息传递方式中还有一种以三磷肌醇和二酰甘油为第二信使的双信号途径。该系统可以单独调节细胞内的许多反应，又可以与 cAMP 蛋白激酶系统及酪氨酸蛋白激酶系统相偶联，组成复杂的网络，共同调节细胞的代谢和基因表达。

(1)IP_3 和 DAG 的生物合成和功能：促甲状腺素释放激素、去甲肾上腺素和抗利尿激素等作用于靶细胞膜上特异性受体后，通过特定的 G 蛋白(Gq)激活磷脂酰肌醇特异性磷脂酶 C(phosphatidylinositol specific phospholipase C，PI-PLC)，PI-PLC 则水解膜组分——磷脂酰肌醇 4，5-二磷酸(phosphatidylinositol-4，5-bisphosphate，PIP_2)而生成 DAG 和 IP_3。DAG 生成后仍留在质膜上，在磷脂酰丝氨酸和 Ca^{2+} 的配合下激活蛋白激酶 C(protein kinase C，PKC)。PKC 由一条多肽链组成，含一个催化结构域和一个调节结构域。调节结构域常与催化结构域的活性中心部分贴近或嵌合，一旦 PKC 的调节结构域与 DAG、磷脂酰丝氨酸和 Ca^{2+} 结合，PKC 即发生构象改变而暴露出活性中心。IP_3 生成后，从膜上扩散至胞浆中与内质网和肌浆网上的受体结合，因而促进这些钙储库内的 Ca^{2+} 迅速释放，使胞浆内的 Ca^{2+} 浓度升高。Ca^{2+} 能与胞浆内的 PKC 结合并聚集至质膜，在 DAG 和膜磷脂共同诱导下，PKC 被激活。

(2)PKC 的生理功能：PKC 广泛地存在于机体的组织细胞内，目前已发现 12 种 PKC 同工酶，它们对机体的代谢、基因表达、细胞分化和增殖起作用。

1)对代谢的调节作用:PKC被激活后可引起一系列靶蛋白的丝氨酸残基和(或)苏氨酸残基发生磷酸化反应。靶蛋白包括质膜受体、膜蛋白和多种酶。PKC能催化质膜的Ca^{2+}通道磷酸化,促进Ca^{2+}流入胞内,提高胞浆Ca^{2+}浓度;PKC也能催化肌浆网的Ca^{2+}-ATP酶磷酸化,使钙进入肌浆网,降低胞浆的Ca^{2+}浓度。由此可见,PKC能调节多种生理活动,使之处于动态平衡。总之,PKC通过对靶蛋白的磷酸化反应而改变功能蛋白的活性和性质,影响细胞内信息的传递,启动一系列生理、生化反应。

2)对基因表达的调节作用:PKC对基因的活化过程可分为早期反应和晚期反应两个阶段。PKC能使立早基因(immediate-early gene)的反式作用因子磷酸化,加速立早基因的表达。立早基因多数为细胞原癌基因(proto-oncogene,如c-fos、AP1/jun),它们表达的蛋白质寿命短暂(半衰期为1～2小时),具有跨越核膜传递信息之功能,因此称为第三信使。第三信使受磷酸化修饰后,最终活化晚期反应基因(late response gene),并导致细胞增生或核型变化。促癌剂-佛波酯(phorbol ester)正是作为PKC的强激活剂而引起细胞持续增生,诱导癌变。

2. Ca^{2+}-钙调蛋白依赖性蛋白激酶途径(Ca^{2+}-CaM激酶途径)　钙调蛋白(calmodulin, CaM)为钙结合蛋白,是细胞内重要的调节蛋白。CaM是一条多肽链组成的单体蛋白。人体的CaM有4个Ca^{2+}结合位点,当胞浆的Ca^{2+}浓度大于10^{-2} mmol/L时,Ca^{2+}与CaM结合,其构象发生改变而激活Ca^{2+}-CaM激酶。Ca^{2+}-CaM激酶的底物谱非常广,可以磷酸化许多蛋白质的丝氨酸和(或)苏氨酸残基,使之激活或失活。Ca^{2+}-CaM激酶既能激活腺苷酸环化酶又能激活磷酸二酯酶,即它既加速cAMP的生成又加速cAMP的降解,使信息迅速传至细胞内,又迅速消失。Ca^{2+}-CaM激酶不仅参与调节PKA的激活和抑制,还能激活胰岛素受体的酪氨酸蛋白激酶活性。可见Ca^{2+}-CaM激酶在细胞的信息传递中起非常重要的作用。

(三)cGMP-蛋白激酶途径

cGMP广泛存在于动物各组织中,其含量为cAMP的1/10～1/100。它由GTP在鸟苷酸环化酶(guanylate cyclase,GC)的催化下经环化而生成,经磷酸二酯酶催化而降解。鸟苷酸环化酶在脑、肺、肝及肾等组织中大部分是可溶性酶,而在心血管组织细胞、小肠、精子及视网膜杆状细胞则大多数为结合型酶。GC的激活过程和AC不同,GC的激活间接地依赖Ca^{2+}。Ca^{2+}通过激活磷脂酶C(phospholipase C)和磷脂酶A_2(phospholipase A_2)使膜磷脂水解生成花生四烯酸,花生四烯酸经氧化生成前列腺素而激活GC。

心房分泌的心钠素(atrial natriuretic factor,ANF)等与靶细胞膜上的受体结合后,即能激活鸟苷酸环化酶,后者再催化GTP转变成cGMP。cGMP能激活cGMP依赖性蛋白激酶(cGMP dependent protein kinase,cGMP蛋白激酶,蛋白激酶G),从而催化有关蛋白或有关酶类的丝/苏氨酸残基磷酸化,产生生物学效应。蛋白激酶G的结构与蛋白激酶A完全不同,它为一单体酶,分子中有一个cGMP结合位点。一氧化氮(NO)是新发现的神经递质和信息物质,NO在平滑肌细胞中可激活鸟苷酸环化酶,使cGMP生成增加,激活蛋白激酶G,导致血管平滑肌松弛。临床上常用的硝酸甘油(nitroglycerine)等血管扩张剂就是因为它们能自发产生NO,从而通过上述途径松弛血管平滑肌,扩张血管。

（四）酪氨酸蛋白激酶途径

酪氨酸蛋白激酶(tyrosine-protein kinase，TPK)在细胞的生长、增殖、分化等过程中起重要的调节作用，并与肿瘤的发生有密切关系。细胞中的 TPK 包括两大类，第一类位于细胞质膜上，称为受体型 TPK，如胰岛素受体、表皮生长因子(epidermal growth factor，EGF)受体及某些原癌基因(erb-B、kit、fms 等)编码的受体，它们均属于催化型受体(catalytic receptor)；第二类位于胞浆中，称为非受体型 TPK，如底物酶 JAK(just another kinase，另一类激酶)和某些原癌基因(src、yes、berabl 等)编码的 TPK，但它们常与非催化型受体偶联而发挥作用。当配体与单跨膜螺旋受体结合后，催化型受体大多数发生二聚化，二聚体的 TPK 被激活，彼此可使对方的某些酪氨酸残基磷酸化，这一过程称为自身磷酸化(autophosphorylation)；而非催化型受体的某些酪氨酸残基则被非受体型 TPK 磷酸化。

细胞内存在一些连接物蛋白(adaptor protein)，它们具有 SH_2 结构域(src homology 2 domain)，这些结构域与原癌基因 src 编码的酪氨酸蛋白激酶区同源。SH_2 结构域能识别磷酸化的酪氨酸残基并与之结合。磷酸化的受体通过连接物蛋白可偶联其他效应蛋白。这些效应物蛋白本身具酶活性，故可逐级传递信息并将效应级联放大。受体型 TPK 和非受体型 TPK 虽都能使蛋白质底物的酪氨酸残基磷酸化，但它们的信息传递途径有所不同。

1. 受体型 TPK-Ras-MAPK 途径　催化型受体与配体结合后，发生自身磷酸化并磷酸化中介分子——Grb2 和 SOS，使其活化，进而激活 Ras 蛋白。由于 Ras 蛋白为多种生长因子信息传递过程所共有，因此又称为 Ras 通路。Ras 蛋白是由一条多肽链组成的单体蛋白，由原癌基因 ras 编码而得名。它的性质类似于 G 蛋白中的 Gα 基，它的活性与其结合 GTP 或 GDP 直接有关，Ras 与 GDP 结合时无活性，但磷酸化的 SOS 可促进 GDP 从 Ras 脱落，使 Ras 转变成 GTP 结合状态而活化。Ras 蛋白的分子量为 21 kD，故又名 p21 蛋白，因其分子量小于与七个跨膜螺旋受体偶联的 G 蛋白，也被称作小 G 蛋白。活化的 Ras 蛋白可进一步活化 Raf 蛋白。Raf 蛋白具有丝氨酸/苏氨酸蛋白激酶活性，它可激活有丝分裂原激活蛋白激酶(mitogen-activated protein kinase，MAPK))系统。MAPK 系统包括 MAPK、MAPK 激酶(MAPKK)、MAPKK 激酶(MAPKKK)。它们是一组酶兼底物的蛋白分子。其中 MAPK 更具有广泛的催化活性，它除调节花生四烯酸的代谢和细胞微管形成之外，更重要的是可催化细胞核内许多反式作用因子(如转录因子)的 Ser/Thr 残基磷酸化，导致基因转录或关闭。受体型 TPK 活化后还可通过激活腺苷酸环化酶、多种磷脂酶[如 PI-PLC、磷脂酶 A 和鞘磷脂酶(sphingomyelinase)]等发挥调控基因表达的作用。

2. JAKs-STAT 途径　一部分生长因子、大部分细胞因子和激素，生长激素(growth hormone，GH)、干扰素(interferon，IFN)、红细胞生成素(erythropoietin，EPO)、粒细胞集落刺激因子(granulocyte colony-stimulating factor，G-CSF)和一些白介素(interleukin，IL-2，IL-6)等，其受体分子缺乏酪氨酸蛋白激酶活性，但它们能借助细胞内的一类具有激酶结构的连接蛋白 JAK(janus kinase)完成信息转导。JAK 家族成员包括 JAK_1、JAK_2、

TYK_2和JAK_3，分子内均有SH_2结构域。配体与非催化型受体结合后，能活化各自的JAK。JAK再通过激活信号转导子和转录激动子(signal transductor and activator of transciption，STAT)而最终影响到基因的转录调节。故将此途径又称为JAK-STAT信号转导通路。由于在JAK-STAT通路中，激活后的受体可与不同的JAK和不同的STAT相结合，因此该途径传递信号更具多样性和灵活性。该途径最先在干扰素信号传递研究中发现，它与Ras通路相互独立，但表皮生长因子等却可通过这两条途径来发挥其作用。

(五)核因子κB途径

核因子κB(nuclear factor κB，NF-κB)体系主要涉及机体防御反应、组织损伤、应激、细胞分化和凋亡以及肿瘤生长抑制过程的信息传递。该系统的发现源于研究免疫球蛋白κ亚基。NF-κB包括$NF\text{-}\kappa B_1$、$NF\text{-}\kappa B_2$和某些癌基因蛋白(如Rel A)等。在多数细胞类型，NF-κB在胞浆内与抑制性蛋白质(包括IκBα、IkBγ、Bcl-3等)结合形成无活性的复合物。当肿瘤坏死因子(tumor necrosis factor，TNF)等作用于相应受体后，可通过第二信使Cer等激活此系统，而病毒感染、脂多糖(lipopolysaccharide)、活性氧中间体、佛波酯、双链RNA以及前述信息传递途径中活化的PKC、PKA等则可直接激活NF-κB系统。激活过程是通过磷酸化抑制性蛋白使其构象发生改变而从NF-κB脱落，NF-κB得以活化。活化的NF-κB进入细胞核，形成环状结构与DNA接触，并启动或抑制有关基因的转录。

六、药物与受体的构效关系

(一)药物-受体相互作用的化学本质

1. 共价键结合　药物分子和受体的结合，除静电相互作用外，主要是通过各种化学键连接，形成药物-受体复合物，其中共价键的键能很大，结合是不可逆的。这是药物和受体间可以产生的最强的结合键，它难以形成，但一旦形成也不易断裂。某些有机磷杀虫药(organophosphorus insecticide)、胆碱酯酶抑制剂(cholinesterase inhibitor)和烷化剂类(alkylating agents)抗肿瘤药都是通过与其作用的生物受体间形成共价键结合而发挥作用的。具有高张力的四元环内酯(four membered lactone)或内酰胺类(lactams)药物如β-内酰胺类抗生素也是同样的情况。青霉素的抗菌作用就是由于它能和细菌细胞壁生物合成中的转肽酶(transpeptidase)生成共价键，从而使转肽酶失活。

2. 非共价键的相互作用　化疗药物和受体之间生成键能较大的不可逆的共价键，保持药物与生物靶点的持久性结合，对于杀灭病原微生物和肿瘤细胞往往是理想的。而对于中枢神经系统药物来说，药物和受体间持久作用是非常有害的，人们希望其药理作用只在较短时间内持续。药物和相应受体间的结合通常建立在离子键或更弱的结合力上，这些力对于形成的药物和受体复合物来说已足够牢固和稳定，使其不太易于从作用部位除去。药物-受体之间形成的这种离子键的结合，是非共价键中最强的一种，是药物受体复合物形成过程中的第一个结合点。此外，还有氢键相互作用，疏水性相互作用，范德华相互作用等。

（二）药物与受体的构效关系

由蛋白质组成的受体，有一定的三维空间结构。在药物与受体的各原子或基团间相互作用时，作用的原子或基团间的距离对于相互的引力有重要的影响。药物中官能团间的距离，手征性中心及取代基空间排列的改变，均能强烈地影响药物受体复合物的互补性，从而影响药物和受体的结合。由于受体和药物都是三维实体，也导致了药物的立体异构，即几何异构和光学异构对药物活性有较大的影响。几何异构是由双键或环等刚性或半刚性系统导致分子内旋转受到限制而产生的。几何异构体的理化性质和生理活性都有较大的差异，如顺、反式己烯雌酚（stilbestrol）的例子。光学异构分子中存在手性中心，两个对映体除了将偏振光向不同的方向旋转外，有着相同的物理性质和化学性质。但其生理活性则有不同的情况。有些药物光学异构体的药理作用相同，如左旋和右旋氯喹（chloroquine）具有相同的抗疟活性。但在很多药物中，左旋体和右旋体的生物活性并不相同，例如 D-(-)-异丙基肾上腺素（isoprenaline，isoproterenol）作为支气管舒张剂，比 L-(＋)-异丙基肾上腺素强 800 倍。有一些药物，左旋体和右旋体的生物活性类型都不一样，如扎考必利（zacopride）是通过拮抗 5-HT_3受体而起作用，为一类新型的抗精神病药。深入的研究证明，(R)-异构体为 5-HT_3受体的拮抗剂，而(S)-异构体则为 5-HT_3受体的激动剂。

除了药物受体对药物的光学活性有选择性外，由于生物膜、血浆和组织上的受体蛋白和酶，对药物进入机体后的吸收、分布和排泄过程，均有立体选择性地优先通过与结合的情况，可导致药效上的差别。胃肠道对 D-葡萄糖（glucose）、L-氨基酸（amino acid）、L-甲氨蝶呤（methotrexate）和 L-(＋)-抗坏血酸（ascorbic acid，vitamin C）等有立体选择性，可优先吸收，主动转运。在药物代谢过程中，代谢酶对药物的立体选择性也可导致代谢差异。代谢酶多为光学活性的大分子，可导致代谢速率和药效、毒性的差异。

七、定量构效关系与计算机辅助药物设计

（一）定量构效关系（quantitative structure-activity relationship，QSAR）

1. 二维定量构效关系（2 dimension-quantitative structure-activityrelationship，2D-QSAR）研究　化学结构与药理作用的关系，近 20 年来逐步朝着定量的方向发展。定量结构-活性关系的研究，对新药设计和阐明药物在生物体系中的作用机理，都有一定的意义。目前研究定量构效关系最常用的是 Hansch 分析方法。其基本概念是认为，一个药物经过结构改造，转变成它的一个衍生物时，生物活性的改变取决于结构改变后引起的疏水性，电子效应以及空间效应的改变。Hansch 证实，当每一因素对生物活性具有独立的、加和性的贡献时，可通过统计学方法导出这些理化参数与生物活性的关系式，即 Hansch 方程。

$$\log 1/C = K_1(\log P)^2 + K_2\log P + K_3\sigma + K_4Es + K_5$$

当 log P 用 π 代替时可得：

$$\log 1/C = K_1(\pi)^2 + K_2\pi + K_3\sigma + K_4Es + K_5$$

或 $\log 1/C = a\pi^2 + b\pi + c\sigma + dE_\sigma + K$

式中 C 为化合物产生某种特定生物活性（如 ED_{50}、ID_{50} 或 MIC 等）的浓度，P 为脂水分配系数，π 为疏水参数，σ 为电子效应参数，即 Hammett 常数，E_σ 为 Taft 立体参数（空间效应参数）。方程式右边的各项并不都是必需的，可以根据具体情况进行取舍，这种灵活性是 Hansch 方法的优点。

应用 Hansch 分析方法研究定量构效关系时，首先要求出上述方程式。其过程是先设计合成一定数量的化合物，分别测出它们的生物活性。然后选定参数（疏水参数 π，电性参数 σ 和立体参 E_σ 数等）。参数值大多可从文献中查得，有时可通过计算或实验求得。将实验得到的各衍生物生物活性的观测值与相应的参数值，通过统计学回归分析可以得到线性回归方程式。求得的方程式有无显著的统计学意义，即生物活性 Y 与新选的参数间有无明显的线性关系，可利用相关系数 r 来判断，r 值越接近于 1，说明观测值与由方程式计算求得的值越接近。因而，可利用此方程式预测新结构衍生物的生物活性，指导化合物的进一步设计，导致新药的发现。常用的化学结构参数如表 7-1 所示。

表 7-1　　常用化学结构参数

类	参数名称	定义及测定或计算方法	物理意义
电性参数	Hammett 常数（σ）	$\sigma=\log(K_X/K_H)/P$ K_X 和 K_H 分别为取代苯甲酸和苯甲酸的解离常数。P 为常数，在标准条件（25℃，丙酮水溶液）下，定义 P=1	表示芳香族化合物上的取代基的诱导效应和共轭效应
	Taft 常数（$\sigma*$）	$\sigma*=2.48^{-1}[\log(K_X/K_H)_B-\log(K_X/K_H)_A]$ K_X/K_H 分别表示取代乙酸乙酯和乙酸乙酯的水解常数，下标 A、B 分别表示在酸性和碱性条件下水解	表示脂肪族化合物上的取代基的诱导效应和共轭效应
	解离常数（pKa）		表示整个分子的电性效应
疏水性参数	分配系数（P）	$P=C_O/C_W$ C_O 和 C_W 分别表示处于平衡状态下，化合物在有机相和水中的浓度	表示化合物向作用部位的转运和与靶点的疏水结合情况
	疏水性常数（π）	$\rho\pi X=\log(P_X/P_H)$ P_X 和 P_H 分别为同源的取代化合物和无取代化合物的分配系数。不同来源的化合物的 π 值面三刀不同。当用正辛醇/水系统测定时 $\rho=1$	表示各取代基的相对疏水性，可用加合性计算同源化合物的疏水性。
	高效液相层析、薄层层析或纸层析的保留值或 Rf 值		表示化合物的疏水特性，可代替 log P 使用

续表

类	参数名称	定义及测定或计算方法	物理意义
立体参数	Verloop 多维立体参数 (Sterimol Parameter)	L 为沿着与母体相连的第一个取代基总长度。使 L 垂直于纸面，然后自 L 点向两边作两上垂直线将两边分为四份（四个宽度参数，从小到大依次为 B1～B4）；Verloop 多维立体参数 L、B1～B4 可以从原子的 Van Der Waals 半径及键长键角计算	表示基团大小
	分子折射率 (MR)	$MR=[(n^2-1)/(n^2+2)]\times(MW/d)$ N 为化合物的折射率，MW 为分子量，d 为密度	作为分子的近似立体参数使用
	Taft 立体参数 (Es)	$Es=\log(K_X/K_H)_A$ K_X/K_H 分别表示取代乙酸乙酯和乙酸乙酯的水解常数，下标 A 表示在酸性条件下水解	表示取代基的立体因素对分子内或分子间反应性的影响

利用定量构效关系式进行新药研究的一般做法如图 7-4 所示：

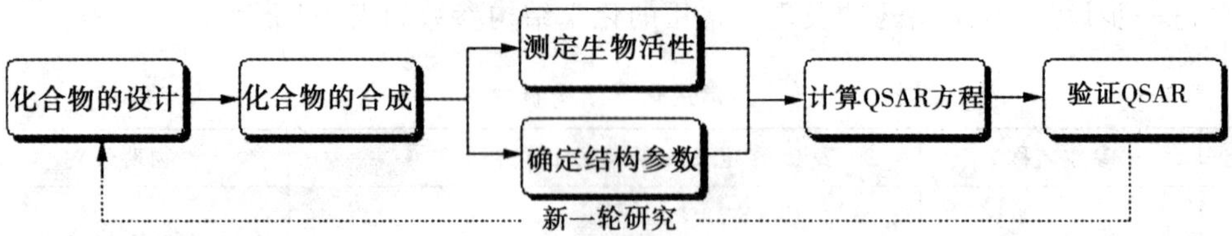

图 7-4　定量构效关系的流程图

虽然 2D-QSAR 取得了许多成就，但仍有诸多不足之处。例如，各种理化参数只能近似地表示结构特征，而不是真正描述分子三维结构的客观指标；药物在体内的复杂过程，也还不能用数学模型全面概括。近年来，随着药物设计这门新学科的发展，计算机图形学与 QSAR 的结合，出现了三维定量构效关系（3 dimension-quantitative structure-activity-relationship，3D-QSAR）。

2. 3D-QSAR 研究　20 世纪 80 年代，计算化学的发展和计算机图形工作站（如 SGI，SUN 等）的出现为人们处理三维定量构效关系研究提供了现实的平台。随后陆续出现的多种考虑药物分子与靶点结合时三维结构性质的定量构效关系研究方法，统称为 3D-QSAR。3D-QSAR 与传统的 Hansch 方法的最大不同在于考虑了药物的三维结构信息，从而能够准确地反映出药物分子与靶点作用时真实图像，更加深刻地揭示出生物活性分子与靶点的结合机制，因此引起了药物化学家的重视。在建立 3D-QSAR 模型时，一般遵循以下步骤：①选择一组对特定靶点具有生物活性的化合物。②确定药效构象并按一定方式将分子叠加。③计算空间参数。④将分子的空间参数与对应的生物活性进行回归分析得到 3D-QSAR。⑤检验 3D-QSAR 模型的预测能力。

最经典的 3D-QSAR 方法有三种，分别是：分子形状分析法（molecular shape analysis，MSA）、距离几何法（distance geometry，DG）和比较分子场分析法（comparative molecular field analysis，CoMFA）。其中 Cramer 于 1988 年提出的比较分子场分析法仍然是目前应用最多的方法。随后还发展了其他几种方法，如比较分子相似因子分析（comparative molecular similarityindices analysis，CoMSIA）、SOMFA、虚拟受体（phesudo receptor）等，近年也开始应用于科研工作之中。

（1）分子形状分析法：分子形状分析法是 Hopfinger 教授于 1980 年提出了一种 3D-QSAR 方法，属于分子构象分析与 Hansch 方法结合的产物。分子形状分析法认为柔性分子可以有多种构象，而靶点所能接受的形状是有限的。因此分子的活性就应该与该分子形状对靶点腔的适应能力有关。MSA 使用一些可以表达分子形状的参数，如与参照分子之间重叠体积、共同重叠体积比例、非共同重叠体积比例和分子势场积分差异等作为变量，经统计分析求出 QSAR 关系式。MSA 法将经典的 QSAR 分析进一步扩展到包含三维结构信息的分子形状参数，目的是进一步寻找药物分子空间形状的相似性与活性的关系。这样既可以得到更好的 QSAR 关系式，也为深入研究药物-靶点的作用机理提供有益的参考。

进行构效关系分析之前，MSA 法首先要确定药物分子体系的活性构象，并将其作为分子体系的参照构象。然后将药物分子相应构象与参照构象进行合理重叠，进而求算它们的分子形状参数。因此，MSA 法的成败与参照构象的选择有很大的关系。为确保参照构象选取的可靠性，MSA 法一般选取 m 个高活性化合物的 n 个低能构象，分别作为系统的参照构象进行定量构效关系研究，根据拟合实验数据的好坏最终确定体系的参照构象，这样能保证找到正确的参照构象，从而提高 MSA 的成功率。Hopfinger 应用该方法对二氢叶酸还原酶抑制剂（DHFR）进行研究，取得了很好的结果。目前该方法已作为 MSA 模块实现了商业化。但总的来说，MSA 给出的分子参数还是较为简单，常常不能细致区分药物分子形状上的差别；引入的重叠体积等变量物理意义比较模糊，属于初级的 3D-QSAR，因而使用上还是受到很大的限制。

（2）距离几何法：该方法认为，药物-靶点的相互作用是通过药物的活性基团和靶点结合部位相应的结合点直接作用而实现的。因此药物的活性高低可通过其活性基团和靶点结合位点的结合能来衡量，这一结合能与药物活性基团的性质和靶点结合点的类型有关。通过选择合理的靶点结合点分布模型和药物分子的结合模式，建立药物分子结合能力与活性之间的关系，就可得到一套与药物活性基团和靶点结合点类型相关的能量参数。确定新化合物结合模式后，使用这些能量参数，可定量预测其结合能，进而推知其药效程度。与传统的 2D-QSAR 相比，距离几何法除了提供活性预测模型外，还能够得到靶点与配体之间可能的结合信息。但此方法计算操作繁琐，定义配体作用位点有很大的主观性，因此 20 多年来一直应用较少。

距离几何法的基本步骤如下：①定义药物分子中可能的作用位点，这些作用位点可能是与靶点直接作用的部位。②计算配体分子的距离矩阵，从原子的距离矩阵得到配体分子中作用位点的距离矩阵。③定义靶点结合位点的分布，靶点结合位点能直接和配体作用位点产生相互作用，这些结合位点间的相对位置也采用距离矩阵表示。④确定靶点结合位点的分布，通过配体分子结合位点以及靶点分子活性位点的距离矩阵来确定最佳结合模式以及靶点活性位点的空间分布。计算过程中只有配体分子的结合位点进入到靶点活性位点周围半径 r 的球形范围之内，才认为结合位点与活性位点产生了结合。通过计算，不断地调整结合模式以达到最好的拟合程度为止。若调整结合模式仍然结果很差，需返回第一步重新定义结合位点,直到取得最佳结果为止。

(3)比较分子力场分析法:是由 Cramer 等人于 1988 年创立的三维定量构效关系(3D-QSAR)研究方法。该方法彻底摆脱了传统 2D-QSAR 研究方法束缚,是 QSAR 研究领域的重大突破。CoMFA 提出后不久,就作为 SYBYL 中的一个模块实现了商业化,并很快被公认为应用最广泛的 3D-QSAR 方法。CoMFA 认为,在分子水平上,影响生物活性的相互作用主要是非共价键作用的立体和静电等相互作用。作用于同一靶点且结合模式相同的一系列药物分子,它们与靶点之间的上述三种作用力场应该有一定的相似性。这样,在不了解靶点三维结构的情况下,研究这些药物分子周围三种作用力场的分布,把它们与药物分子的生物活性定量地联系起来,既可以推测靶点的某些性质,又可依次建立一个模型来设计新的化合物,并定量地预测新化合物分子的药效强度。

CoMFA 的计算可分为以下几个步骤:①确定化合物的活性构象:刚性化合物的构象固定,因此活性构象易于确定。但对于柔性化合物来说,由于药物与靶点结合时构象会发生一定变化,因此在实际操作中如何确定化合物中柔性键较多的活性构象有很多困难。②分子叠加:即按照一定规则将药物分子构象进行叠合。分子重叠方式及重叠程度对 CoMFA 影响很大,在计算过程中必须保证所有在三维网格中取向一致,通常以活性最大的化合物的最优构象做模板,其余分子都和模板分子骨架上的相应原子相重叠。叠加过程中,如果已知该类化合物药效团,可直接把这些基团在空间上重叠起来即可;如果不知道其药效团,就需要分析该类化合物中哪些官能团或原子对生物活性影响较大,从而重叠其相应的基团和主要共同结构特征。③建立网格,计算场效应:将重叠好的分子放置在一个足够大的三维网格中,该网格按照一定步长均匀划分产生格点;每个格点上用一个探针原子(一般用 sp^3 杂化、带+1 价电荷的碳原子)在网格中以一定的步长移动(通常为 2Å),计算格点上探针与化合物相互作用能(主要是立体场和静电场,现在又加入疏水场和氢键场),以此确定化合物周围各种作用力场的空间分布。④偏最小二乘法分析:将上步计算得到的分子场数值作为自变量,将分子的活性作为因变量,由于此时自变量数目远大于因变量,故采用偏最小二乘法进行回归。首先用交叉验证方法检验所得模型的预测能力,并确定最佳主成分数.再以得出的最佳主成分对变量进行回归分析,拟合 QSAR 模型(参见图 7-5)。⑤用三维等势线系数图(contour maps)显示 QSAR 方程,体现结构和活性的关系。在三维立体图中,化合物各取代基性质及方位变化对活性的影响用不同颜色的表示,直观、形象。用户可进一步设计新的化合物,并预测其活性。

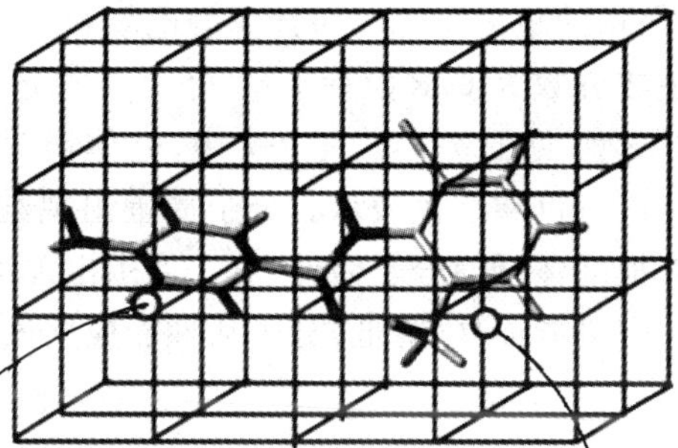

化合物	生物活性	场能值1	场能值2	……	场能值n
1	5.3	−1.23	−0.82	……	2.32
2	……	0.56	1.34	……	1.07
3	……	1.28	2.15	……	−0.02
n	……	……	……	……	……

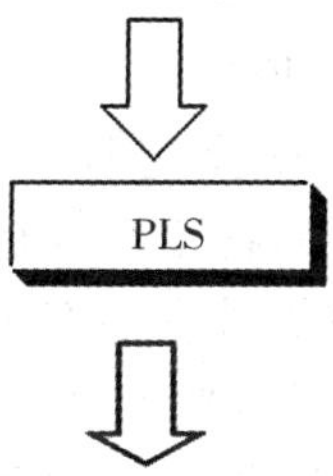

$$Biol = a_0 + a_1 P001 + a_2 P002 + a_3 P003 + a_n Pn + \cdots\cdots$$

图 7-5 CoMFA 流程图

应用 CoMFA 对 30 个具有人皮质激素球蛋白亲和力的甾体类化合物(steroidal compound)进行了 3D-QSAR 研究。选择其中 21 个化合物做训练集,另外 9 个化合物做预测集。按照前面所述的基本步骤,首先将 21 个化合物通过分子建模,然后进行叠加(21 个化合物叠加后分子模型见图 7-6)。

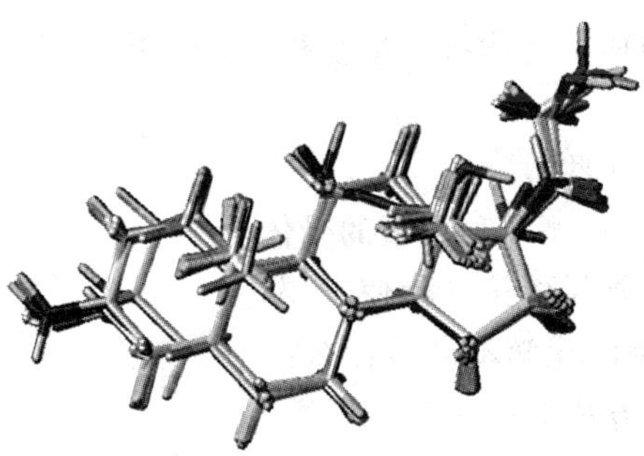

图 7-6 甾体化合物叠加图

然后构建网格，格点的距离为 1.5Å；计算静电场和立体场，用 PLS 分析，经“抽一法”交叉验证得到最佳主成分数为 6，$R_{CV^2}=0.65$；下一步选定最佳主成分数后对变量进行回归分析，得到 QSAR 模型（见图 7-7）。图 7-7 中，立体场对活性影响以绿色和黄色表示，静电场对活性的影响以蓝色和红色表示。分子周围出现红色（蓝色）区域，提示该处连接带负电性基团有可能提高（降低）分子活性；分子周围出现黄色（绿色）区域，提示该处连接带空间体积较小基团有可能提高（降低）分子活性。应用该模型对预测集的化合物进行验证，也取得很好的结果。

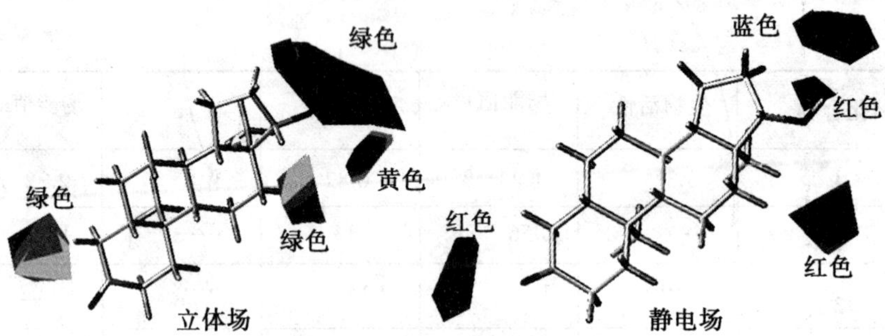

图 7-7　CoMFA 等势线系数图

CoMFA 由于其自身优势，除了已被广泛应用于药物的结构与活性关系研究之外，还可用于分析化合物结构-毒性关系、环境分析等多个领域。药物化学界有许多学者认为 CoMFA 与 Hansch 方法相结合来研究定量构效关系，可以取长补短，能更好地进行 QSAR 研究。Hansch 方法所使用的物化参数是建立在化合物二维结构基础上的，不能反映立体情况，缺乏描述构型、构象的参数且只能应用于同源物之间的构效关系研究。而 CoMFA 法正可弥补 Hansch 方法的这些不足。另一方面，由于 CoMFA 仅能应用于纯药效学（或绝大部分为药效学）的数据（如以酶、受体或细胞测定的体外数据），而对包含药动学成分的活性数据（如测定整体动物的体内数据）则不宜应用。CoMFA 方法存在的不足恰好是 Hansch 方法的长处，因为 Hansch 方法含有药动学有关的物化参数，适用于药动学和体内的活性数据。

思考题

1. 解释下列概念：(1)孤儿受体；(2)生物靶点；(3)受体；(4)竞争性拮抗剂；(5)非竞争性拮抗剂。

2. 药物作用的靶点有哪些？

3. 从药物靶点角度看，有哪几种类型的受体？

4. 什么是第二信使？常见的第二信使有哪些？

5. 药物-受体相互作用的化学本质是什么？

6. 经典的 3D-QSAR 方法有哪些？

（方　浩）

第八章 影响药物效应的因素

药理效应是药物与机体之间相互作用的结果,因此影响药物作用的因素不外乎机体和药物两个方面。在临床上,常需要联合用药(drug in combination),故应了解药物的相互作用,做到既保证疗效,又尽量减少不良反应。

一、机体方面的因素

(一)年龄

药物在体内的表观分布容积(apprent volume of distribution, Vd)与体重、体液和脂肪含量密切有关。不同年龄和体型的人,其体液、脂肪含量和生理特点与成人不同,药物在体内的药动学和药效学有差别,即使按体重给药,儿童或老年人对药物的反应仍与成人不同。另外,儿童和老年人用药的依从性(compliance)较差,应予注意。

1. 婴幼儿　婴儿对影响水盐代谢和酸碱平衡的药物敏感。新生儿的血浆蛋白总量和白蛋白含量比幼儿少,因此,与药物的血浆蛋白结合率较低,再加之新生儿和早产儿的肝肾功能未发育完全,药物消除能力低,这些因素都使血中游离型药物及进入组织的药量增多。小儿处于生长发育时期,常用中枢抑制药可影响智力发育。由于小儿生理特点与成人不同,即使按体重给药,儿童对药物的反应仍与成人不同。因此,对婴幼儿用药,必须考虑他们的生理特点。

2. 老年人　老年人对药物的反应性也与成人不同。不仅体重有差别,由于受年龄影响,60 岁以上老年人的生理功能已逐渐减退,器官代偿适应能力较差,对药物的耐受性(tolerance)相应也较差,因而对药物的敏感性增加。因此老年人的用药剂量,一般为成年人剂量的 3/4 左右。另外,还要考虑到老年人的疾病影响,如患动脉硬化(arteriosclerosis),就应慎用升压药和剧泻药(drastiourgatives)。

(二)性别

在生理功能方面,妇女有月经、妊娠、分娩、哺乳期等特点。如在月经期和妊娠期,禁用剧泻药和抗凝血药(anticoagulants),以免引起月经过多、流产、早产或出血不止;在妊娠的最初3个月内,用药应特别谨慎,禁用抗代谢药(antimetabolites)、激素(hormones)等能使胎儿致畸(teratogenesis)的药物;临产前禁用吗啡(morphine)等可抑制胎儿呼吸的镇痛药。哺乳期用药也应注意,因有些药物可进入乳汁影响婴儿。

(三)功能状态

患者的功能状态可影响药物的作用。如解热镇痛药(analgesic-antipyretic drugs)只对发热患者有退热作用,对正常体温无影响等。

(四)病理状态

1. 肝功能不全　严重肝功能不全者如用甲苯磺丁脲(tolbutamide)、氯霉素(chloroamphenicol)等,由于肝的生物转化(biotransformation 或代谢 metabolism)速率减慢,因而作用加强,持续时间延长;相反,对可的松(cortisone)、泼尼松(prednisone)等需在肝经生物转化后始有效的药物,则作用减弱。某些不经肝脏转化的药物使用不受影响,如在肝功能不全时可用氢化可的松(cortisol 或 hydrocortisone)或氢化泼尼松(hydroprednisone 或 prednisolone)。

2. 肾功能不全　肾功能不全者可使卡那霉素(kanamycin)、庆大霉素(gentamycin)等主要经肾排泄的药物排出减慢,半衰期(half-life time,$t_{1/2}$)延长,易引起蓄积中毒(cumulative intoxication),造成对第Ⅷ对脑神经的损害,引起听力减退,甚至导致药源性耳聋(drug-induced deafness)。

3. 心功能不全　心衰时药物在胃肠道的吸收下降,分布容积减少,消除速率减慢。如普鲁卡因胺(procainamide)的达峰时间由正常时的1小时延长至5小时,生物利用度(bioavailability)减少50%,分布容积减少25%,血药浓度相对升高。清除率(clearance)由正常时的400～600 mL/min降至50～100 mL/min,$t_{1/2}$由3小时延长至5～7小时。

4. 胃肠道疾病　胃肠pH改变可对弱酸性和弱碱性药物的吸收带来影响。胃排空时间延长或缩短也可使在小肠吸收的药物延长或缩短。腹泻(diarrhea)时常使药物吸收减少,而便秘(constipation)可使药物吸收增加。

5. 营养不良　营养不良(malnutrition)者不仅体重较轻,且由于蛋白质、维生素、钙、镁等缺乏,使蛋白质合成减少,药物与血浆蛋白结合率降低,血中游离型药物增多;由于肝微粒体酶活性减低,使药物代谢减慢;因脂肪组织较少,可影响药物的储存。其综合结果使药物的半衰期延长,药物作用增强,易引起不良反应。

6. 其他病理状态　电解质紊乱影响药物的效应。如Ca^{2+}在心肌细胞内减少时,使用强心苷类(cardiac glycosides)药物加强心肌收缩力的作用降低,若Ca^{2+}浓度过高时该类药物易致心脏毒性;当心肌细胞内缺K^+时则对强心苷类药物最易产生心律失常,胰岛素(insulin)也需要K^+协助使血中葡萄糖易于进入细胞内而降低血糖。酸碱平衡失调主要影响药物在体内的分布。当呼吸性酸中毒时血液pH下降,可使血中苯巴比妥(phenobarbital,弱酸性药)解离度减少,易于进入细胞内液。内分泌功能失调等也可影响药物的作用。

（五）精神因素

精神因素主要指心理活动变化对药物治疗效果产生的影响。精神因素的影响不仅发生在人，动物身上也存在类似的现象。在临床上，精神因素对药物治疗效果的影响相当普遍，占35%～40%。它的显著特点是：

（1）患者受外界环境，医生和护士的语言、表情、态度、信任程度、技术操作熟练程度、工作经验、暗示性言行等的影响产生心理活动变化，从而影响药物治疗效果。另外，患者与医护人员的合作是否良好对药物治疗也有着重要影响。

（2）精神因素的影响主要发生在慢性病、功能性疾病及较轻的疾病中，在重症和急症治疗中影响程度很小。例如对轻微疼痛采用一般的安慰性措施效果明显，而对剧烈疼痛无效。

（3）精神因素的影响往往与心理承受能力有关。承受能力强的其影响相对较小，承受能力弱的影响则较大。

（4）精神因素还有先入为主的特点。如果一个医生告诉他的患者某药物对他的病情治疗效果不理想时，无论其他医生反复说明也不容易被接受，从而影响该药的效果。

（5）除了心理活动变化以外，患者对药物效应的反应能力、敏感程度、耐受程度也对药物治疗效果产生一定的影响。如对疼痛敏感者和不敏感者在应用镇痛药后所产生的效果就有很大差异。

为了排除精神因素对药物效应的影响，在进行新药临床试验时，常采用安慰剂（placebo）对照的双盲研究方法。所谓安慰剂是指不含任何药理活性成分，仅含赋形剂，外观上（形状、颜色、大小）与所试验的药物完全一样的制剂；双盲则是指医患双方都不知情。安慰剂产生的作用称为安慰作用（placebo action）。

（六）个体差异和遗传因素

1. 个体差异　有些个体对药物特别敏感，有些则能耐受较大剂量的药物。在基本条件相同的情况下，多数患者对药物的反应是相似的，但也有少数患者有所不同，称个体差异（individual variation）。个体差异主要为量的差别，甚或有质的不同。在临床前药理研究中，同一剂量组动物的实验结果基本相似但并不完全相同，表明个体之间对药物的反应存在着差异，在统计学上常用平均数加减一个标准差（standard deviation，SD，s）来表示。

（1）量的差别：人群中对药物的敏感性个体间差别很大。少数人对药物特别敏感，称高敏性（hypersensitivity）。另有少数患者对药物特别不敏感，称耐受性（tolerance）。对作用强、安全范围较小的药物，应根据患者情况及时调整剂量，实施给药方案的用药个体化。

（2）质的差异：如变态反应（allergy），这是由免疫反应异常所引起的一种特殊类型的过敏反应（hypersensitive reaction 或 anaphylaxis）。极少数过敏体质的患者，即使用几微克的青霉素，就可引起剧烈的变态反应，甚至诱发过敏性休克（allergic shock 或 anaphylactic shock）。

2. 遗传因素　个别患者用治疗量的药物后，出现极敏感或极不敏感的反应，或出现与往常性质不同的反应称特异质(idiosyncrasy)。现知某些药物的异常反应与遗传有关。

(1)药物吸收和分布异常:①吸收障碍:如少年型恶性贫血是由于胃内缺乏内在因子,使维生素 B_{12}(vitamin B_{12})在肠内不能吸收。②分布异常:如果组织中运铁蛋白过饱和,使铁蛋白在组织内积蓄,皮肤出现色素沉着,称原发性血色素沉着病(primary hemochromatosis)。

(2)代谢过程异常:乙酰化代谢是许多药物,如异烟肼(isoniazide,INH)、对氨基水杨酸(para-amino-salicylic acid)、肼苯哒嗪(hydralazine)、普鲁卡因胺、磺胺类(sulfonamides)等在体内的重要代谢途径。其消除速度和能力取决于肝的乙酰基转移酶(acetylase)。不同种族的人群存在着差异,有快代谢型和慢代谢型之分。

(3)遗传性高铁血红蛋白血症(hereditary abnormal prothrombinemia):此类患者因缺乏高铁血红蛋白还原酶,不能使高铁血红蛋白还原成血红蛋白而出现发绀。

(4)药物引起溶血性贫血(hemolytic anemia):由于先天性红细胞缺乏葡萄糖-6-磷酸脱氢酶(glucose-6-phosphate dehydrogenase,G-6-PD),可引起还原型谷胱甘肽(reduced glutathione)减少,这种患者对治疗量的乙酰水杨酸(etylsalicylic acid)、奎宁(quinine)、伯氨喹(primaquine)、磺胺类药、呋喃妥因(furadantin 或 furantoin)、维生素 K(vitamin K)、蚕豆(broad bean)等可引起溶血。

(七)种属差异

1. 动物种属差异(species variation) 不同种属的动物对同一药物的反应,在大多数情况下表现为量的差异,即作用强弱与维持时间长短不同,有时也可表现为质的差异,这种差异称种属差异。药物研究结果应考虑到种属差异,绝不能把动物实验资料任意推广应用到人,仅供临床参考。

2. 人种或民族差异(racial/ethnic difference) 不同种族具有不同的遗传背景和生活环境,对药物代谢酶的活性和作用靶点的敏感性有显著影响。我国是一个多民族的国家,不同种族的人群对药物的代谢就存在着种族差异(ethnic difference)。但是,与种族之间的药物代谢及反应差异相比较,同一种族内的个体差异更为重要。例如,口服同一剂量的普萘洛尔(propranolol)后,中国人和白种人产生的血浆浓度平均值相差不到一倍,而同一种族之间的个体差异却可达 10 倍。

二、药物方面的影响

(一)剂型

药物的剂型(preparation 或 dosage form)可影响药物的体内过程,主要表现在吸收和消除方面。口服给药的吸收速率为:水溶液(liquores)>散剂(pulvis)>片剂(tablet)。散剂或胶囊(capsule)、片剂、糖衣片(sugar coated tablet)、肠溶片(enteric coated tablet)或肠溶胶囊(enteric-coated capsule),可减少药物对胃的刺激。缓释制剂(slow release formulation)可使药物按一级速率缓慢释放,吸收时间较长,药效维持时间也延长。控释制剂(controlled release formulation)是指药物按零级速率缓慢释放,使血药浓度稳定在有效浓度水平,产生持久药效。

(二)剂量

同一药物在不同剂量(dosage, dose)或浓度时,作用强度不一样,有时可作不同的用途。如催眠药(hypnotic)小剂量可产生镇静作用,增加剂量有催眠作用,剂量再增大可出现抗惊厥作用。

(三)给药途径

不同给药途径可影响药物的作用。依药效出现时间从快到慢,其顺序为:静脉注射>吸入>肌内注射>皮下注射>口服>皮肤。就作用性质而言,如口服硫酸镁(magnesium sulfate)可作剧泻药,肌内注射则有降压和抗惊厥作用。

(四)给药的时间和间隔

一般来说,饭前服药吸收较好,且发挥作用较快;饭后服药吸收较差,显效也较慢。有刺激性的药物,宜饭后服用,可减少对胃肠道的刺激。催眠药宜在临睡前服用。

由于机体对药物的敏感性尚存在昼夜间的差别,而呈现昼夜节律(circadian rhythm)变化。肾上腺皮质激素分泌:清晨为分泌高峰期,午夜为分泌低值期。将此激素一日量早晨一次服用,可减轻对垂体前叶抑制的副作用。

给药间隔应根据病情需要,以及药物的消除速率而定。一般以药物的半衰期为参考依据,对 $t_{1/2}$ 短的药物,给药次数要相应增加。但有些药物例外,如青霉素的 $t_{1/2}$ 为 30 分钟,由于该药对人毒性极低(只要患者不过敏),大剂量给药后经过数个 $t_{1/2}$ 后血药浓度仍在有效范围以内,加之抗菌药物都有一个抗菌后效应(post antibiotic effect,PAE),在此时间内细菌尚未恢复活力,因此其给药间隔可适当延长。长期用药应注意避免蓄积中毒(cumulative intoxication)。对毒性大或消除慢的药物,应规定每日的用量和疗程。在肝肾功能不全时,为防止积蓄中毒,可适当减少用量或延长给药的时间间隔。给药间隔时间短易致累积中毒,反之,给药间隔时间延长血药浓度波动加大。

(五)反复用药

1.耐受性　在连续用药过程中,有的药物的药效会逐渐减弱,需加大剂量才能显效,称耐受性(tolerance)。若在短时间内连续用药数次后,立即产生的耐受性称快速耐受性(acute tolerance/tachyphylaxis)。有时机体对某药产生耐受性后,对另一药的敏感性也降低,称交叉耐受性(cross tolerance)。

2.抗药性　在化学治疗中,病原体或肿瘤细胞对药物的敏感性降低称为抗药性或耐药性(drug resistance)。主要是由于病原体通过基因变异而产生。

3.药物依赖性　是指某些麻醉药品(narcotics)或精神药品(psychotropic substances),直接作用于中枢神经系统,使之兴奋或抑制,连续应用使机体产生药物依赖性(drug dependence)。对此类药品应根据医疗需要,必须严格控制,合理使用,严禁滥用。

依据药物使人体产生的依赖性和危害人体健康的程度，通常分为以下两种。

(1)躯体依赖性(physical dependence)：又称生理依赖性(physiological dependence)或成瘾性(addiction)。这是由于反复用药造成身体适应状态，产生欣快感(euphoria)，一旦中断用药，可出现强烈的戒断综合征(abstinence syndrome)，如出汗、哈欠、思睡、腹痛、腹泻、背部和肢体疼痛、肌肉抽动等。

(2)精神依赖性(psychic dependence)：也称心理依赖性(psychological dependence)，曾称习惯性(habituation)。这是指用药后产生愉快满足的感觉，使用药者在精神上渴望周期性或连续用药，以达到舒适感。

（六）药物相互作用

两种或多种药物合用或先后序贯应用，引起药物作用和效应的变化，称药物相互作用(drug interaction)。药物相互作用可使药效加强，也可使药效降低或不良反应加重，故应加以注意。

1. 药动学方面

(1)妨碍药物的吸收：如胃肠道 pH 改变，形成络合物，影响胃排空和肠蠕动。

(2)影响药物分布和转运：如两药竞争与血浆蛋白结合。

(3)影响药物代谢：①加速药物代谢：如苯巴比妥可诱导肝微粒体 P450 酶系，使口服降血糖药(oral hypoglycemic drugs)、可的松类(cortisones)、保泰松(butazodine)或苯妥英钠(phenytoin sodium)等的代谢加速，$t_{1/2}$ 缩短，作用减弱。②减慢药物代谢：如氯霉素(chloroamphenicol)或异烟肼能抑制肝药酶，可使同用的巴比妥类(barbiturates)、苯妥英钠、甲苯磺丁脲或双香豆素类(dicoumarols)的药理作用和毒性增加。

(4)影响药物排泄：如相同分泌机制的两药合用时会发生竞争性抑制；影响尿液 pH 值的药物可以改变另一药物的解离度而加速或减慢其排泄。

2. 药效学方面

(1)协同作用：合并用药作用增加总称协同作用(synergism)。

1)相加作用(additive effect 或 addition summation)：两药合用的效应是两药分别作用的代数和，称相加作用(1+1=2)。

2)增强作用(potentiation)：两药合用的效应大于两药个别效应的代数和，称增强作用(1+1>2)。

3)增敏作用(sensitization)：是指一药可使组织或受体对另一药的敏感性增强，称增敏作用或敏化作用。

(2)拮抗作用(antagonism)：合并用药效应减弱，两药合用的效应小于它们分别作用的总和，称拮抗作用(1+1<2)。

1)药理性拮抗(pharmacological antagonism)：当一药物与特异性受体结合，阻止另一激动剂与其受体结合。如酚妥拉明(phentolamine)与去甲肾上腺素(noradrenaline 或 norepinephrine，NA)竞争 α 受体，使血管扩张。

2)生理性拮抗(physiological antagonism)：两个激动剂分别作用于生理作用相反的两个特异性受体。如组胺(histamine)激动 H_1 受体，使支气管收缩，肾上腺素(adrenaline)激动 β_2 受体，使支气管扩张。

3)生化性拮抗(biochemical antagonism)：如肝药酶诱导剂苯巴比妥与双香豆素合用，使后者药物代谢加快，血药浓度降低，抗凝作用减弱。

4)化学性拮抗(chemical antagonism)：肝素(heparin)是一大分子多糖硫酸酯，带强大的阴电荷，过量可引起出血，静注鱼精蛋白(protamine)注射液可解救。因后者带强大阳电荷的蛋白，能与肝素形成稳定的复合物，使肝素的抗凝血作用迅速消失，属化学性拮抗。二巯基丙醇(dimercaptopropanol)解救重金属中毒也是化学性拮抗，又称络合作用(chelating action)。

思考题

1. 解释下列概念：(1)依从性；(2)药源性耳聋；(3)安慰剂；(4)个体差异；(5)高敏性；(6)耐受性；(7)特异质；(8)种属差异；(9)人种或民族差异；(10)缓释制剂；(11)控释制剂；(12)昼夜节律；(13)抗菌后效应；(14)蓄积中毒；(15)快速耐受性；(16)交叉耐受性；(17)抗药性；(18)躯体依赖性；(19)精神依赖性；(20)戒断综合征；(21)协同作用；(22)增强作用；(23)拮抗作用。

2. 婴幼儿或老年人对药物的反应与成人有何不同，为什么？

3. 妇女用药应注意哪些事项？

4. 肝肾功能不全者对药物作用有何影响？

5. 遗传因素对药物作用的影响主要表现在哪些方面？

6. 长期使用肾上腺皮质激素应如何应用？

7. 药物依赖性有哪些类型？

8. 药物相互作用的可能后果有哪些？

(张庆柱)

第九章

特殊群体的临床用药

一、妊娠期妇女用药

妊娠是育龄期妇女特殊的生理过程，会出现胎儿及胎盘形成等一系列生理变化。当妊娠妇女患病需使用药物治疗时，需考虑孕妇生理变化对药物作用的影响和药物对胎儿可能带来的损害，故为做到妊娠期妇女的安全用药，需了解妇女妊娠期药动学特点，并十分谨慎选择对胚胎、胎儿、新生儿无损害性而对孕妇所患疾病最有效的药物，即根据妊娠妇女特点制订合理的给药方案。

(一)母体药动学特点

由于受到孕激素的作用，妊娠期母体生理方面的变化，对药物的作用会产生一定的影响。

1.吸收　早孕期频繁恶心呕吐的妊娠反应、临产孕妇胃排空时间延长、胃酸减少、胃肠道平滑肌张力减退、蠕动减慢、胃内残存量增多，使吸收延缓，达峰时间(peak time，t_{max})后推、峰值浓度(peak concentration，C_{max})降低，故早孕和临产孕妇不宜经胃肠道给药。

2.分布　体重、血流量、体液 pH、药物与血浆蛋白或组织的结合等都影响药物体内分布。孕妇药物体内分布主要受血浆容量扩大与血浆蛋白浓度减低影响。孕妇血容量增大，分布容积增加，尤其是脂溶性药物在妊娠晚期分布容积显著增大。

3.与蛋白的结合　大多数药物在血液中有一部分与血浆蛋白形成结合型，血浆蛋白由于孕妇血容量增多而被稀释，形成生理性低血浆白蛋白血症，加上妊娠期很多蛋白结合部位被血浆中内源性甾体激素和肽类激素等物质占据，使妊娠期药物与血浆白蛋白结合量减少，游离型药物增加，药物作用随之增强，且可增加药物经胎盘向胎儿转运比率，尤以高蛋白结合率的药物为甚。

4.代谢　肝脏主导药物代谢，妊娠期间肝血流量改变不大，但因受孕激素分泌量增加，可引起胆汁淤积，药物排出减慢，而且诱导或抑制肝药酶的活性，所以对孕妇应极其谨慎地使用具有肝毒性的药物。

5. 排泄　药物主要经肾脏排泄，妊娠期妇女肾血流量增加，肾血流量增加 25%～50%，肾小球滤过率增加 50%，多种药物的清除率随肾滤过率增加及肌酐清除率增加而加快，尤其是主要从肾排泄的药物。而妊娠晚期可受体位的影响，孕妇长时间处于仰卧位，肾血流量减少，药物的清除率反而降低。妊高征（pregnancy induced hypertension syndrome）时肾功能受影响而排泄也减慢。

（二）胎盘对药物的转运

胎盘对于妊娠是极为重要的关键器官，在妊娠的全过程中，母体、胎儿和胎盘三者相互关联，形成一个生物学、药物代谢动力学的组合单位。其结构包括母体与胎儿完全分开的两组血循环，几乎所有的药物都要到达胎盘，以不同形式经过胎盘的转运及代谢。胎盘主要由叶状绒毛膜构成，有无数的绒毛浸在母体的血窦中，滋养层合体细胞、基底层、基质及绒毛内的胎儿毛细血管构成胎盘屏障（placenta barrier），将母体的血液与胎儿血液分开。

1. 转运方式　在妊娠的不同阶段，不同的物质转运速度不同，即经胎盘转运速度具有调节性，符合胎儿对每一种物质的需要。转运方式主要有以下几种。①被动扩散（passive diffusion）：物质由高浓度一侧向低浓度一侧移动。②主动转运（active transport）：物质借助载体系统及能量通过胎盘。如氨基酸、水溶性维生素、电解质（K^+、Na^+）及免疫球蛋白等。③胞饮作用（pinocytosis）：大分子物质被合体细胞吞裹入细胞内，直接进入胎儿血中，如蛋白质、病毒、抗体等。④经膜孔直接进入胎儿血循环，较少见，一般分子量小于 100 的分子才能通过。

2. 影响转运的因素　胎盘对药物的转运受到以下因素的影响：①脂溶性：脂溶性大的物质易透过胎盘屏障，如硫喷妥钠（thiopental sodium）。脂溶性小的物质如肝素（heparin）、筒箭毒碱（tubocurarine）等则较难透过。②分子大小：小分子量物质比大分子量物质易于透过胎盘屏障，分子量在 250～500 的药物穿透胎盘屏障较易，700～1000 则较慢，而分子量大于 1000 则很少透过胎盘屏障。③解离程度：药物解离后脂溶性降低，则难以透过胎盘屏障。④与蛋白结合力：药物与蛋白结合后，分子量增大，难以透过胎盘屏障。如甲氧西林（methicillin）及双氯西林（dicloxacillin）与蛋白结合率分别为 40%及 96%，故前者通过胎盘屏障较快。⑤胎盘血流量：胎盘的血流量可以影响药物经胎盘的转运。合并先兆子痫（preeclampsia）、糖尿病（diabetes mellitus）等的孕妇其胎盘可能发生病理组织的变化，使胎盘的渗透及转运减少。子宫收缩、孕妇体位、麻醉或脐带受压迫时引起子宫胎盘血流量的改变，也可以使胎盘输送功能受到影响，从而减缓药物的转运。

3. 胎盘代谢　有些药物需要经过胎盘的代谢转化，才能成为易于透过胎盘屏障的物质，胎盘上有无数的酶系统，对药物具有一定的代谢能力，有些药物经胎盘代谢活性降低，有些药物则可活性增加。如葡萄糖经代谢成为果糖，肾上腺皮质激素（adrenocortical hormone）等可经胎盘转化为失活的 11-酮衍化物，地塞米松（dexamethasone）可不经代谢直接进入胎儿体内。故治疗孕妇疾病可用泼尼松，治疗胎儿疾病可用地塞米松（见图 9-1）。

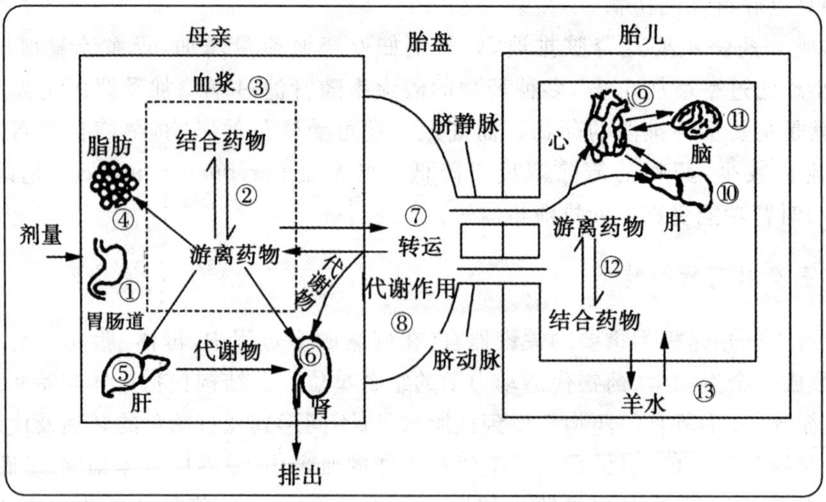

图 9-1 药物在母体-胎盘-胎儿系统的分布

注：图中号码示可能影响药代动力学及药物对母儿的效果的因素：①孕妇吸收可能有改变；②母亲药物游离部分增加；③孕妇血浆容积增加；④孕妇体重增加、脂肪增多；⑤孕妇肝脏酶功能减低；⑥孕妇肾血流量增加；⑦胎盘转运分子量小及脂溶性药物；⑧可能的胎盘代谢作用；⑨胎儿优先供血到心脏、脑；⑩胎儿肝脏酶的活力减低；⑪胎儿血-脑脊液脊障未成熟；⑫胎儿药物游离部分增多；⑬药物排入羊水中再经循环。

（三）药物在胎儿的代谢

绝大多数药物都要经过胎盘，平衡地分送到母体及胎儿体内。有相当多的药物经过胎儿体内代谢能成为有毒物质而致胚胎死亡、致畸或致癌。

1. 胎儿肝脏代谢　药物通过胎盘经脐静脉进入胎儿血循环中，40%～60%脐静脉血进入胎儿大循环。胎儿肝脏中酶的水平为成年人的 30%～50%，胎儿对药物代谢能力较成年人低，所以胎儿体内药物浓度较母体高。孕妇用乙醚（ether）、巴比妥类（barbiturates）、镁盐、维生素 B(vitamin B)和维生素 C 以后，胎儿体内药物浓度较母体高一倍至数倍。

药物代谢过程需经两个步骤：第一步氧化、羟基化；第二步是氧化物再与葡萄糖醛酸结合。第一步是由胎儿肝脏网织细胞原浆中微粒体含催化氧化作用的酶完成的，该反应过程从妊娠 3 个月开始出现，此时已完成胚胎器官生成，胎儿肝细胞已开始发育。第二步是结合形成葡萄糖醛酸苷类衍生物由尿中排出，因胎儿肝细胞缺乏催化葡萄糖醛酸苷类生成的酶，因而胎儿对药物解毒能力很差。另外，有些药物代谢后，仍然有毒性。例如苯妥英钠在体内可被肝微粒体酶代谢形成对羟苯妥英（hydroxyl phenytoin），干扰叶酸代谢而产生致畸作用。当与苯巴比妥（phenobarbital）合用时，苯巴比妥能诱导酶的活性，使苯妥英钠代谢加速，产生更多代谢产物，因此致畸作用加强。芳香族化合物羟基化时可形成环氧化物（epoxide），此化合物可以和细胞大分子结合，影响正常器官生长发育。

2. 胎儿肝外代谢　胎儿肝脏以外的药物代谢部位为肾上腺及胎盘，甾体激素羟化的催化能力均很高。胎儿肾上腺比成年人肾上腺相对较大，有高活性的细胞色素 P450。胎盘细胞色素 P450 的含量极低。故在胎儿肝脏、肾上腺及胎盘三种不同组织中，酶作用的特性有明显差别。胎儿肾上腺内代谢酶的作用物质可能与肝脏相同，胎盘仅限于几类酶所作用的物质，主要是甾体类及多环碳氢化合物的代谢。

（四）药物致畸性

3%～5%的新生儿有临床上可以辨别出来的轻重不等的畸形，先天性畸形可由遗传基因、环境等多种因素造成，药物引起的畸形少见。

1. 妊娠分期　根据胎儿的发育，可将妊娠分为三个时期：①胚芽生成期：从卵子受精到着床，有 6～8 天。②胚胎期：从受孕第 3 周到第 8 周末，是器官形成的阶段。③胎儿期：从受孕第 9 周到足月。严重的畸形、形态异常主要发生在胚胎期。妊娠晚期用药虽然不能造成胎儿严重的形态异常，但有些药物可对胎儿产生不良影响。如四环素（tetracycline）在妊娠 24 周用药可造成乳牙呈黄褐色。有些异常可能在若干年后才表现出来，如妊娠期用己烯雌酚（stilbestrol）能使苗氏生殖管畸形及阴道腺癌，到生育年龄才能明显表现出来。

2. 致畸药物分类　根据药物可能对胎儿有不良影响，可将药物分成五类：

A 类：已经证实对胎儿没有不良影响，是最安全的一类。

B 类：动物实验及在人类未证实对胎儿有损害。动物实验说明对胎畜无危害，但没有对人类的充分研究的报道。多种临床常用药物均属此类。

C 类：对动物及人类均无充分研究，或对动物胎畜有不良影响，但没有对人类的有关观察报道。

D 类：对胎儿有危害的迹象，但治疗孕妇的效益明显超过这些危害。如抗惊厥药苯妥英钠。

X 类：已经证实对胎儿有危害，妊娠期禁用的药物。

3. 对胎儿有害的药物　药物对胚胎和胎儿的影响主要包括致畸作用（teratogenicity）和长期潜伏效应（long term latency），如酒精（alcohol）、沙利度胺（thalidomide，反应停）、一些叶酸拮抗剂（antifolates）及维生素 A（vitamin A）的同质异构体及炔诺酮（norethindrone）等可造成胎儿畸形。己烯雌酚则增加青春期后阴道腺癌发病的危险度，智力发育受损，成年后具有患代谢性疾病的高倾向性，如糖尿病、高血压、心脏病等。已知的致畸药物如表 9-1 所示。

表 9-1　已知的致畸药物

药物	危害
氨甲蝶呤，环磷酰胺	多发畸形
男性激素	女婴阴蒂增大
白消安	多发内脏畸形
氯喹	视网膜及第Ⅷ对脑神经损害

续表

药物	危害
氯磺丙脲	糖尿病孕妇增加畸形率，晚孕用药，使新生儿低血糖胚胎病变，中枢神经、骨骼及面部畸形
香豆素类药物	颜面、肢体等部畸形
己烯雌酚	女婴生殖道异常，阴道癌
乙醇	低出生体重儿，胎儿酒精综合征
碘	孕妇长期用药使胎儿甲状腺功能低下及甲状腺肿
甲状腺拮抗药	甲状腺功能低下
维生素 A，同质异构体	早期流产、多发畸形
锂	心血管畸形率增加
青霉胺（重金属拮抗剂）	胎儿发育迟缓，四肢畸形、脑瘫
苯妥英	颜面畸形，发育迟缓、智力低下
四环素	损害胎儿骨骼、牙齿，多种先天缺陷
三甲双酮	骨畸形，小头畸形
可的松多发畸形	增加发生腭裂的危险性

（五）妊娠期常用药物选择

1. 用药基本原则　①必须明确诊断和具有确切的用药指征。②权衡所用药物对治疗孕妇疾病与对胎儿可能损害之间的利弊，根据病情随时调整剂量或及时停药，有时需先终止妊娠，再给药。③必须用药时也应尽量选择对孕妇和胎儿无害或毒性小的药物，且采用恰当的剂量及给药间隔时间，最好进行血药浓度检测，以更合理调整用药剂量。④尽量避免使用新药或擅自使用偏方、秘方，因无足够证据表明对孕妇、胎儿、新生儿的影响。

2. 抗感染药物

(1)抗菌药：妊娠期全身各系统均可以发生感染，最常见的是泌尿及呼吸系统的感染。口服磺胺，呋喃妥因（furantoin）、氨基糖苷类抗生素，绝大多数都经胎盘到胎儿体内。多种抗菌药如氨苄西林（ampicillin）、庆大霉素（gentamicin）、卡那霉素（kanamycin）、链霉素（streptomycin）、呋喃坦啶（furadantin）、磺胺类（sulfonamides）等，胎盘转运率均为 50%。红霉素（erythromycin）、克林霉素（clindamycin）为 10%。有些已明确对胎儿危害较大的抗生素，如卡那霉素、链霉素对听神经有毒性，可致先天耳聋；四环素（tetracycline）损害胎儿骨骼、牙齿，可致多种先天缺陷；氯霉素（chloramphenicol）对骨髓造血功能抑制，可致再生障碍性贫血（aplastic anemia）；妊娠期不宜应用。

(2)抗真菌药：妊娠期容易患白色念珠菌性阴道炎症，常用克霉唑（clotrimazole）、咪康唑（miconazole）及制霉菌素治疗。早期妊娠用这 3 种药物治疗阴道炎未发现新生儿出生缺陷有增多迹象。妊娠期注射两性霉素（amphotericin）未发现对胎儿有不良影响的报道，列为 B 类药物。患有全身性真菌感染威胁生命时，用药的效益远超过药物的危害。

(3)抗寄生虫药：寄生虫病很多是无症状的，所以不需要在妊娠期治疗。甲苯达唑(mebendazole)治疗蠕虫病有效，在妊娠期很少应用。滴虫性阴道炎是妊娠期常见的并发症，应用甲硝唑(metronidazole)治疗未见明确致畸的报导，认为是安全的药物(B 类)。氯喹(chloroquine)为首选抗疟药物，关于妊娠期用药安全性的报道很少(C 类)，药物治疗疟疾对孕妇全身健康的益处超过氯喹在理论上的危害。奎宁(quinine)大剂量应用后，畸形率增加，妊娠期禁用。

(4)抗病毒药物：阿昔洛韦(acyclovir)是抗疱疹病毒的药物，包括单纯疱疹、带状疱疹及巨细胞病毒，尚无早期妊娠用药的报道，妊娠中期及晚期用药报道无不良影响，一般不用于治疗无并发症的黏膜皮肤疱疹，仅用于威胁生命的全身弥漫性感染。阿糖腺苷(vidarabine)亦为有效抗疱疹病毒药，曾用于治疗弥漫性疱疹及新生儿病毒脑炎，对孕妇的药物影响还没有充分的研究，列为 C 类药物。

3. 心血管药物　治疗妊娠期有症状的风湿性心脏病和先天性心脏病的药物有很多种，例如地高辛(digoxin)、肝素(heparin)、利多卡因(lidocaine)等，这些药物大多数是安全的。

(1)洋地黄制剂：地高辛能迅速经过胎盘到胎儿，应用一般治疗量对胎儿无不良影响。近年开始用地高辛及其他抗心律失常药物治疗胎儿宫内心动过速。

(2)抗高血压药：

1)β-肾上腺素受体阻断剂：普萘洛尔(心得安，propranolol)常用于治疗妊娠期室上性及室性心动过速，目前无致胎儿畸形的迹象，有资料证明不致胎儿宫内发育迟缓。拉贝洛尔(labetalol)、美托洛尔(metoprolol)及阿替洛尔(atenolol)等药虽然英国孕妇已广泛应用，但关于对孕妇及胎儿安全性方面的资料仍很少。

2)利尿剂：噻嗪类(thiadiazides)早期妊娠应用有可疑增加畸形发生率。

3)血管舒张剂：多年来常用肼屈嗪(hydralazine)治疗妊娠期高血压，这种血管扩张药降低血压，不减少子宫血流量，对母婴均无不良影响，偶可发生反射性心动过速，与普萘洛尔合用可避免这种不良反应。

4)作用于中枢的降压药：甲基多巴(methyldopa)及可乐定(clonidine)为妊娠期常用的治疗高血压症药物。甲基多巴不减少左心排出量，不减少子宫及肾血流量，多年来证实对母婴均安全。

5)钙桔抗剂降压药：硝苯地平(nifedipine)用于治疗妊娠中期、晚期合并各种重症高血压病，有较好疗效，有使子宫平滑肌松弛作用，与静脉点滴硫酸镁(magnesium sulfate)合用时可发生全身肌肉松弛的严重不良反应。

(3)抗心律失常药：目前还没有奎尼丁(quinidine)对胎儿不良影响的报道。利多卡因用于早期妊娠无胎儿不良反应。维拉帕米(verapamil)、普鲁卡因胺(procainamide)妊娠用药资料很少。

4. 治疗哮喘药　约 1% 的孕妇妊娠期合并哮喘症。一般非孕期治疗哮喘的药物妊娠期仍可继续应用。茶碱类是常用的支气管扩张药，是唯一的注射制剂。其他口服制剂还有多种类型，大多含麻黄碱(ephedrine)，可扩张支气管(属 C 类)。哮喘急性发作时，往往需皮下注射肾上腺素 1∶1000 溶液 0.3～0.5 mL，很少证明对胎儿有不良影响。特布他林(terbutaline)是一种 β 拟交感神经药，为较强的支气管扩张剂，临床常用于治疗先兆早产，长期随诊，未发现对胎、婴儿有不良影响(属 B 类)。

5. 抗惊厥药　妊娠合并癫痫发病率约 0.5%，合并癫痫的畸胎发生率较正常孕妇高 2～3 倍。苯妥英钠(phenytoin sodium)是最常用的抗癫痫药，据报道孕妇使用者约 30%婴儿有头面部的及手指的小畸形，但严重畸形或智力迟钝的发病率无增加。这些畸形不能肯定是苯妥英钠或癫痫病所致，故苯妥英钠列为 D 类药物。妊娠期应用苯巴比妥(phenobarbital)过程中畸形发生率较高，但亦无科学根据证实苯巴比妥为人类药物致畸因素。卡马西平(carbamazepine)目前临床报道资料较少(属 C 类)。尽管很多报道总是将抗癫痫药与胎儿畸形联系起来，但是临床应用苯妥英钠及苯巴比妥等是必要的，因为产生的效益超过可能发生畸形的危险。

6. 降糖药

(1)口服降糖药：常用的甲苯磺丁脲(tolbutamide)降糖作用是刺激胰岛细胞产生或释放胰岛素(insulin)增加。妊娠合并糖尿病患者胰腺 β 细胞已处于功能衰竭状态，口服磺酰脲类(sulfonylurea，SU)药物不能提高体内胰岛素水平，而且妊娠期服降糖药有致畸报道。另一种常用口服降糖药苯乙福明(phenformin)，经胎盘与胎儿体内胆红素争夺蛋白结合，使血中游离胆红素增高，造成新生儿黄疸，加重新生儿低血糖，并易发生酮症。因此，口服降糖药妊娠期禁用。

(2)胰岛素：妊娠期合并糖尿病患者胰岛功能衰退，需要增加胰岛素量，可调整饮食并补给外源的胰岛素。大多数研究人员认为胰岛素不能透过胎盘，用注射胰岛素控制血糖，使全妊娠期血糖接近正常水平，可以减低糖尿病患者围产儿死亡率及畸胎发生率。

7. 止吐药　恶心、呕吐是妊娠期常见症状，尤其是在早期妊娠更为常见。目前最常用的妊娠期止吐药为吩噻嗪类(phenothiazines)氯丙嗪(chlorpromazine)及异丙嗪(promethazine)，有报道 543 例孕妇早期妊娠用吩噻嗪类药的畸形率不比对照组多。两种哌嗪衍生物美克洛嗪(meclozine)及赛克利嗪(cyclizine)，流行病学调查及动物实验认为无致畸迹象。

8. 解痉镇静药

(1)硫酸镁：对中枢神经系统有抑制作用并阻断神经-肌肉接头的活动，是产科常用的解痉镇静药，多年来用于治疗先兆子痫及子痫，效果较好。在肾功能正常患者，药物不过量时，对母婴是安全的，未发现对胎儿有不良影响。镁离子通过胎盘速度快，有使胎儿或新生儿神经肌肉无力及嗜睡的报道。

(2)巴比妥类(barbiturates)：均经胎盘转运到胎儿。妊娠期(包括早期妊娠)偶然短期应用，对胎儿无不良影响。产程内应用可使新生儿发生不同程度的呼吸抑制，但经新生儿复苏等处理，对婴儿健康无明显影响。

(3)水合氯醛(chloral hydrate)：为一种多年来应用的镇静安眠剂，妊娠期服用安眠剂量未发现对胎儿有不良影响。

二、分娩期妇女用药

分娩虽属正常生理过程，但在分娩过程中会发生产妇并发症或出现胎儿宫内窘迫等，常需要用镇痛药、子宫收缩药和子宫收缩抑制药、解痉镇静剂、强心利尿剂、血管扩张药及抗菌药等。

1. 镇痛、局麻药　哌替啶(pethidine)是常用分娩镇痛药，为使其对胎儿呼吸抑制的不良反应降至最低，于胎儿娩出前 1～4 小时应用较为恰当；或于胎儿娩出潜伏期使用，可能使胎儿心率下降，但又不至于造成胎儿窘迫，且能增强宫缩频率及强度，调整不协调宫缩及改善孕妇的一般状况。吗啡(morphine)因强力抑制胎儿呼吸，不宜采用。若手术分娩时，首选局部麻醉或硬膜外麻醉。

2. 子宫收缩药和子宫收缩抑制药　用于引产和促进分娩常以缩宫素(oxytocin)静滴；麦角制剂(ergot preparation)可致子宫强直性收缩，胎儿娩出前不宜使用；垂体后叶素(pituitrin)可升高血压，妊娠高血压及合并高血压孕妇禁用。而预防和治疗早产可用硫酸镁、硝苯地平、沙丁胺醇(salbutamol)等子宫收缩抑制药。

3. 防治子痫的首选药物　硫酸镁是首选药物，可抑制运动神经末梢释放乙酰胆碱，阻断神经\肌肉接头的传导，松弛骨骼肌；也可使内皮合成前列环素(prostacyclin，PGI_2)。可采用肌内注射、静脉给药，用药过程要检测血镁浓度、腱反射、呼吸状况、尿量等。中毒能抑制心脏和呼吸。血清镁 3.5～5.0 mmol/L 出现中毒症状，5.5～7.0 mmol/L 发生呼吸抑制，大于 7.5 mmol/L 心跳停止。

三、哺乳期妇女用药

大部分药物都能由乳汁排出，一般乳汁中药物浓度较低，不超过母体一日药量的 1%，但也有一些药物在乳汁中的排出量较大，如红霉素、磺胺异噁唑(sulfafurazole)、卡马西平、地西泮(diazepam)等。因此，药物经乳汁的排出主要受游离药物浓度梯度、药物分子大小、血浆与乳汁 pH 及药物的脂溶性、乳腺血流量等影响。

(一)药物从乳汁排泄的动力学

1. 母体血药浓度　母体血浆浓度高低是决定药物向乳汁转运的最重要因素，与乳汁中药物浓度变化成正比。母体可采用局部用药方法，减少哺乳期间药物进入血浆的机会，以减少乳汁中药物浓度。如吸入法给予 β_2 受体激动剂、糖皮质激素类(glucocorticoids)药物平喘，滴鼻法给予皮质激素类药物治疗过敏性鼻炎。

2. 药物分子量　分子量小于 300 的药物容易通过扩散方式穿过乳腺上皮细胞，分子量小于 120 的药物极易在血浆和乳汁间达到分布平衡，分子量大于 600 则不易进入乳汁中。例如，肝素(分子量 30 000)、胰岛素(分子量 6 000)、抗体等则不会进入乳汁中。

3. 药物脂溶性与蛋白结合率　脂溶性高的药物容易从血液中转移至乳汁，并在乳汁中形成较高浓度，比如作用于中枢神经系统的药物多具有较高脂溶性，容易转运至乳汁。

因只有游离态药物能够通过血-乳屏障，母体内高蛋白结合率的药物转运至乳汁内的量很少，因此哺乳期用药时选择高蛋白结合率的药物，能够减少转运入乳汁的药物量。

4. 口服生物利用度　婴儿通过吮吸母乳摄入药物，必须经其胃肠道的吸收才能进入体内。药物口服后生物利用度的大小通常可用于评价吸收进入婴儿体内药量的多少。口服吸收动力学较差的药物，容易被胃酸破坏的药物，以及容易被肝脏代谢降解的药物均不易进入婴儿体循环。能够引起腹泻、便秘、胃肠道菌群失调等胃肠道功能紊乱的药物也可影响药物的生物利用度。

5. 药物的解离度　血浆的 pH 为 7.4，乳汁的平均 pH 为 7.1，弱碱性药物更容易以非离子态形式自血浆进入乳汁，在乳汁中形成较高的离子态/非离子态药物比例。药物在乳汁中和在血浆中的浓度比值称为乳/血药浓度比（milk：plasma ratio，M：P），可以反映药物向乳汁中转运的量。M：P 比值大于 1，则表明较多量药物转运入乳汁；M：P 比值小于 1，表明仅有小量药物转运入乳汁。M：P 比值可用以下公式计算。

弱酸性药物：

$$M : P=\frac{[1+10^{(pHm-pKa)}]}{[1+10^{(pHp-pKa)}]}$$

弱碱性药物：

$$M : P=\frac{[1+10^{(pKa-pHm)}]}{[1+10^{(pKa-pHp)}]}$$

（二）哺乳期用药

大部分药物都能由乳汁排出，哺乳期用药必须了解药物经乳汁排出的情况。考虑到药物对新生儿的影响，哺乳期需要用药时应用比较安全的药物，并掌握哺乳时间。如果哺乳期需要用药而且是一种比较安全的药物，应在下次哺乳前 3～4 小时用药。药物对婴儿的影响如表 9-2 所示。

表 9-2　药物转运入乳汁及对婴儿影响

药物	转运入乳汁	对婴儿影响	哺乳期用药
氯噻酮	大量	有利尿作用	禁用
氢氯噻嗪	大量	血小板减少	禁用
氯霉素	大量	骨髓受抑制	禁用
甲硝唑	大量	血液病神经系统疾患	禁用
四环素	可疑大量	牙齿变污	禁用
萘啶酸	大量	贫血	禁用
乙氨嘧啶	大量	呕吐、骨髓抑制、血小板减少	禁用
奎宁	大量	偶有血小板减少	慎用
氯奎	无		安全
异烟肼	大量	肝中毒	禁用

续表

药物	转运入乳汁	对婴儿影响	哺乳期用药
^{131}I 及其他放射活性药(抗甲状腺药)	大量	永久性甲状腺机能减退	禁用
硫氧嘧啶	少量	暂时甲状腺功能低下	可应用一般药量
水合氯醛	微量	无	安全
甲丙氨酯(眠尔通)	血浆水平的 4 倍	镇静作用	禁用
地西泮(安定)	中等量	镇静	慎用
锂	1/3～1/2 血浆水平	低体温、青紫	禁用
吩噻嗪类	可疑大量	昏睡	慎用
苯妥英	微量	无	安全
青霉素	中等量	微小	安全
红霉素	大量	无明显不良反应,可能有腹泻	服药期暂停哺乳
阿司匹林	很少	微小,血小板功能改变	偶用或小量用药是安全的
磺胺	各种磺胺量不同	有发生黄疸可能	慎重
普萘洛尔(心得安)	微量	无	可哺乳
双香豆素	微量	无	可哺乳

四、新生儿用药

(一)新生儿药代动力学

1. 药物的吸收　口服吸收不规则,胃肠道发育不完善,肠管相对较长,通透性高,新生儿胃排空时间长,肠壁薄,通透性高,吸收面积大,药物易于从消化道吸收。药物吸收与 pH 有关,新生儿的胃液 pH 在刚出生时可达 6～8,之后逐渐降至 1～3,9～12 天后又逐渐回升至接近中性,呈无酸状态。早产儿产酸能力更低。对酸不稳定的青霉素类,如氨苄青霉素(ampicillin)在胃内分解较少,能较好地吸收。弱酸性药物,如阿司匹林(aspirin)、磺胺类、苯巴比妥、萘啶酸(nalidixic acid)、呋喃坦啶(furadantin)等在胃内解离度增加,吸收减少。而弱碱性药物,如氨茶碱(aminophylline)、奎尼丁等解离度降低,亲脂性增强,易透过细胞膜,则胃内吸收较好。一般健康新生儿皮下或肌注药物,因局部血流旺盛,故吸收良好。但患有低氧血症,末梢循环不良的幼儿,则将导致皮下或肌注吸收不良。皮肤黏膜吸收容易,因角质层薄,表面积大,皮下毛细血管丰富。

2. 药物的分布　新生儿细胞外液多,血浆蛋白少,血-脑脊液脊障差。新生儿体液总量大,早产儿和足月儿体液总量分别占体重的 87%和 77%。早产儿细胞外液容积与体重比例为 50%。足月儿细胞外液容积与体重比例为 45%。出生后 1 个月的婴儿细胞外液容积与体重比例为为40%，是成人（20%）的两倍。体液量大，水溶性药物的分布容积增大，其后果导致了血中药峰浓度的降低，药物最大效应减弱。同时还使药物代谢与排泄减慢，延长药物作用的维持时间。新生儿的细胞内液相对较少，药物在细胞内浓度比成人高，这种特点可使水溶性药物能较快地输送到靶细胞。

新生儿体脂含量低，体脂含量的高低变化影响脂溶性药物的分布。早产儿体脂含量仅为体重的2.1%，足月儿为12%。脂肪含量少，脂溶性药物不能充分与之结合，因而分布容积降低，使血浆游离药物浓度升高，这是新生儿易出现药物中毒的原因之一。脑组织富含脂质，新生儿和幼婴的脑占身体比例较成人大，而且血-脑脊液脊障发育未完善，使脂溶性药物易分布入脑，因而新生儿易出现神经系统不良反应。

药物在新生儿体内的蛋白结合率低，其原因有以下几个方面：①血浆蛋白水平较成人低。②蛋白与药物结合能力低。③存在着大量与白蛋白结合的竞争物。④血pH较低，影响药物与白蛋白结合。⑤病理因素，如慢性严重营养不良导致蛋白合成障碍等。给新生儿注射某些高血浆蛋白结合率的药物，容易使游离血药浓度升高而引起不良反应。

3. 药物的代谢　新生儿的肝脏中药物代谢酶系统发育尚未成熟，酶参与下的氧化、还原、水解、结合反应的能力较弱，因此，药物经肝代谢缓慢，血中半衰期要长得多。新生儿肝脏中不同程度地表达CYP450 1A2、2C、2D6、2E1和3A4，CYP450 3A4的表达则在出生后逐渐减少。新生儿药物代谢方面的特殊性，提醒人们注意选择新生儿的用药品种和剂量，以防止药物的蓄积和中毒。

4. 药物的排泄　新生儿肾组织结构发育不完善，肾小球数量少，肾清除率低。胆汁、肺、肾脏是药物的主要排泄器官，新生儿的有效肾血流量仅为成人的20%左右，肾组织结构不成熟，肾脏功能差。每单位体表面积的肾小球滤过率仅为成人的30%～40%，未成熟儿的肾功能半岁左右仍只有成人的70%，1～2岁左右方接近成人的水平。出生2～3周肾小管才有一定排泄结合型药物的能力，分泌和重吸收能力在7个月左右达成人水平，肾小管的最大排泄能力要到1岁半时才能达到成人水平。肾浓缩、稀释能力较成人低，主要以原型由肾小球滤过及肾小管分泌排泄的药物在新生儿期比年长儿和成人消除要慢。由于肾功能不足，新生儿和婴幼儿肾脏对酸、碱与水、盐代谢调节能力差，应用利尿剂时，易出现酸碱及水盐平衡失调。应用主要经肾以原型排泄的药物，均可因新生儿肾脏排泄功能低而致排泄缓慢，造成血中半衰期延长。

（二）药物对新生儿的不良影响

药物对新生儿的影响取决于进入新生儿体内的药物总量。新生婴儿摄入的药量可以通过计算暴露指数（exposure index，EI）定量描述，暴露指数愈高，表明进入新生儿体内的药量愈多。

$$\mathrm{EI}=\frac{100(\mathrm{M:P}\text{比值})}{\text{药物清除率}[\mathrm{mL/(kg \cdot min)}]}$$

1. 新生儿各系统器官功能不健全，肝脏对药物的解毒作用与肾脏对药物的排泄能力低下，因而易发生药物不良反应。例如，氯霉素成人口服后，约有90%在24小时内以葡萄糖醛酸结合型由尿排出；而新生儿肝酶发育不完善，葡萄糖醛酸的结合力差，以及肾脏排泄能力较低，致使氯霉素在体内蓄积而引起循环衰竭，出现灰婴综合征(gray baby sydrome)。如出生2周以内的新生儿，口服或静脉注射氯霉素的剂量应减为25 mg/(kg·d)。出生超过2个星期的患儿，口服或静脉注射的剂量为50 mg/(kg·d)，分4次给药。用量若超过100 mg/(kg·d)，死亡率为对照组的8倍。哺乳妇较长期服用中枢抑制药(苯二氮䓬类安定药、抗抑郁药和抗癫痫类药物)时，药物可能通过乳汁进入新生儿体内，影响其神经系统的发育。葡萄糖-6-磷酸脱氢酶(glucose-6-phosphate dehydrogenase, G-6-PD)缺乏的新生儿应用磺胺类、水杨酸类(salicylates)、硝基呋喃类(nitrofurans)、伯氨喹(primaquine)、维生素 K_3(vitamin K_3)易引起高胆红素血症(hyperbilirubinemia)；青霉素(penicillin)可通过血-脑脊液脊障，引起肌肉震颤甚至惊厥；乙酰水杨酸(acetylsalicylate)有出血倾向，吲哚美辛(indometacin)可收缩血管引起肺动脉高压。

2. 新生儿体表面积对较大，黏膜嫩，皮肤角化层薄，局部用药过多或用药时间过久易致毒性反应。例如，新生儿局部应用新霉素(neomycin)滴耳剂过多或过久可致耳聋。

五、儿童期用药

学龄前儿童体格稳步增长，智能发育日趋完善，虽防病能力有所增强，但仍可发生传染病及易患急性肾炎、风湿病等；学龄期儿童亦应注意预防近视和龋齿；儿童期后期进入青春期，应在用药治疗疾病的同时，重视配合心理治疗。

1. 抗细菌感染药物　儿童易患细菌感染性疾病，抗菌药物的使用是需要的，但应严格按适应证选药，除重症感染可合用，一般只用一种抗菌药物治疗。抗菌药物的不合理使用，将造成严重不良后果。如长期使用广谱抗菌药，易引起肠道菌群失调，耐药菌形成以及引起真菌二重感染(superinfection)。氟喹诺酮类(fluoroquinolones)影响软骨发育，18岁以下禁用。四环素类(tetracyclines)能与钙络合沉积于骨与牙齿中，影响骨骼发育，牙齿黄染，并使颅内压升高，智力下降，故7岁以下儿童禁用。氯霉素易致造血功能抑制，应用患儿应勤检查血象，发现白细胞下降应停用。氨基糖苷类(aminoglycosides)可引起永久性耳聋和急性肾衰竭，6岁以下禁用。另外，1个月新生儿禁用呋喃妥因(furantoin)及氯霉素，3岁以下禁用奥硝唑(ornidazole)，12岁以下禁用替硝唑(tinidazole)，4岁以下禁用克林霉素。

2. 解热镇痛药物　儿童急性感染时多伴有发热，高热易引起惊厥，过去常用解热镇痛药阿司匹林，但易引起急性脑病并发肝脏脂肪变性综合征，故15岁以下禁用。安乃近(metamizole)滴鼻可引起再生障碍性贫血(aplastic anemia)和暴发性紫癜(purpura fulminans)。对乙酰氨基酚(acetaminophen)被推荐为儿童首选药物。

3. 激素　肾上腺皮质激素在儿科应用广泛，单独应用于过敏性疾病及哮喘发作的治疗，但常与抗菌药物联合用于急性重症感染，轻中度感染一般短程口服给药，重症时需静注给药。而白血病(leukemia)、肾病综合征(nephrotic syndrome)等的用药疗程需数周至数月，长期应用可抑制骨骼生长，影响体格发育和引起难愈性骨质疏松(osteoporosis)，也影响水、盐等物质代谢，增高血压和发生库欣综合征(Cushing syndrome)及降低免疫力等，故应严密观察和控制长期用药。雄性激素(androgenic hormone)可致骨骼闭合过早，影响生长发育，甚至男童性早熟，女童男性化，儿童不宜长期使用。

六、老年人用药

当今世界范围内，无论是发达国家还是发展中国家均存在人口老龄化(population aging)的社会问题。老年药理学就是针对老年人机体的特点，研究其药效学、药动学和药物不良反应的一门新兴的药理学分支学科，目的是为了提高药物对老年患者的治疗效果，减少或避免药物的不良反应，提高老年人生活质量。

(一)生理和生化功能的变化

衰老是指人的整个生命过程随着时间、年龄的增长，机体的细胞、组织、器官乃至整个机体的功能、感受性和活动能力同步地、进行性地和普遍地下降的一种不可逆的表现(见表 9-3)。

表 9-3　　老年人的形态与功能的表现

形态表现	功能表现
1.皮肤松弛、发皱	1.视力听力下降
2.毛发逐渐变白、脱落，稀少	2.记忆力、思维力逐渐减退
3.老年斑	3.反应迟钝、行为缓慢、适应力下降
4.牙齿脱落	4.心肺功能减退
5.性腺和肌肉萎缩	5.代谢失调、酶、激素活力降低
6.血管硬化	6.免疫功能下降
7.肺和支气管的弹力组织萎缩	7.易患多种老年病：心血管病、慢性支气管炎、糖尿病、癌症及老年精神病
8.细胞结构改变	

1.神经系统

(1)脑：脑细胞减少、重量减轻，细胞内脂褐质增加，Nissl 小体减少，突触数量减少，递质减少，信息传递功能降低；脑血管阻力增加，脑血流量减少。

(2)脊髓：脊髓重量减轻，深部腱反射减弱，感觉阈值升高。

2.心血管系统

(1)心脏：心肌细胞内脂褐质沉着，心肌胶原淀粉样变性增多，心内膜增厚与硬化，使心脏生理功能减退，心输出量降低，心肌收缩力与顺应性减退，心室收缩减慢，心指数下降，易发生室上性早博的心律失常。

(2)血管：弹性纤维进行性磨损、断裂，钙沉积与血管胶原纤维交联，使血管弹性减弱，外周阻力增大，血流速度减慢，从而造成脑、冠状动脉、肾与肝血流减少。

(3)血压：收缩压随增龄而升高，运动后血压恢复缓慢，压力感受器敏感性下降，反射性调节机能降低，易发生体位性低血压(postural hypotension)。

3.呼吸系统　肺容量和重量减少，肺泡膜变薄，肺小血管硬化，肺毛细血管床减少，血流量减少，弥散能力降低1/3；肋软骨钙化，肋运动减弱，脊柱萎陷甚至驼背，肺活量减少，咳嗽效力下降，慢性支气管炎时痰液分泌增加，气道阻塞，加重呼吸负担。

4.消化系统　牙齿脱落，味蕾萎缩，口腔黏膜上皮角化增加，唾液分泌减少、pH降低、淀粉酶活性减弱，导致对食物消化不利；胃黏膜萎缩并伴有主细胞、壁细胞和副细胞减少，低胃酸或胃酸缺乏，胃蛋白酶分泌减少，胃排空减慢；肠平滑肌张力不足，蠕动减慢，胰蛋白酶等消化酶分泌减少，使消化能力下降；胃肠血流量减少，钙、铁等的吸收减少，易发生营养不良；肝血流量减少，胆汁排出易受阻，胆石症发生率较高；胰腺重量轻度减轻，胰液分泌量逐减。

5.泌尿系统　肾重量减轻，肾单位减少，有效肾血流量、肾小球滤过率及肾小管排泄功能减少，重吸收功能降低，导致肌酐清除率和尿比重降低，血尿素氮增高。膀胱肌张力松弛，纤维组织增生，容量减小，膀胱括约肌萎缩，功能减弱；前列腺增生，故常有尿急、尿频，甚至尿失禁。

6.内分泌系统　内分泌脏器重量减轻，按胰、甲状腺、睾丸、肾上腺的顺序减少，垂体无大变化。男性甲状腺、女性胰腺的重量明显减少。女性更年期后卵巢停止分泌雌激素(estrogen)，男性随增龄促性腺激素(gonadotropin)水平反而升高，男、女性老年人的促甲状腺激素(thyrotrophin)明显减少，胰岛素分泌的变化不大；肾上腺皮质功能的变化多种多样，血中醛类类固醇(aldehydes)减少而皮质醇(corticosteroids)无变化，激素受体数量减少，故老年人对糖皮质激素反应性降低，致使糖皮质激素对葡萄糖转运和代谢的抑制作用比青壮年者降低3～5倍。

7.免疫功能　细胞免疫功能降低，胸腺退变与萎缩，使血清中胸腺激素(thymin)水平逐渐下降；体液免疫中B淋巴细胞产生的免疫球蛋白(immunoglobulin)在老年人血清中总量虽无变化，但各型分布异常，如IgA、IgG含量增加，IgM减少；血清中天然抗体(如羊红细胞抗体等)减少，而自身抗体和单核细胞系免疫球蛋白增加。因此，老年人易患严重感染性疾病、免疫性疾病、肿瘤等。

8.其他　肌肉与体液量减少，而脂肪组织相应增加。

(二)药效学的改变

药物进入机体后产生药物效应的大小除与药物剂量、血药浓度等有关外，与机体组织器官对药物的敏感性亦有很大的关系，由于老年人组织器官的功能发生改变以及受体的数量、药物与受体的亲和力的改变，从而对药物的反应也发生相应的改变。

1.神经系统药物　神经组织发育较迟，萎缩及功能衰退较早，且无再生能力。老年人学习和记忆力均减退，用药依从性(compliance)差。对中枢抑制药的反应增强，如使用苯二氮䓬类(benzodiazepines，BDZ)，可发生小脑共济失调；巴比妥类和抗胆碱药易引起精神错乱、烦躁、噩梦和谵语等；利血平(reserpine)或氯丙嗪可能引起精神抑郁和自杀倾向等；氨基糖苷类抗生素、依他尼酸(edecrin)等更敏感，易致听力损害。另外，老年人易患情绪抑郁症，往往是无病疑病、要求用药的不当心理反应，故应给予更多的同情和精神安慰。即使用药也应精简，因老年人记忆力减退，反应迟钝，常会发生误服、忘服药物。

2.心血管系统药物　心输出量和动脉顺应性下降，外周阻力和脉压明显增加，压力感受器的敏感性降低，心脏对缺氧、高碳酸、儿茶酚胺(catecholamine)等刺激的反应明显下降，特别当给予吩噻嗪类(phenothiazines)、β受体阻断药(β-receptor antagonists)、亚硝酸盐类(nitrites)血管扩张药、三环类抗抑郁药(tricyclic antidepressant，TCA)、普鲁卡因胺(procainamide)、抗高血压药(antihypertensive agents)和利尿药(diuretics)时，引起体位性低血压的发生率及程度均较青壮年为高。老年机体不仅对β受体激动药的反应降低，对β受体阻断药的反应也明显降低，这可能与老年机体腺苷酸环化酶(adenylate cyclase，AC)的活性降低和β受体数目减少有关，故普萘洛尔减慢心率的作用减弱。老年人由于肝合成凝血因子的能力衰退和血管发生退行性病变而致止血反应减弱，故对肝素和口服抗凝血药(oral anticoagulant)非常敏感，一般治疗剂量可引起持久血凝障碍，并有自发性内出血的危险。

3.内分泌系统药物　由于随着增龄体内各种激素的分泌量产生明显变化，各种激素受体数量亦发生相应的改变，这种改变必将导致反应性的差别，如老年机体细胞内糖皮质激素受体数目减少而对糖皮质激素反应性降低，从而对营养物质的转运和代谢能力降低；性激素(sex hormone)的分泌与性激素受体的减少，生物学反应也将发生相应的变化。因此，更年期后适当补充性激素可缓解机体的不适症状和防止骨质疏松。但不宜长期大量使用，因为雌激素的过量可引起子宫内膜和乳腺的癌变，雄激素(androgen)的过量可造成前列腺肥大或癌变。另外，老年人对胰岛素和葡萄糖的耐受力均降低，而且大脑耐受低血糖的能力也较差，易造成低血糖昏迷。

4.药物敏感性　老年人对药物的敏感性提高而耐受性普遍下降，尤其是女性，因此，用药后往往不良反应的发生率及严重程度均比青壮年高。另外，老年人患多种疾病需多种药物合并使用而造成不良反应高发生率亦是重要因素之一。如利尿药、镇静药、苯二氮䓬类药分别服用时，可能耐受良好，能达各自的治疗效果，但合并使用则不易耐受而易发生体位性低血压。而且老年人对中枢神经系统的某些药物特别敏感，如具镇静作用或镇静副作用的药物均可引起中枢过度抑制；对中枢抗胆碱作用的药物可能引起痴呆，损害记忆和智力；抗精神病药物则可产生明显的行为异常等。老年人呼吸与循环的功能下降，故对易引起缺氧的药物耐受性低，应尽量避免使用。胃肠道的药物更易引起老年人胃肠道不适；由于老年人肝功能降低，若合用利福平(rifampicin)、异烟肼(isoniazid，INH)用于结核病治疗，易造成严重的肝损害。诸如氨基糖苷类抗生素、重金属盐类等损害肾功能的药物亦应慎用。老年人肾调节功能和酸碱代偿能力较差，即使是输液亦应随时注意调整用量，易引起电解质失调的药物剂量宜小，用药间隔时间宜长。

5.用药依从性　所谓依从性是指谨慎地遵照医嘱用药，这是获得治疗成功的关键。老年人依从性差，不遵医嘱用药可达60%，其中包括与医生的合作、饮食的控制、用药的间隔、停药和加用其他药物等，原因可能是老年人的固执、记忆力减退、对药物不了解或一知半解，忽视规定用药的重要性等。为此，对老年人用药宜少，尽量避免合并用药，疗程要简化，用药方法要详细嘱咐等。

(三)药动学的改变

1.吸收　老年人胃肠道的生理与病理改变将影响胃肠道对药物的吸收，而老年人中胃肠道功能正常者，一般并不存在着吸收问题。当然老年人常有烦闷和抑郁等情绪，致使胃肠功能下降，影响药物吸收。

(1)胃 pH：老年人胃黏膜萎缩而胃酸分泌减少，较青年人减少 25%～35%，女性较男性尤为明显，因此胃 pH 升高，直接影响弱酸性和弱碱性药物的解离度和脂溶度，从而影响这些药物的被动吸收。如苯巴比妥、地高辛的吸收速率因胃 pH 升高而减少，造成起效慢。苯二氮䓬类药物需在胃酸中水解转化为有效的代谢产物 N-去甲基安定，在pH 为 3 时其吸收较 pH 为 6 时快，血药浓度高。而老年人胃 pH 升高，药物转化减少，致使血药浓度降低，药时曲线下面积缩小，即生物利用度差，影响药物的作用。另一方面，在酸性环境中不稳定的青霉素 G 则在老年人胃酸减少时吸收增加，作用增强。药物以及某些营养物质的主动转运在老年人也降低，如半乳糖(galactose)、钙、维生素 B_1、铁、木糖(xylose)等的吸收量在老年人减少。

(2)胃排空速度：无论是酸性或碱性药物，大多数通过近端小肠广泛表面积时被动弥散过程而吸收，但是老年人的胃排空速度减慢，致使口服药物进入小肠的时间延迟，吸收速率减慢，有效血药浓度到达的时间也推迟，如对乙酰氨基酚等；某些在胃中分解代谢的药物，如左旋多巴(levodopa)，则由于胃排空速率减慢而使吸收减少。维生素 B_2 等主要在近段小肠吸收，由于胃排空减慢而吸收增加。

(3)胃肠活动度：胃肠道的肌张力和括约肌的功能随着年龄的增长而降低，因黏膜、肌肉萎缩，腹肌伸展力减退，致使胃肠蠕动减慢，加之老年患者易便秘，从而增加了小肠对药物的转运时间而吸收增加；若老年患者伴有腹泻或长期使用通便泻药时，则可缩短药物在胃肠的滞留时间而减少吸收。

(4)胃肠及肝血流：65 岁老年人因心输出量减少约 30%，造成胃肠及肝血流量减少 40%～50%，则对地高辛、奎尼丁、普鲁卡因胺和氢氯噻嗪(hydrochlorothiazide)的吸收显著减少。因为老年人肝血流减少，而造成普萘洛尔首过消除减少(并非吸收增加)，血药浓度较青年人为高，故应注意老年人应用普萘洛尔引起的不良反应。

2. 分布　由于老年人机体组成成分、组织器官的血液循环、体液 pH、血浆蛋白结合率及器官与药物的亲和力等都有不同程度的变化，从而影响药物的体内分布，但影响的情况各类药物不尽相同。如安替比林(antipyrine)、地西泮、地高辛的分布容积与年龄呈正相关，而乙醇(alcohol)则呈负相关，奎尼丁、硝西泮(nitrazepam)、华法林(warfarin)、保泰松(butazodine)、普萘洛尔、丙硫氧嘧啶(propylthiouracil)等的分布容积不随年龄而改变。

(1)机体组成成分：由于老年人细胞功能的减退，细胞内液减少，80 岁的老年人较 20 岁的青年人体内水分绝对量或相对量下降 10%～21%，而体内脂肪比例逐渐增加，因此对乙酰氨基酚、安替比林、乙醇、吗啡、哌替啶等水溶性药物的分布容积可随年龄增加而减少，血药浓度较高，50 岁者较其以下年龄者高 70%；相反脂溶性高的药物，如地西泮、利多卡因等分布容积随年龄增加而增大。分布容积增加，可降低血药峰值，延长半衰期，减少不良反应；相反，维持有效血药浓度时间延长会增加不良反应。

(2)与血浆蛋白结合：老年人由于肝合成白蛋白的功能下降而致血浆白蛋白含量降低，当营养不良或有慢性病(如肝、肾疾病)时，血浆白蛋白含量的下降更为显著，从而使与蛋白高结合率的药物游离型增加，表观分布容积增加，药物作用增强甚至出现毒性反应。

如某一种药物能从血浆中将另一种与蛋白结合率高的药物如华法林、呋塞米(furosemide)、保泰松、地西泮、普萘洛尔、甲苯磺丁脲、丙咪嗪(imipramine)、洋地黄毒苷(digitoxin)、苯妥英钠、奎尼丁等竞争性地被置换出来,可致血浆游离药物增多,特别对于治疗指数小的药物要注意血药浓度监测,否则易发生这类高蛋白结合率(大于85%)药物的不良反应。另外,如哌替啶等随年龄增长而与红细胞的结合减少,血药浓度较高。

3.代谢　药物代谢或称生物转化的主要器官是肝,肝重量在50岁以后开始下降,20～40岁时肝重为1200g,71岁以上肝重仅为741g,肝细胞数量也减少,虽然肝对药物的代谢率受很多因素的影响,但肝重量的降低可以说明肝代谢量的减少;随年龄增加肝血流亦减少,肝清除率的降低虽不完全因肝血流的减少,但是肝血流是药物总清除率的决定因素;加之老年人肝容积缩小,肝微粒体药物代谢酶活性降低,老年人的药物代谢较年轻人为慢,药物半衰期一般较长。如安替比林和保泰松的半衰期年轻人分别为12小时和81小时,而老年人则是17小时和105小时;青壮年异戊巴比妥(amobarbital)的肝氧化约25%,而老年人仅为12.9%,因此等剂量的异戊巴比妥在老年的血药浓度较青年人约高一倍,苯巴比妥、对乙酰氨基酚、吲哚美辛、氨茶碱和三环类抗抑郁药等亦有相似情况。由于老年人肝对药物的清除率降低,半衰期延长,故多次反复用药时,血药坪值(plateau value)上升,故老年人用药剂量应是青年人的1/2～2/3。

老年人肝对药物代谢能力的改变,不能采用一般的肝功能检查来预测,即正常的肝功能不一定说明肝代谢药物能力正常,另外,老年人肝微粒体药酶不易诱导增生,所以对许多药物较少发生耐受性。还因为老年人肝药物代谢酶的活性个体差异大于年龄的差异,因此不能按年龄推算肝药酶的活性,而且老年人的非微粒体酶的活性不降低,如氧化乙醇的醇脱氢酶(alcohol dehydrogenase)、代谢肼屈嗪和普鲁卡因胺的乙酰化酶(acetylase)等,故这些药物的体内代谢并不会减慢。

4.排泄　老年人肾的重量及容积分别减少10%和20%,肾小球数可减少30%～50%,肾小球动脉的硬化10倍于青年人,因此,老年人的肾小球滤过率下降35%,肾小管的排泌功能降低50%。但由于老年人骨骼肌萎缩,内源性肌酐(endogenous creatinine)生成减少,即使肌酐清除率下降而血清肌酐仍在正常范围,所以不能以此种情况说明肾功能正常,故在使用通过肾排泄的药物时仍应注意减量,如氨基糖苷类抗生素、地高辛、苯巴比妥、磺酰脲类、别嘌醇(allopurinol)、四环素类、心得宁(practolol)、普鲁卡因胺、乙胺丁醇(ethambutol)等,否则易导致药物不良反应。另外也因老年人肾血流量仅为年轻人的40%～50%,因此许多经肾排泄的药物半衰期延长,血浓度增加,容易产生药物不良反应,如地高辛应用成人剂量则老年人极易引起蓄积中毒。

(四)老年人用药的一般原则

由于老年人机体的生理、生化特点,加上老年人的生活环境、家庭、经济条件等因素的影响,造成了老年患者药物治疗上的复杂性,因此不可能对老年患者制订一个统一标准的药物疗法,强调的应是需针对各个不同老年患者的具体情况,实行个体化治疗的原则。

1.药物的选择　老年人在疾病诊断清楚后,根据病情的轻重缓急和患者的体重、性别、用药史、肝肾功能以及健康状况等实际情况,选择能达到缓解症状,减轻痛苦或纠正病理过程，且不良反应少或轻的药物给予治疗。配伍用药一般不宜超过 3～4 种，因为过多的同类型或相似副作用的药物合并应用，会加重不良反应。如抗抑郁药、抗精神病药，抗胆碱药、抗组胺药都具有抗胆碱作用，合用后其口干、视物模糊、便秘、尿潴留等不良反应具有相加性；而镇静药、抗抑郁症药、血管扩张药、降血压药、利尿药的合用均可加重体位性低血压；巴比妥类、镇痛新因易产生精神错乱而不适用于老年人；利血平亦不适用于老年人，因能产生中枢抑制；有些药物对老年人可能会产生严重或罕见的不良反应，需慎用或应用时密切观察不良反应的发生，以便及时停药。对老年性痴呆和血管疾病所造成的慢性脑综合征等尚无合适治疗药物可使用时，宁可不用药物治疗可能更恰当。抗衰老药物目前还缺乏充分的科学根据，因此要作正确的宣传引导，若仅为延年益寿之目的而长期应用此类药物是不恰当的。

2. 剂量的选择　老年人原则上不但应使用最少的药物进行治疗，而且应从最低有效剂量开始治疗，或者是由小剂量逐渐加大以求找到最合适的剂量，一般采用成年人的 1/2～2/3或 3/4 的剂量，最好是剂量个体化，这对主要由肾排泄而治疗指数较小的药物尤为重要。若有些患者靠调整剂量不能达到理想的要求，则还需考虑调整给药次数或给药方式，氨基糖苷类抗生素即是如此。有条件时应进行血药浓度监测，这对合理、安全用药具有重要意义。尽量避免老年人长期用药，疗程宜短，以防蓄积中毒；许多老年人吞药有困难，故不宜选用片剂或胶囊等固体剂型而改用液体制剂；老年人胃肠道功能不稳定，所以不宜服用缓释制剂，因胃肠蠕动加快而释放不充分，相反又因吸收量增加产生不良反应。

3. 用药时间的选择　老年人因视力、听力和记忆力减退，往往不能记住和理解医嘱而误用药物，据统计，75 岁以上的患者约有 59％由于各种原因不能服从医嘱用药。特别是老年人处于痴呆、抑郁症或独居状态者，更应警惕防止误服和过量服药。因此，除医务人员需耐心解释处方中的用药目的、剂量、用法与疗程外，还应尽量简化治疗方案，使老年患者易于领会与接受。最好是一日用药一次，能选择清晨空腹时应用者更宜，不宜间隙用药和长期用药，急性疾患的老年人，当病情好转后即应及时停药；必须长期用药者，应取得家属、邻居、亲友的协助监督，并定期检查肝肾功能，以避免不良反应的产生。

4. 饮食的选择　由于老年患者往往存在着消瘦、贫血、低蛋白血症等，致使其对抗癌、抗菌化学治疗药物的耐受力降低，极需注意食物营养的补充，否则无法采用适宜剂量治疗而影响疗效。而老年糖尿病患者若不控制饮食，则降血糖药物不可能取得满意疗效；若要取得强心苷、降血压药的较佳疗效，需限制食物中的盐分；使用利尿药治疗时，亦应限制含钾盐丰富的食物；食用富含 B 族维生素的食物可起到对饮酒老年患者补充这类维生素缺乏的作用。故用药期间注意食物的选择是为了更好地发挥药物的疗效。

（五）老年人常用药物的特点

1. 中枢神经系统药物

（1）镇静、催眠药：由于大脑皮层神经元的退化，脑细胞中脂褐质的积聚，脑血流的减少，60 岁以上的老年人的失眠发生率可达 26％，故老年人常需使用镇静催眠药。可是老年人对巴比妥类的敏感性增高，相当一部分老年人应用后引起不安、精神病等反常现象，并可发生药物依赖性，故老年人尽可能不用；苯二氮䓬类（如地西泮）虽对老年人仍有较多的不良反应，如宿醉现象（早晨困倦），突然停药的焦虑及仍可能产生药物依赖性等，但较巴比妥类的安全范围大，故较广泛地用于老年人，尤其是替马西泮（temazepam，3-羟基安定）因其半衰期短，10～30 mg 的剂量较适用于老年人。

（2）抗精神失常药：

1）抗精神病药：老年人对抗精神病药物比较敏感，也易出现不良反应。如吩噻嗪类的氯丙嗪与硫利哒嗪（thioridazine），不但具有较强的镇静作用，并有β受体阻断作用和外周降压作用，易致体位性低血压，还能产生锥体外系症状（extrapyramidal symptoms，EPS）。丁酰苯类（butyrophenones）的氟哌啶醇（haloperidol）虽较吩噻嗪类的镇静、降压及抗胆碱作用弱，但抗精神病作用强，对老年人的兴奋躁动、幻觉、妄想为主的精神分裂症尤为适宜，且较少发生体位性低血压，但80%的患者可发生锥体外系的不良反应。

2）抗焦虑药：常用苯二氮䓬类药物，其他如巴比妥类、吩噻嗪类的硫利哒嗪。苯二氮䓬类的代表药物地西泮，除用于焦虑症的治疗外，还可用于某些中枢抑制药突然停药后所引起的症状。常见有思睡、疲倦和对某些精神患者异常的兴奋现象，因其体内代谢产物奥沙西泮（oxazepam）在老年人的半衰期较长（128 小时），故常用量为 4～40 mg/d，而且应从小剂量开始，不过这类药物的安全度较大，较少发生中毒现象。

3）抗抑郁症药：老年人抑郁症较青壮年发病率高，为 7%～11%，常用三环类、四环类抗抑郁症药和单胺氧化酶抑制剂（monoaminoxidase inhibitor，MAOI）治疗，预后较好。对于易激动患者常用三环类的阿米替林（amitriptyline），因其抗中枢及周围胆碱能作用较多塞平（doxepin）强。但多塞平老年人易耐受，且不干扰抗高血压药胍乙啶（guanethidine）的治疗，对心脏的毒性也较小，故对抑郁症或抑郁状态，临床多选用多塞平。因三环类老年人代谢速度较慢，并有中枢和外周的抗胆碱作用，故在老年人易发生便秘、尿潴留、口干、青光眼恶化、精神错乱、体位性低血压和心律失常、呼吸抑制等不良反应，为预防起见宜进行血药浓度监测。四环类常用的是马普替林（maprotiline），且具有对失眠、焦虑的治疗作用，虽不良反应与三环类相似但较轻，故为老年人抗抑郁症的首选药物。单胺氧化酶抑制剂不适用于老年抑郁症的治疗，因易引起体位性低血压和肝脏毒性等。

（3）抗帕金森病药：有左旋多巴、卡比多巴（carbidopa）、抗胆碱药（anticholinergic agent）、抗组胺药（antihistamines）、金刚烷胺（amantadine）及溴隐亭（bromocriptine）。首选药物应为左旋多巴，但不少老年人对其耐受性差，常引起和加重大脑皮层功能障碍，甚至引起痴呆，所以，应从小剂量开始逐渐增加至维持量，而且临床上多采用联合用药，效果更好。如左旋多巴 100 mg 与卡比多巴 10 mg 合用，卡比多巴虽无抗帕金森病的作用，但它能抑制外周多巴脱羧酶的活性而阻止左旋多巴在外周脱羧成多巴胺，从而有更多的左旋多巴进入脑组织产生有效的多巴胺浓度，并可降低多巴胺的外周不良反应。抗胆碱药如邻甲苯海拉明（mephenamine）、苯海索（benzhexol）对震颤控制较满意，但易引起前列腺肥大、尿潴留及精神错乱及视幻觉，故老年人不宜应用。不能耐受左旋多巴的患者可用金刚烷胺，但它与左旋多巴、抗胆碱药一样对痴呆患者可产生有害的脑兴奋。抗组胺药如苯海拉明（diphenhydramine）作用虽不如抗胆碱药，但对轻症是有效的，且其不良反应较易耐受而适用于老年患者。溴隐亭对某些病例有效，它与左旋多巴合用而减少其用量，但需注意的是两药合用可互相增强毒性。

2. 肾上腺素受体阻断药　甲状腺功能亢进患者交感-肾上腺系统过度兴奋的症状，据认为是肾上腺素受体增多或组织内儿茶酚胺浓度增高的结果，或由于腺苷酸环化酶合成增加之故。另外，交感神经兴奋可增加甲状腺激素的分泌，而β受体阻断药如普萘洛尔、阿普洛尔(alprenolol)可抑制 cAMP 的生成和使血中 T_4 和 T_3 浓度下降，使 rT_3(无生物活性的 T_3)增多，阿替洛尔(atenolol)和美托洛尔(metoprolol)使 T_3、rT_3 均减少，故β受体阻断药可控制甲状腺功能亢进的症状。目前对β受体无选择性作用的普萘洛尔应用较多，但哮喘及阻塞性肺疾患者禁用，故宜选用没有内在拟交感活性(intrinsic sympathomimetic activity)和没有膜稳定作用(membrane-stabilizing activity)的选择性β受体阻断剂，如美托洛尔是选择性 β_2 受体阻断药，合并哮喘的患者亦可用。

3. 心血管系统药物

(1)抗高血压药：老年人重要器官动脉多有硬化性变化，血管口径变小，血管阻力变大，血流量减少，而对降血压药耐受性降低，尤其是对较强的降血压药，如扩血管较强的哌唑嗪(prazosin)、卡托普利(captopril)等，易致低血压、心脏供血不足和脑缺血性昏厥，甚至发生心绞痛(angina pectoris)和脑血栓形成(cerebral thrombosis)，因此老年人降压首选的是β受体阻断药及钙拮抗药(calcium antagonists)。β受体阻断药如阿替洛尔和拉贝洛尔(labetalol)，降压效果好；钙拮抗药如硝苯地平降压作用较理想且较安全；尚有扩张血管及利尿作用的吲达帕胺(indapamide)，无明显的体位性低血压作用与中枢抑制作用。老年人对甲基多巴、可乐定等中枢降压药十分敏感，可导致老年人极度镇静、嗜睡和眩晕等不良反应，突然停用可出现焦虑、激动、心悸、出汗、血压突然升高甚至高血压危象等停药反应。利血平可致老年人反应迟钝、嗜睡、记忆减退和溃疡病的发生，故与甲基多巴、可乐定等慎用于老年高血压患者。

目前临床多认为，对老年高血压患者两种或以上的降压药合用效果较好，但一般宜采用缓和降压作用的药物，如噻嗪类利尿药合并β受体阻断药，必要时可合并血管扩张剂如肼屈嗪，常用于单用利尿药不能控制的高血压，还可减轻血管扩张药引起的反射性交感神经心率加速。但β受体阻断药普萘洛尔对于周围循环不良的老年患者可因心输出量与周围血流量减少而产生四肢冰冷，跛行加剧。

(2)强心苷类(cardiac glycosides)：大多数老年人对强心苷非常敏感而易产生中毒，为非老年患者发生率的1～1.5倍，典型的恶心、呕吐、心动徐缓等中毒症状不一定出现，而常见的是精神错乱、中毒性精神病、精神抑郁、男性乳房增大和类似肠系膜动脉阻塞的急腹症。这一方面由于老年人肾功能减退，肾小球滤过减少，强心苷肾清除率降低，相对血药浓度增高，半衰期延长；另一方面是较多地使用利尿药，而钾摄入又少，血钾丢失增多，这种低血钾也就加剧了强心苷对心脏的中毒，不但中毒发生率增加，死亡率也增加，故老年人强心苷的使用量宜为常用量的1/2或1/4，肾功能不全者更应减量。目前主张根据血清肌酐清除率来调整剂量，这也是确保强心苷使用安全的措施之一。

4. 利尿药　常用于心功能不全和高血压病。由于利尿药使老年人排尿增加而导致低血容量，低血容量又使老年人易产生体位性低血压，低血压可诱发肾功能障碍，血中尿素氮增高。老年人长期使用利尿药也易出现低血钾反应，故老年人一般使用保钾利尿药螺内酯(spirolactone)或氨苯蝶啶(triamterene)，或与缓释钾(slow release potassium)、氯化钾(potassium chloride)等钾制剂同时应用,可避免低血钾反应及因低血钾增加强心苷中毒。强利尿药对前列腺肥大的老年人可引起急性尿潴留,某些患者也可引起尿失禁,因此对老年人来说除迫切需要外,一般仅作备用药。多采用小剂量噻嗪类或阿米洛利(amiloride)等缓和的利尿药,但前者可诱发痛风,后者单用作用较弱,不过它能增强氢氯噻嗪及依他尼酸(ethacrynic acid)的排钠利尿作用,减少钾的丢失,但肾功能不全者禁用。

5. 内分泌系统药物　激素制剂在老年人应用一方面是作为替代疗法,补充和治疗衰老过程中所致的内分泌功能减退而产生的疾病或症状,如雌激素治疗妇女更年期综合征等,这从理论上讲是合理和可行的,但内分泌器官功能随增龄而减退现象属生理状态,不一定需要用药;企图以外源物质来补充不足,达到恢复至青壮年时期的内分泌状态是不太可能的。另一方面是发挥激素的生理或药理作用,治疗与原内分泌腺体完全无关的疾病,如应用糖皮质激素治疗严重感染等。

(1)糖皮质激素:老年人肾上腺无解剖上的重要改变,血浆中氢化可的松(hydrocortisone)的浓度保持正常水平,但分泌及代谢的速度减慢。老年人对糖皮质激素的生物利用度不同而用量的个体差异较大,造成不同的药物效应与不良反应。老年人血浆白蛋白含量下降,尤其是肝慢性疾患如肝硬化时血浆白蛋白降低更为常见,致使血中游离糖皮质激素浓度增高而易出现糖皮质激素的不良反应。也因老年人糖皮质激素受体减少和合并用药(如苯巴比妥)影响其清除而增加不良反应,如医源性皮质功能亢进症,诱发或加重溃疡病甚至穿孔出血,促发或加重结核、化脓性感染、真菌感染及精神症状等。因此,糖皮质激素的用量需根据病情严重程度不同而不同。

(2)抗糖尿病药:老年人糖尿病的发病率较高,老年糖尿病患者宜用口服降血糖药治疗,若使用过程中出现明显消瘦或伴发其他疾病使糖尿病加重时才用胰岛素治疗。由于老年人消除胰岛素的能力低,且多有心血管并发症,故胰岛素的用量应比年轻人小,并从小剂量开始,根据血糖水平逐渐加量。可测定尿糖值来调节用药量,但需了解每个患者血糖值与尿糖值的关系,因老年人肾排糖阈值升高,有时血糖虽高而尿糖不高。老年人胰岛素的不良反应主要是低血糖症,不但易发生,而且恢复慢,若有冠状动脉或脑动脉硬化性疾病,低血糖易发展成为严重的不可逆性改变,甚至危及生命。口服降血糖药多用甲苯磺丁脲,因其半衰期短,仅5小时,而氯磺丙脲(chlorpropamide)半衰期长达36小时,可引起持久的低血糖,导致老年人神经系统后遗症和心肌梗死或脑血管意外。肝病可使对甲苯磺丁脲的敏感性提高;肾衰会干扰氯磺丙脲及其有效代谢产物的排泄,延长其降糖效果,出现低血糖反应,应予注意。

(3)甲状腺素:老年人血中甲状腺素(thyroxine, T_4)的浓度虽无改变,但血浆中三碘甲状腺原氨酸(triiodothyronine, T_3)浓度下降25%～40%,说明外周由甲状腺素转化为三碘甲状腺原氨酸减少,这种改变提示甲状腺素的老年用量略低于常用量即可起替代作用。但老年人不宜以甲状腺素作长疗程的替代疗法,因甲状腺素使心肌耗氧量增加而引起心绞痛的发作。

(4)雌激素:最常用于老年人的更年期综合征、绝经期后的乳腺癌、骨质疏松和前列腺癌转移等。雌激素有较多的不良反应,雌激素性高血压、进展性乳腺纤维瘤、进展性子宫平滑肌瘤及有乳腺癌病史的患者禁用雌激素,对于肥胖症、糖尿病、高血压、胶原纤维病、胆石症或高脂蛋白血症、曾患心肌梗死或心血管意外、肺栓塞及静脉血栓等患者，也应严加控制使用。

6.抗菌药物　老年人感染性疾病的治疗原则与一般人无大的不同，但需注意存在的某些特殊问题。

(1)肾功能减退：因老年人常伴有肾功能不全而对由肾原形排泄的抗菌药物清除减慢，血药浓度升高，半衰期延长，而易发生蓄积性中毒；特别是当一些药物本身就具有肾毒性作用，如氨基糖苷类和四环素类抗生素、氨苄西林(ampicillin)、羧苄西林(carbenicillin)等，应根据老年人肾功能减退情况适当减量或延长给药间隔时间，否则一旦发生不良反应往往比青壮年严重。庆大霉素、链霉素、卡那霉素等对老年人第Ⅷ对脑神经的损害更为突出，比青年人大3倍。老年人肾功能减退可使控制尿路感染的呋喃妥因、氯霉素等在尿路中浓度降低，从而降低疗效。

(2)肝功能不全：老年人肝功能不全可使肝中药物增高或主要经肝代谢和灭活的抗生素，如氯霉素、红霉素、新生霉素(novobiocin)、四环素等血药浓度升高，半衰期延长，并引起异常的毒性反应，故应慎用或禁用。

(3)过敏反应：老年人在使用某些抗生素时易发生过敏反应，如老年人应用氨苄西林最易引起过敏性皮疹。

(4)其他：由于老年人的免疫功能下降和自身免疫抗体的产生，因此，所患感染性疾病往往较严重。而且也常患多种疾病，需用多种抗生素或其他药物治疗，故应特别注意药物间的相互作用。另外，老年人一般营养状况稍差，而营养不良可使蛋白质及血循环中抗体减少，致使感染严重，病程长，药效差。四环素类[多西环素(doxycycline)及米诺环素(minocycline)除外]还能促进蛋白质的异化过程，引起氮质血症，因此老年人应避免使用四环素类抗生素。

思考题

1.妊娠期母体药代动力学的特点是什么？

2.根据胎儿的影响，可将药物分为几类？

3.药物通过胎盘的影响因素有哪些？

4.新生儿的用药特点有哪些？

5.简述儿童期用药特点及注意事项。

6.简述老年人胃肠道功能改变对药物吸收的影响。

7.老年人的药动学有何特点？

8.老年人的药效学有何特点？

9.简述老年人用药的原则。

（韩秀珍）

第十章

遗传药理学与个体化给药

遗传药理学(pharmacogenetics)或称药理遗传学，主要研究遗传因素对于药效学、药动学及毒性的影响，是近年来药理学与遗传学、生物化学、分子生物学等多学科相结合发展起来的边缘学科。研究范围包括：①遗传变异对药物反应的影响。②基因调节大分子(包括药物代谢酶)对药代动力学和药效动力学的影响。③对药物有无遗传性异常反应的预测。④药物对基因的影响，包括致癌(carcinogenesis)、致畸(teratogenesis)作用的遗传学基础。⑤遗传病的药物和基因治疗(gene therapy)。

一、基本概念

遗传的主要物质基础是细胞核染色体上的DNA，DNA是携带遗传基因，传递遗传信息最基本的物质。正常人细胞中有23对染色体，其中22对常染色体(autosome)，一对性染色体(sex chromosome)。

1. 基因(gene)　储有遗传信息的DNA片段。一个基因在同源染色体相同座位上的一种形式称为等位基因(allele)。

2. 基因型(genotype)　在基因水平上描述遗传特征。

3. 遗传表型(phenotype)　描述明显的遗传特征，是由基因型和环境因素共同作用导致生物体的可见性状。

4. 杂合子(heterozygote)　是指在一对同源染色体的特定位点上具有两个不同等位基因的个体。

5. 纯合子(homozygote)　指在一对同源染色体的特定位点上具有两个相同等位基因的个体。

6. 中间性遗传(intermediate inheritance)　在杂合子状态下，部分表现出来的基因，称为不完全性基因。例如血红蛋白S基因的纯合子表现为镰形细胞贫血；而这种基因的杂合子红细胞似乎正常，但如果抽出此病患者的一些血，暴露在低氧分压的试管中，那么红细胞会失去它们正常的球形而变成镰刀形。这样的人被称为具有镰形细胞性状，而不是镰形细胞贫血，是为中间性遗传。

7. 共显性(codominance) 是指在杂合子中，两个等位基因都能得到表现。例如ABO血型，具有A型和B型基因的个体，表现为AB型。遗传因素对药物反应的影响，可通过单基因遗传或多基因遗传实现。

8. 基因变异(genovariation) 存在于药物代谢酶多态性，药物受体、药物载体、细胞膜离子通道及多药耐药蛋白的基因多态性。

9. 单基因遗传变异(monogenic variance) 由一对等位基因控制所引起的变异，是指性状或疾病按照孟德尔提出的"分离律"和"自由结合律"而传递。可表现为某一特定药物代谢酶缺损而影响药物代谢。主要由编码药物代谢酶的特异性基因的等位基因发生了变化而引起基因产物酶的缺失或变异。

10. 多基因变异(polygenic variation) 是由两个或两个以上的非等位基因，以其相似或互补的累积效应决定的一种性状。多基因变异家族性不及单基因遗传明显，受环境因素的影响较大，没有显性和隐性的区别。因此，只要不是单基因变异，就包含遗传和环境两种因素。它在人群中分布呈连续性变异，即表现为常态曲线样分布。

在多基因变异情况下，遗传因素易于测定，并被称为遗传率(heritability)。遗传率的数值是通过对单卵双生子(monozygotic twins)和双卵双生子(dizygotic twins)的比较研究得出的。双香豆素(dicoumarol)、保泰松(butazodine)、去甲替林(nortriptyline)、甲苯磺丁脲(tolbutamide)和苯妥英钠(phenytoin sodium)等药物的血浆半衰期(half-life time, $t_{1/2}$)、清除率(clearance, CL)、稳态血药浓度(steady state plasma concentration, C_{ss})的遗传率一般为50%，安替比林(antipyrine)有时甚至高达98%，可见遗传对已经研究过的药物代谢清除率具有显著的影响。然而，遗传药理学的遗传率并不具有生物学普遍性，它只限于被研究的群体。例如，在同一种族和相似饮食习惯的人群中的非吸烟者之间的安替比林代谢变异是由遗传引起的，但是在居住于同一大城市中的混合人群的安替比林的代谢差异，则受到包括营养、生活方式、疾病在内的许多因素的影响。

11. 常染色体显性遗传(autosomal dominant inheritance) 变异基因属于显性基因，基因常为杂型，患病情况有较大可变性。有些致病基因子代可以显现，但也有隔代后重现者。如醛脱氢酶代谢(aldehyde dehydrogenase metabolism)、香豆素抗凝血作用耐受症(coumarin anticoagulant effect with tolerance)、糖皮质激素可治性高血压病(glucocorticoid remediable hypertension)、胰岛素受体基因引起的胰岛素耐受症(insulin resistance syndrome)、青少年乳糖不耐受症(adolescent lactose intolerance)、恶性高热症(malignant hyperthermia)、色点视网膜炎(color dot retinitis)、血栓形成倾向(thrombophilia)等属于常染色体显性遗传。

12. 常染色体隐性遗传(autosomal recessive inheritance) 变异基因属隐性基因，纯合子才表现疾病，杂合子不表现，遗传与性别无关。如乙酰化多态性(acetylation polymorphism)、乙醇敏感性增高(ethanol increased sensitivity)、β_1-抗胰蛋白酶缺陷(β_1-antitrypsin deficiency)、CYP2C19多态性、CYP2D6多态性、纤维性囊肿病(fibrocystic disease)、二氢吡啶脱氢酶缺陷(dihydropyridine dehydrogenase deficiency)、雌激素耐受症(estrogen with tolerance)、鱼腥综合征(anabaena syndrome)、果糖不耐受症(fructose intolerance)、糖皮质激素诱发开角性青光眼(glucocorticoid induced open angle glaucoma)、

谷胱甘肽转移酶缺陷(glutathione transferase deficiency)、胰岛素受体基因引起的胰岛素耐受(部分家系)、甘草诱发的假性醛固酮过多症(liquorice induced by aldosterone)、对氧磷脂酶多态性(paraoxonase polymorphism)、血清胆碱酯酶敏感性增高(Increased serum cholinesterase sensitivity)、硫嘌呤甲基转移酶缺陷(thiopurine methyltransferase deficiency)等属于隐性遗传。

13. 性连锁(X 连锁)显性遗传(X-linked dominant inheritance) 致病基因属于性染色体上的显性基因,女性获得显性基因概率高于男性一倍。

14. 线粒体遗传(mitochondrial inheritance) 氨基糖苷类(aminoglycosides)诱发性耳聋。单基因遗传在人群中的分布特点是"多峰"不连续曲线分布。

15. 性连锁(X 连锁)隐性遗传(X-linked recessive inheritance) 性连锁遗传主要系指 X 染色体所携带的基因遗传。致病基因系指位于 X 染色体上的隐性基因。由于男性只有一条 X 染色休,而 Y 染色体上没有相应的等位基因,所以男性发病率高于女性。如:葡萄糖-6-磷酸脱氢酶缺陷(glucose-6-phosphate dehydrogenase deficiency, G-6-PD defect)、吡哆醇反应性贫血(pyridoxine responsive anemia)、血管加压素耐受症(vasopressin resistance)属于这类遗传。

16. 遗传多态性(genetic polymorphism) 许多药物代谢酶具有遗传变异,其中大多数表现为遗传多态性。它是一种单基因状态,由同一正常人群中的同一基因位点上多个等位基因引起,因而药物与机体相互作用可出现多种表型。这多个等位基因中的任何一对等位基因决定的表型的发生频率应在 1%以上,如果发生率低于 1%,则称为罕见性状,由自发性突变引起。影响药物代谢的多态性涉及机体对药物代谢酶的遗传变异,如药物代谢过程中的乙酰化、氧化存在多态性。例如异烟肼(isoniazid, INH)的代谢就有慢乙酰化和快乙酰化之分。药物氧化的多态性与细胞色素 P450 酶系统有关,例如异喹胍(debrisoquine, DB)的强代谢者(extensive metabolizer, EM)和弱代谢者(poor metabolizer, PM)。

17. 基因组药理学(pharmacogenomics) 是遗传药理学的一个分支,涉及研究人类基因谱中特定基因位点与药物效应之间的关系。在实践中遗传药理学与基因组药理学常常被互相替代使用。

18. 家系或双生的研究 同卵双生之间和异卵双生之间对药物的反应不同。遗传系数(heredity coefficient)或遗传力(heritability)表示遗传因素产生的影响程度。

$$h^2=\frac{(\text{异卵双生子间方差}-\text{单卵双生子间方差})}{\text{异卵双生子间方差}}$$

二、基因多态性对药物代谢的影响

药物主要由多态细胞色素 P450(polymorphic cytochrome P450s)所代谢,如 CYP2D6, CYP2C19 等,也可被其他药物酶代谢系统所代谢。其他类型的药物代谢酶也存在多态性,如氮乙酰基转移酶(N acetyl transferase)、谷胱甘肽转移酶(glutathione transferase)、黄素单加氧酶(flavin monooxygenase)、硫转移酶(sulfurtransferase)等(见

表 10-1)。遗传因素带来的药物代谢酶的多态性导致了不同人群对于特定药物生物转化的不同,临床结果增加了药物不良反应及减弱药物疗效的可能性。

表 10-1　遗传性药物代谢酶变异

丁酰胆碱酯酶(BChE)	乙醛脱氢酶(ALDH)
血清脱羧酶和芳香酯酶	二氢吡啶脱氢酶
异喹胍-司巴丁氧化酶(CYP2D6)	N-乙酰基转移酶(NAT)
美芬妥英羟化酶(CYP2C19)	UDP-葡萄糖醛酸基转移酶(UDPGT)
多巴胺羟化酶(DH)	硫羟甲基转移酶
过氧化氢酶	儿茶酚氧位甲基转移酶 (COMT)
超氧化物歧化酶(SOD)	硫嘌呤甲基转移酶
单胺氧化酶(MAO)	酚磺酰基转移酶(PST)
乙醇脱氢酶(ADH)	谷胱甘肽转移酶(GST)

(一)强代谢者与弱代谢者

由于基因的多态性,对于某些药物代谢存在强代谢者与弱代谢者两种类型,两者药物代谢程度不同,其药效与不良反应也不同。如抗心律失常药普罗帕酮(propafenone)主要由肝药酶 CYP2D6 代谢,其代谢产物 5-羟基普罗帕酮(5-hydroxypropafenone)依然具有钠通道阻滞作用及有较弱的 α 受体阻断作用。大多数人群是强代谢者,即服用普罗帕酮后存在首过效应(first-pass effect),对药物进行了强代谢,使药效减弱;而弱代谢者由于缺乏 CYP2D6,普罗帕酮的首过效应降低,血药浓度升高,使该药的效应与不良反应明显增加。所以,在药物应用前,了解该药存在的代谢类型对于临床正确用药将提供有价值的信息。

(二)临床常见的药物代谢多态性

1. 异喹胍氧化代谢多态性　异喹胍为抗高血压药,主要经肝内代谢生成 4′-羟异喹胍,由 CYP2D6 催化。人群的 4′-羟化能力呈两态分布,即强代谢者(EM)和弱代谢者(PM)两个表型之分。PM 个体不能对异喹胍进行 4′-羟化代谢,为常染色体隐性遗传,由一个单基因座上的两个等位基因控制,其基因型是隐性等位基因的纯合子(pp),表现为 PM 的羟化能力低下或缺失,是因其肝内缺乏 CYP2D6。EM 个体则是显性等位基因的纯合子(EE)或杂合子(Ep)。异喹胍弱代谢表型的发生率在具有不同遗传背景的人群中有显著差别。由遗传决定的某些药物氧化代谢多态性的不同分布,可能成为不同种族患者对这些药物所需剂量不同的重要原因。

许多药物的体内代谢由 CYP2D6 控制,弱代谢者易发生红斑狼疮(lupus erythematosus)和帕金森病(Parkinson's disease,PD),强代谢者易发生肺癌、膀胱癌、肝癌和胃肠癌。EM 人群发生肺癌的危险是 PM 人群的四倍。和正常人比,异喹胍表型和肺癌、膀胱癌、肝癌、胃肠道癌的发生有关，这些患者的异喹胍代谢率分布左移，即 CYP2D6 的活性较高。中国人 EM 高达 99%，为肺癌发病的高危人群。

表 10-2　　经 CYP2D6 代谢的药物

类别	药物
β受体阻断药	阿普洛尔、丁呋洛尔、美托洛尔、普萘洛尔、噻吗洛尔、布尼洛尔
α、β受体阻断药	卡维洛尔
抗心律失常药	奎尼丁、恩卡尼、司巴丁、氟卡尼、普罗帕酮、安搏律定、美西律
降压药	异喹胍、胍生、吲哚拉明
抗心绞痛药	哌克昔林、特罗地林
镇痛药	曲马朵
5-HT 拮抗药	托比色创
抗精神病药	奋乃静、氟哌啶醇、利螺环酮、硫利达嗪、珠氯噻醇
止咳平喘药	可待因、甲氧苯丙胺、右美沙芬
降血糖药	苯乙双胍
三环类抗抑郁症药	阿米替林、丙咪嗪、氟米帕明(氯丙咪嗪)、去甲丙咪嗪、去甲替林
其他抗抑郁症药	阿米夫胺、溴法罗明、马普替林、帕罗西汀、托莫西汀

2. S-美芬妥英代谢多态性　美芬妥英(mephenytoin)为抗癫痫药。在人体内，美芬妥因的代谢具有立体选择性，S-美芬妥因绝大部分在肝内由特异性氧化酶 CYP2C19 氧化生成 4′-羟美芬妥英，再经葡萄糖醛酸结合后，迅速从尿中排出。S-美芬妥因之 4′-羟基氧化代谢反应呈遗传多态性，部分人 S-美芬妥因 4′-羟氧化缺失，因此在人群中 S-美芬妥因代谢参数的频数呈二态分布。S-美芬妥因的 4′-羟基氧化能力缺失者和正常者分别被称为 PM 和 EM。S-美芬妥英 PM 表型分布在具有不同遗传背景的人群中显著不同，因而表现了很大的种族差异性(ethnic difference)。

S-美芬妥英氧化代谢缺陷为常染色体隐性遗传，受 10 号染色体长臂的 q24.1～q24.3片段上的一对等位基因控制。迄今已发现 CYP2C19M1 和 CYP2C19M2 两种主要突变基因，引起 CYPC19 的功能缺失而导致 S-美芬妥因氧化障碍。经 CYP2C19 氧化的药物除了 S-美芬妥英外，还有地西泮(diazepam)、萘普生(naproxen)、普萘洛尔(propranolol)、奥美拉唑(omeprazole)、甲苯磺丁脲、苯妥英钠、双氯芬酸(diclofenac)、S-华法林(*S*-warfarin)、四羟基大麻酚(tetrahydroxycannabinol)、替诺昔康(tenoxican)、吡罗昔康(piroxicam)、布洛芬(ibuprofen)、磺胺苯吡唑(sulfaphenazole)等，在 PM 中使用这些药物时要特别警惕不良反应的发生。

3. N-乙酰化代谢多态性　药物乙酰化代谢受肝内胞浆 N-乙酰基转移酶(N-acetyltransferase，NAT_2)控制，表达该酶的基因时段 NAT_2位于第 8 号染色体，若 NAT_2基因的外显子密码发生不同形式的点突变(M_1、M_2、M_3型)，则导致肝内 NAT_2 含量不足，药物乙酰化速率减慢，相应个体表现为慢乙酰化表型，称为慢乙酰化者；由于基因剂量效应的结果，杂合子的表型可能为中间型。药物乙酰化能力在人群中表现出遗传多态性，被分成慢、中、快代谢者，并表现为常染色体隐性单基因遗传特征，即慢乙酰化者为常染色体、纯合子、隐性性状，而快乙酰化则是杂合子或纯合子显性性状。某些非遗传因素可以增强或减弱乙酰化反应，例如饮酒、大量摄取葡萄糖、激素治疗、肾衰竭、肝疾病等，但这些环境因素只能改变 NAT_2 的活性，并不改变 NAT_2 的结构，因而影响远没有遗传因素的影响显著。快、慢乙酰化者的发生率有很大的种族差异(ethnic difference)，白种人的快乙酰化者占 30%～50%，中国人为 70%～80%，加拿大爱斯基摩人则可高达 95%以上。通过查明快、慢乙酰化表型的分布率，有助于对经乙酰化代谢的药物的治疗效应或毒性作用的控制。由于乙酰化能力的显著差异，药物及其代谢产物血浆浓度在慢乙酰化者和快乙酰化者之间有显著差别，并因此产生不同的临床效应。

异烟肼、肼屈嗪(hydralazine)、普鲁卡因胺(procainamide)、氨苯砜(dapsone，DDS)、磺胺类(sulfonamides)、咖啡因(caffeine)、硝西泮(nitrazepam)、柳氮磺吡啶(sulfasalazine)等在人体内均经乙酰化代谢，它们在慢乙酰化者形成较高的血浆药物浓度，从而药理作用增强，或是产生毒性作用。如应用肼屈嗪后，慢乙酰化者较多产生抗核抗体(antinuclear antibodies)和系统性红斑狼疮样反应(systemic lupus erythematosus like reaction)，其降压作用也明显增强。应用普鲁卡因胺后，慢乙酰化者易出现抗核抗体阳性，比快乙酰化者较早发生狼疮，而且发生率也较高。在慢乙酰化患者中应用苯妥英钠，其毒性作用增加。异烟肼治疗结核时，慢乙酰化者易发生外周神经病，可因异烟肼蓄积引起肝细胞混合功能氧化酶抑制。异烟肼可引起肝炎，与其代谢产物乙酰肼(acethydrazide)有关，这一不良反应的发生率与乙酰化能力相关。在快乙酰化者体内，异烟肼生成大量乙酰肼，乙酰肼再进一步生成活性代谢产物而引起肝坏死。

4. 甲基化多态性　儿茶酚氧位甲基转移酶(catechol-O-methyl transferase，COMT)催化内源性儿茶酚胺(catecholamine，CA)和儿茶酚胺类药物的氧位甲基化，包括肾上腺素(adrenaline，AD)、去甲肾上腺素(noradrenaline，NA)、左旋多巴(Levodopa，L-dopa)、多巴胺(dopamine，DA)等，COMT 具有高活性和低活性之分。甲基化状态是人类药物代谢变异的原因之一，除 COMT 外，还有巯嘌呤甲基转移酶(thiopurine methyltransferase，TPMT)、硫羟甲基转移酶(thiol hydroxymethyltransferase，TMT)。

5. 乙醇脱氢酶和乙醛脱氢酶

(1)乙醇脱氢酶：某些个体由于遗传的原因，对乙醇敏感性增高而易出现乙醇中毒，称为乙醇不耐受。乙醇在体内的代谢是由乙醇脱氢酶(alcohol dehydrogenase，ADH)水解成乙醛，继而再由乙醛脱氢酶(aldehyde dehydrogenase，ALDH)水解成乙酸。乙醇引起的面红、心率加快、皮肤温度升高等症状，是因为乙醛促进肾上腺素和去甲肾上腺素分泌所致。ADH 为二聚体，由两个分子量各为 4 000 的亚单位组成，活性受遗传控制，有 5 种结构基因(ADH_1、ADH_2、ADH_3、ADH_4、ADH_5)编码人体 ADH。非典型 ADH 分布率有种族差异，华人和日本人中具非典型 ADH 等位基因者达 90%，而白种人中不到 5%。由于东方人中非典型 ADH 发生率很高，故认为是比白种人对乙醇敏感的原因。

(2)乙醛脱氢酶：乙醛在肝和其他器官内的氧化由 ALDH 催化。ALDH 为多肽四聚体，根据四元结构和其他生化特征，虽至少有 7 种不同基因编码 ALDH($ALDH_1$、

$ALDH_2$、……$ALDH_7$)，但根据底物特异性和亚单位组成，只有 $ALDH_1$ 和 $ALDH_2$ 才被认为是“真”ALDH，为人体肝内的两种主要同工酶，基因分别位于 9 号和 12 号染色体。$ALDH_2$ 表现遗传多态性。大约 50%日本人的肝内 $ALDH_2$ 功能缺失，我国 45%的汉族人、30%的蒙古族人和 25%的壮族人 $ALDH_2$ 缺损，但在白种人和黑种人中，未发现有这种酶功能缺失者。华人两个主要的 $ALDH_2$ 等位基因位于同一染色体基因座，$ALDH_2$ 缺乏者具有一或两个突变等位基因，即或是纯合子，或是杂合子，因而这一性状为常染色体显性遗传。由于 ALDH 是氧化乙醛的酶，它的缺损使得血液乙醛浓度升高，儿茶酚胺释放增多，从而引起面部潮红等不良反应或乙醇中毒。包括华人、日本人、朝鲜人在内的东方人对乙醇敏感，易出现面红、心动过速，主要原因是因为 $ALDH_2$ 缺损，不能迅速代谢由乙醇代谢生成的乙醛所致。

6. 血浆胆碱酯酶缺陷症(plasma cholinesterase deficiency)　血浆胆碱酯酶又称伪胆碱酯酶(pseudocholinesterase)，存在于血浆，能水解琥珀胆碱、苯甲酰胆碱等。血浆胆碱酯酶缺陷症属常染色体隐性遗传，应用上述药物后易引起呼吸暂停(apnea)。

三、药物转运体基因多态性

近年来许多重要的转运体已被克隆，这些转运体参与了各种组织的药物转运，是药效学和药动学的重要决定因素。根据转运体对底物转运方向的不同，可分为摄入转运体和外排系统两大类。①摄入转运体：主要是将内外源性物质摄入细胞内，包括有机阴离子转运多肽家族(organic anion-transporting polypeptides，OATPs)、有机阴离子转运体家族(organic anion transporters，OATs)、有机阳离子转运体家族 (organic cation transporters，OCTs)，其中 OATPs 对外源性物质(包括药物)的摄入可能起重要作用。②药物外排系统：主要包括多药耐药蛋白(multidrug resistance protein，MDR)、多药耐药相关蛋白(multidrug resistance-associated protein，MRP)以及肝脏胆盐外排泵(bile salt efflux pump，BSEP)等。③根据转运体的结构，人体内的转运体分为两类：三磷腺苷结合盒转运体(ATP-binding cassette transporters，ABC 转运体)和溶质转运蛋白家族(solute carrier family，SLC 家族)。

1. ABCB1(ATP-binding cassette transporter B1)　又名 P-糖蛋白(P-glycoprotein，P-gp)、多药耐药蛋白 1(multidrug resistance 1，MDR1)。其最早在肿瘤细胞中发现，可以导致肿瘤细胞对抗癌药物出现多药耐药现象，目前已发现 ABCB1 的单核苷酸多态性(single nucleotide polymorphism，SNP)有 48 个，47 个具有两个可替换的核苷酸。多药耐药现象的产生是由于位于细胞膜上的一系列 ATP 结合的盒式膜转运蛋白(ABC 转运蛋白)家族成员将药物从细胞内转运出去，其中主要的为 ABCB1 及 MRP 家族。它们结构相似，但转运的底物不同。P-gp 主要转运疏水性的阳离子化合物，MRP 家族既转运疏水性的非带电化合物，也转运水溶性的阴离子化合物。

2. 有机阴离子转运多肽家族(OATPs)　代表了一组参与膜转运内外源性化合物的重要蛋白(SLCO21A)。OATP1B1(SLOC1B1)特异性表达于肝脏，被称为肝特异性转运体 1(LST-1)、SLC21A6 和 OATP2，将其 mRNA 或 DNA 最新命名为 SLOC1B1，蛋白命名为 OATP1B1。目前证实 OATP1B1 表达于肝细胞基底膜上，参与一系列化合物（包括有机阴离子、阳离子和中性离子）的跨膜转运，例如胆汁酸（bile acid）、硫化和葡萄糖醛酸化结合物、甲状腺激素（thyroid hormone）、多肽（polypeptide）、甲氨蝶呤（methotrexate）和他汀类药物。现已证实 SLCO1B1 基因多态性（尤其是 521T→C）是影响几乎全部他汀类（statins）疗效及横纹肌毒性反应的首要决定因素。也有研究证实，OATP1B1 也参与了伊立替康（irinotecan）的转运和代谢，OATP1B1 基因突变可能与伊立替康的毒性反应有关系。此外，OATP1B1 还与非结合型胆红素（unconjugated bilirubin）的跨膜转运有关，OATP1B1 521C 突变导致血浆胆红素水平升高，并且与新生儿黄疸有关。

3. 有机阳离子转运体（OCT） 临床上常用的许多药物，如抗组胺药（如西咪替丁，cimetidine 和雷尼替丁，ranitidine）、抗心律失常药物（如普鲁卡因胺）、肌松药（muscle relaxants）、β-受体阻断剂（如阿替洛尔，atenolol），及一些内源性的生物胺（如多巴胺、胆碱等）在生理条件下都是带阳性电荷的有机离子，在正常的代谢过程中，这些有机阳离子必须由载体介导从细胞外转入细胞内。有机阳离子转运体，属于溶质转运体超家族，包括 OCT2、OCT3、OCTN1、OCTN2，这一家族现被命名为 SLC22（solute carrier family），它们具有相似的结构，都含有 12 个 α-跨膜螺旋和两个亲水环，具有高度同源性。目前也有报道 OCT2 遗传多态性研究结果，在多个种族人群中，筛选出 28 个 SNP。

四、遗传因素对药理效应的影响

基因多态性也存在于受体和离子通道蛋白的基因中。有些药物对于某些人群的效应较对另一些人群的疗效好，而另一些药物于某些人群的毒性较大，原因可能是与药物代谢的差异有关，也可能是与受体功能变异有关，或可能与两者皆有关系。受体在药物产生效应中的作用包括药物剂量或浓度与药物效应之间的量效关系，主要由受体决定，受体决定了药物效应的特异性，受体介导药理性拮抗剂的药物效应，受体遗传多态性决定药物效应。

1. 葡萄糖-6-磷酸脱氢酶缺乏 G-6-PD 缺乏为一红细胞疾患，某些食物、药物和其他一些氧化剂在 G-6-PD 缺陷者中可引起溶血性贫血（见表 10-3）。G-6-PD 为一性联酶，编码基因位于 X 染色体长臂，长约 20 kb，含有一长 1548 bp 的编码序列，表现多态性。G-6-PD 缺陷是人类的一种最常见的遗传性酶异常，如果将男、女两性的基因携带者计算在内，大约有 3 亿人受到影响。G-6-PD 缺陷引起红细胞溶血的原因是，细胞不能维持还原型谷胱甘肽（glutathione，GSH）的正常浓度。GSH 可维持蛋白质分子中的巯基（SH）处于还原状态，从而维持红细胞膜的完整性和红细胞的正常代谢。G-6-PD 缺乏使烟酰胺腺嘌呤二核苷酸磷酸（nicotinamide adenine dinucleotide phosphate，NADPH；还原型辅酶Ⅱ，reduced coenzyme Ⅲ）生成减少，GSH 随之减少，且稳定性下降。若服用氧化药物或食用新鲜蚕豆（含蚕豆素，favism）等时，氧化性药物在红细胞内生成 H_2O_2，H_2O_2 使还原型谷胱甘肽氧化，GSH 进一步减少，二硫化的谷胱甘肽可吸附于血红蛋白。二硫化物-谷胱甘肽-血红蛋白复合物不稳定，并使血红蛋白氧化变性，这些改变使红细胞膜受损而导致溶血和高铁血红蛋白症。G-6-PD 缺乏者应避免使用可能引起 G-6-PD 缺陷者发生溶血的药物，也要避免食用新鲜蚕豆和接触其花粉。抗氧化药物可预防 G-6-PD 缺陷，对抗氧化性药物或新鲜蚕豆引起的细胞膜破坏。

表 10-3　可能引起 G-6-PD 缺陷者发生溶血的药物

类别	药物
氨基喹啉类	伯氨喹、氯喹
砜类	氨苯砜、亚磺氨苯砜、噻唑砜
磺胺类	氨苯磺胺、磺胺醋酰钠、磺胺异噁唑、柳氮磺吡啶、磺胺对甲氧嘧啶
硝基呋喃类	呋喃妥因、呋喃唑酮、呋喃西林
解热镇痛药	阿司匹林、非那西丁、乙酰苯胺
其他	维生素 K(水溶性同类物)、萘、二巯基丙醇、亚甲蓝、乙酰苯肼、氨甲苯酸、萘啶酸、新砷凡那明、奎宁、奎尼丁、氯霉素

2. 苯硫脲(phenylthiourea，PTC)味盲　现知在味觉和嗅觉等感觉异常中，苯硫脲味盲(phenylthiocarbamide taste blindness)是一种常染色体隐性遗传缺陷。正常人苯硫脲浓度低于 0.1 mmol 时就感觉非常苦，而在少数人其浓度提高 100 倍时，却没有苦味的感觉，这就是苯硫脲味盲。各人种中苯硫脲味盲发生率为：非洲人 3%，白种人 30～43%，阿拉伯人 37%，中国人 16%。苯硫脲味盲者易患甲状腺肿。据对我国新疆七个民族 4259 人调查，推测 PTC 味盲可能是这些地区地方性甲状腺肿原因之一。因为新疆不少地区有含苯硫脲的苦豆子，PTC 味盲的奶牛或奶羊食入后，PTC 进入乳汁中，人吃牛奶、羊奶后，因 PTC 抑制甲状腺功能而发病。

3. 香豆素类耐受性　香豆素类华法林(苄丙酮香豆素，warfarin)、双香豆素、新抗凝(醋硝香豆素，acenocoumarol)等，抗凝机制是通过竞争性地抑制维生素 K(vitamin K)环氧化物还原酶，从而拮抗维生素 K 参与 Ⅱ、Ⅶ、Ⅸ、Ⅹ 凝血因子的合成。维生素 K 的环氧化物需转变为氢醌型维生素后，才能参与这些凝血因子及抗凝血蛋白 C 和 S 蛋白质分子氨基末端谷氨酸残基的 γ-羧化作用。香豆素类药物阻止维生素环氧化物转变为氢醌形式，使 γ-羧化作用障碍而发挥抗凝血作用。

香豆素类耐受性是常染色体杂合子显性遗传，这类患者需用很大剂量(5～20 倍)香豆素类药物才能起抗凝作用，人群中非常罕见。原因有：①抗凝血蛋白 C、S 和抗凝血酶 Ⅲ 的遗传性缺陷。②抗凝血蛋白 C 不能激活同时伴有凝血因子 Ⅴ 基因(因子 Ⅴ Leiden)变异。③凝血酶原(凝血因子 Ⅱ)基因 20210A 变异。

4. 纤维性囊肿病　是一种儿童和成人均可发生的常染色体隐性遗传病，基因定位在 7 号染色体长臂的 7q31，主要影响上皮细胞膜上氯离子通道，伴有外分泌腺功能不全，水和电解质过度丧失，增加支气管黏液的分泌，绿脓杆菌引起的肺炎常为致死原因。与纤维性囊肿病相关的编码表达称为纤维性囊肿病跨膜调节体(cystic fibrosis transmembrane conductance regulator，CFTR)的蛋白质，它具有一个反复多次跨膜的部位和一个能和 ATP 结合的部位。在纤维性囊肿病患者，由于 CFTR 有 3 个碱基对缺失的突变基因

(F508 突变)表达,成为无功能蛋白,不能与 ATP 有效结合,使经 CFTR 途径的磷酸化反应不能活化,从而引起水和电解质转运障碍。

5. 胰岛素耐受性(insulin resistance) 胰岛素受体基因突变可引起机体对胰岛素产生耐受性,是非胰岛素依赖性糖尿病(non-insulin-dependent diabetes mellitus)的一个重要发病机制。具有胰岛素受体突变的患者,特别是具有两种突变等位基因者,对胰岛素的耐受性很高,常常需要每天数千单位的外源性胰岛素。突变可分为 5 类:①受体合成障碍。②受体转运障碍。③胰岛素结合亲和力降低。④酪氨酸激酶活性降低。⑤受体降解加速。胰岛素耐受性研究表明,某些家系中的突变纯合子可以隐性方式遗传,但在另一些家系,突变的作用可表现为显性性状。发生显性遗传的分子基础是胰岛素受体 β 亚基的酪氨酸激酶区段发生突变。

6. 恶性高热 是最早发现的由受体缺陷引起的遗传药理学现象中的一种,为全身麻醉药(general anesthetics)如乙醚(ether)、氧化亚氮(nitrous oxide)、氟烷(halothane)、环丙烷(cyclopropane)等对骨骼肌的异常作用,表现为琥珀酰胆碱(succinylcholine)的肌松作用失效,不明原因的心动过速,体温升高,并迅速上升到极点,可有部分或大部分肌肉紧张;明显缺氧,代谢性和呼吸性酸中毒,血钾升高;早期死于心力衰竭,晚期死于肌红蛋白血症引起的肾衰竭。

恶性高热是一种骨骼肌的常染色体显性遗传性异常,由麻醉剂或肌肉松弛药引起 Ca^{2+} 释放过多是因为 Ca^{2+} 释放通道的遗传变异引起。兰尼丁受体(ryanodine receptor, RYR1)是 Ca^{2+} 释放通道蛋白,其功能是释放 Ca^{2+} 。RYR1 受体蛋白的基因定位在 19 号染色体的 q13.1~q13.2 区。发生恶性高热是因为这些个体的 RYRl 受体蛋白等位基因发生突变,从而合成异常 RYR1 受体蛋白。

7. 氨基糖苷类致聋 氨基糖苷类抗生素对某些患者引起的耳聋有基因易感性。在家系研究中,使用氨基糖苷类抗生素而致聋的散在病例用药时间较短,表明有突变或遗传作用。几乎全部家系受累的个体都由母系通过线粒体基因组(mtDNA)遗传。氨基糖苷类的主要靶器官是耳蜗内线粒体核糖体。氨基糖苷可稳定匹配失调的核糖体的氨基酰-tRNA,使 mRNA 在翻译中阅读错误。mtRNA 的 rRNA 基因,特别是12SrRNAA1555G,是 mtDNA 发生突变的主要部位。

8. 加压素耐受性 加压素也称血管加压素(vasopressin)或抗利尿激素(antidiuretic hormone,ADH),参与体内水潴留和血容量、血管张力、血压的调节。加压素的效应通过细胞表面的精氨酸加压素受体 2(arginine vasopressin receptor 2,AVPR2)产生,其抗利尿作用受体位于肾小管(V_2受体)。V_2受体兴奋腺苷酸环化酶(adenylate cyclase,AC)和蛋白激酶,使细胞内 cAMP 产生,促进肾远曲小管和集合管对水的吸收。遗传性尿崩症(diabetes inspidus,DI)的特点是即使有高浓度的加压素或者使用大剂量的加压素仍不能使尿浓缩。遗传性尿崩症的 90%是由于 AVPR2 基因编码的变异(X-联接隐性遗传),而10%是水通道水孔 2(aquaporin 2)基因的变异(常染色体隐性遗传)。AVPR2 基因位于染色体的 q28,已发现多种 AVPR2 基因突变。某些患者有不完全性加压素耐受,可能是因为基因突变并未引起加压素受体分子的功能完全丧失。

五、药物反应和代谢的种族差异

种族因素是指与一个人群的遗传和生理特征(内源性)及文化和环境(外源性)特征有关的因素。内源性种族因素是与个体有关的因素,如遗传、年龄、性别、身高、体重、瘦胖、器官功能障碍,种族因素对药物的体内代谢和效应有很大影响。外源性种族因素是与患者生活所处的环境和文化有关的因素,主要由文化和行为决定,而很少由遗传决定。

(一)可待因和吗啡

可待因(codeine)在体内主要经葡萄糖醛酸结合代谢,同时也部分经氧位和氮位去甲基代谢。其氮位去甲基代谢由 CYP2D6 酶催化,为单基因遗传控制。可待因经 CYP2D6 代谢生成的代谢产物有吗啡(morphine)、去甲吗啡(normorphine)和 6-葡萄糖醛酸吗啡(6-glucuronide morphine),这三种代谢物都有药理活性。CYP2D6 表型分 PM 和 EM,PM 表型者服可待因后,无明显镇咳作用。中国人和白种人对可待因的葡萄糖醛酸代谢和氧位、氮位去甲基化能力有明显的差异,中国人代谢可待因的能力低于白种人。吗啡在不同种族中的效应有差异,中国人对吗啡的胃肠道反应的敏感性较白种人高,而对吗啡的呼吸抑制作用和心血管抑制作用的敏感性较白种人低。

(二)三环类抗抑郁药和神经安定药

三环类抗抑郁症药和神经安定药(neuroleptics)在人体内处置的个体差异(individual variation)取决于代谢这些药物的肝药酶活性。阿米替林(amitriptyline)、丙咪嗪(imipramine)、氯咪帕明(clomipramine)等叔胺类药物均在体内去甲基生成活性代谢产物去甲替林(nortriptyline)、去甲丙咪嗪(desipramine,地昔帕明),而后再进一步进行羟化代谢。遗传因素对三环类抗抑郁症药体内代谢有重要影响,如去甲丙咪嗪与去甲替林的羟化代谢和阿米替林的去甲基代谢受 CYP2D6 的遗传多态性影响。如 PM 在用阿米替林时因不能有效代谢生成活性产物,最好改用地昔帕明(去甲丙咪嗪)或去甲替林,并相应减少用药剂量。

一些神经安定药如奋乃静(perphenazine)、硫利哒嗪(thioridazine)、氟哌啶醇(haloperidol)等,体内代谢也与 CYP2D6 活性有关。地西泮的去甲基代谢经由 CYP2C19 酶催化代谢,也表现为药物代谢的遗传多态性。有研究表明,与西方白种人比较,地西泮在中国人体内的血浆半衰期较长;而且,由于中国人 CYP2C19 的 PM 发生率显著高于白种人,因此,我国临床应用地西泮时应特别注意它的个体差异和种族差异。

(三)β 受体阻断药

大多数 β 受体阻断药具有很高的亲脂性,在体内几乎完全经代谢而被消除。代谢途径不一,但有相同的代谢特征,大多均经第一步氮位脱烷基而使侧链氧化、芳香基或脂氧化以及仲醇葡萄糖醛酸化而被代谢。许多 β 受体阻断药在不同个体的首过效应有很大差别,从而导致血浆药物浓度和药理效应上的明显个体差异,这些差异是由于不同的细胞色素 P450 酶系活性所引起。β 受体阻断药氧化代谢由若干基因控制，这些基因对氧化代谢的控制受环境、生理和病理因素影响。

一些 β 受体阻断药由细胞色素 P450 催化的氧化代谢属单基因控制，在人群中表现遗传多态性，其血浆药物浓度和 β 受体阻断作用个体差异与药物代谢的遗传多态性相关。如美托洛尔（metoprolol）、丁呋洛尔（bufuralol）和噻吗洛尔（timolol）等的体内过程和药物效应与 CYP2D6 活性相关，PM 因不能有效氧化代谢药物而导致血药浓度增高，半衰期延长和药物作用增强且延长。因此，药物代谢的遗传表型可用来解释美托洛尔和噻吗洛尔在某些个体所产生的药物不良反应和临床效应差别。普萘洛尔的体内代谢（4′-羟化）和药物效应并不与个体 CYP2D6 活性关联。主要经由肾排泄的阿替洛尔因在肝中不代谢而与 CYP2D6 表型不相关。

对 β 受体阻断药的反应有明显的种族差异，中国正常男性对普萘洛尔 β 受体阻断作用比白种人至少敏感两倍，对普萘洛尔的降压作用也表现了较高的敏感性，和白种人相比，敏感程度要高出 4.5～10 倍。白种人对普萘洛尔减慢心率的作用比黑种人敏感，其原因是黑种人副交感神经活性显著增高；白种人高血压病患者对 β 受体阻断药的治疗作用应较黑种人敏感，一个可能的原因是黑种人中的肾素水平低于白种人。

（四）苯妥英

苯妥英（phenyltoin，二苯基海因，diphenylhydantoin，DPH）在体内主要经 4′-羟化代谢成 4′-羟基苯妥英（4′-hydroxylphenytoin，HPPH），苯妥英的 4′-羟化代谢与 CYP2C19 活性相关，有很大的个体差异。苯妥英代谢异常为常染色体隐性遗传，遗传性苯妥英 4′-羟化代谢缺陷者在用药后易出现肝毒性反应。

（五）钙拮抗药

硝苯地平（nifedipine）一次口服用药后，不同个体的血浆药物浓度可以相差 10 倍。二氢吡啶类的氧化受单基因控制，其个体差异由很多因素引起，遗传因素是决定因素，但生理性因素（如年龄、食物、服药时间）、病理性因素（如肝、肾疾病）、环境因素（如吸烟）、合并用药（如口服避孕药、抗癫痫药、H_2 受体阻断药）、药效学（肝血流量）、给药方法（剂型、给药间隔时间、给药部位）等各类因素都有影响，这些因素都能改变硝苯地平和其他二氢吡啶类钙通道阻滞药体内氧化酶的活性。

人体内氧化硝苯地平的氧化酶为 CYP3A4，控制这一酶的基因位于第 7 号染色体。CYP3A4 的活性以及 mRNA 和免疫蛋白水平均表现了很大的个体差异，催化活性与其含量密切相关，说明基因表达的调控是硝苯地平代谢个体差异的决定因素。由于硝苯地平和其他二氢吡啶类钙通道阻滞药的血流动力学效应与其血浆药物浓度相关，因此，影响这些药物代谢的药动学因素，也能引起个体间显著的药效学差异，故用药时要注意。

思考题

1. 解释下列概念：(1)遗传药理学；(2)遗传多态性；(3)常染色体显性遗传；(4)常染色体隐性遗传；(5)遗传表型；(6)共显性；(7)基因变异；(8)单基因遗传变异；(9)多基因变异；(10)基因组药理学。

2. 遗传药理学的主要研究内容有哪些？

3. 试述药物代谢酶的基因多态性。

4. 药物转运体的基因多态性有哪些？

5. 试述药物受体的基因多态性。

6. 试述遗传药理学在临床药物治疗个体化中的意义。

7. 简述有机阴离子转运多肽家族(OATPs)。

8. 举例说明临床常见的药物代谢多态性。

9. 举例说明药物反应和代谢的种族差异。

（韩秀珍）

第十一章
时辰药理学与临床合理用药

一、时辰药理学的研究对象与内容

时辰药理学(chronopharmacology)是研究药物与生物周期相互关系的一门科学。从单细胞生物到人类的各种功能活动、生长繁殖、乃至某些微细的形态结构，随着时间推移都可能呈现某种有规律性的反复改变，这就是生物周期性(biopriodicity)。以日为周期叫近日节律性(circadian rhythm),又称昼夜节律。以年为周期的叫近年节律性(circannual rhythm),另外尚有季节节律(season rhythm)及生命周期节律(衰老钟,aging clock)。生物周期性如同神经、循环、内分泌系统一样,对机体有着客观、广泛的影响,对药物疗效评定,机理阐明,特别是合理应用(提高疗效而降低毒性)有重大意义。

时辰药理学研究内容包括机体的昼夜节律对药物作用或体内过程的影响,以及药物对机体昼夜节律的影响。同一药物作用于机体引起的药效与毒性的强度,是由于药物在作用部位的浓度和机体对药物反应性决定的。因此,如果认为药物作用部位的浓度或机体对药物反应性或两者有昼夜节律性,那么两者综合的结果药效(或毒性)强度应表现出机体节律性的影响。为最大限度地提高药物疗效，把不良反应控制在最低范围,不仅要注意用药种类的选择,而且应根据每个患者的各种生理学特征,对药物的剂量(D),给药时间间隔(T),即给药速度(D/T),也应进行个别调整。传统的给药方案假定药物动态和机体的反应性在一日内或一年中是恒定的,即使有些小的变化,其波动幅度也可忽略不计。但实际情况是药物动态和机体对药物的反应性受机体节律性影响,因此,按照时辰药理学来设计用药方案,才能最大限度发挥疗效,使不良反应减至最小。应将用药时间分配与用药剂量看作是同等重要的因素。

口服给药发挥疗效要经由几个过程:首先是有形制剂(如片剂、颗粒剂等)崩解,溶解成溶液的过程(药剂学相);成为溶液状态的药物吸收入血,分布到作用部位的过程(药动学相);到达作用部位的药物与受体结合,呈现药理作用的过程(药效学相);药理作用出现后,与其他各种因素相互影响,产生临床效果的过程(药物治疗学相)。因此,研究药效与毒性昼夜节律性是在药剂学相、药动学相、药效学相、药物治疗学相哪个阶段产生是十分必要的。

研究药物动态周期变化的领域称为时间药动学(chronopharmacokinetics);研究机体对药物反应性周期变化规律称为时间药效学(chronopharmacodynamics,chronesthesy)。

二、机体节律性对药动学的影响

(一)对药物吸收的影响

一些药物的吸收及生物利用度随用药时间的不同而发生相应的变化。例如早晨服药的最高血药浓度(peak concentration,C_{max})要比晚上服药的高;另外,早晨服药达到 C_{max} 的时间(peak time,t_{max})也比晚上要短,表明这些药物在消化道吸收速度早晨比晚上快。

茶碱(theophylline)是广泛应用的抗支气管哮喘药,其有效血药浓度范围较窄,很有必要进行血药浓度监测。有日间活动、夜间休息生活规律的健康成年男子,比较 9:00 或 21:00口服氨茶碱 125 mg(茶碱 100 mg),血中茶碱浓度 t_{max} 显著缩短,C_{max} 明显升高,但半衰期(half-life time, $t_{1/2}$)和浓度时间曲线下面积(area under the blood concentration time curve,AUC)没有差别,静注时上述差异消失。因此可以认为口服茶碱因用药时间不同引起的药物动态的差别是消化道吸收速度的差异所致。

同法对比三环类抗抑郁症药阿米替林(amitriptyline)50 mg 一次口服时,9:00 和 21:00给药药动学参数值,结果显示,吸收相血药浓度与氨茶碱类似,消除半衰期($t_{1/2}$)及 AUC 无差异。阿米替林引起的镇静作用和唾液分泌量减少等末梢抗胆碱作用,9:00 给药时较强,与阿米替林浓度的差异相对应。由于阿米替林的首过效应不强,所以认为吸收相血中阿米替林浓度主要反映口服时消化道的吸收速度。三环类抗抑郁药的 $t_{1/2}$ 较长,因此推荐一日一次睡前给药方法,此法镇静作用和抗胆碱副作用较轻,患者易于接受,比常规的一日三次的用药方法合理。

(二)对药物分布的影响

血浆蛋白具有昼夜节律性,因而对于血浆蛋白结合率高的药物,药物动态、药效也有可能产生昼夜节律性。例如健康人一次口服地西泮(diazepam),9:00 和 21:00 给药 C_{max} 明显高且 t_{max} 明显短,但 $t_{1/2}$ 及 AUC 完全没有差别。同时观察绝食、胃内几乎没有食物的状态下经口投药时,因给药时间不同引起的药物动态差别不消失。绝食后静注 5 mg 地西泮,9:00 给药组一直到静注后 4 小时血中地西泮总浓度都明显增高,且此段时间血浆蛋白结合率也是 9:00 给药组明显升高,表明 C_{max} 的变化与血浆中地西泮的蛋白结合率变化有关,即与血浆中蛋白含量的昼夜节律性相关。静注地西泮 4 小时后,其主要代谢产物去甲基安定(desmethyldiazepam)的血中浓度很低,可忽略不计,但此时血浆蛋白结合率高达 99%。血浆蛋白结合率稍有变化都会影响其体内分布,地西泮从血液向组织分布的快慢差异与给药时间影响的药物动态有关。地西泮的中枢镇静作用在早晨给药时强,可能是其药物动态早晚有差异所致,而不是中枢神经对地西泮反应的昼夜节律性所致。

(三)对药物代谢的影响

药物的肝脏代谢表现为一定的昼夜节律性。药物的肝脏清除率(clearance,CL)与肝血流量和血浆蛋白结合率有关。血浆蛋白浓度有一定的时间节律性，峰值在16:00，谷值则在4:00，这种节律变化会影响药物的血浆蛋白结合，由此影响游离型药物浓度。与白天相比，夜间给药，许多药物的血浆半衰期或达峰时间明显延长，药物清除率显著降低，而且夜间药物吸收也缓慢。因此，同一药物在不同时间给药其体内过程和药动学参数可能不同。例如，环己巴比妥(cyclobarbital)引起的睡眠持续时间在肝代谢酶活性最低的时间段(光照期)最长，酶活性最高时间段(暗期)最短，与人睡眠持续时间和药物动态结果相一致。此外，此类药物代谢活性的昼夜节律性大概与肾上腺皮质激素的节律性相关。某些抗肿瘤药5-氟尿嘧啶(5-fluorouracil)和白消安(busulfan))的血药浓度，即使以一定的速度持续静注，也表现出明显的昼夜节律性。由于这类药物的代谢主要在肝脏进行，故推测血药浓度的节律性变化与肝脏代谢的昼夜节律性有关。

(四)对药物排泄的影响

由于尿pH有昼夜节律性，所以如水杨酸(salicylic acid)、阿司匹林(aspirin)等依赖尿的pH从尿排泄的药物，其排泄也存在昼夜节律性。庆大霉素(gentamycin)99%以上从尿中排泄，肌内注射AUC、$t_{1/2}$和清除率(CL)与给药时间明显相关。不同给药时间(0:00,8:00,16:00)比较，0:00 CL显著降低，$t_{1/2}$显著延长，AUC明显增大；8:00和16:00之间药动学参数无差别。吸收速度常数(K_a)、表观分布容积(Vd)、C_{max}、t_{max}不因给药时间不同而有差异。庆大霉素一次肌内注射的药物动态由于给药时间不同造成的差别，主要表现在0:00给药CL低下。因此，要使庆大霉素超过某一血液浓度可延长0:00给药时间。机体节律性对庆大霉素CL的影响与活动和休息时机体功能昼夜节律性相关，而随年龄增长，节律性波动减小且逐渐趋于消失。

(五)对反复给药时药动学的影响

一次给药时机体节律性对药物动态产生的影响在反复给药、血药浓度已达坪值时同样表现出来。丙戊酸钠(sodium valproate)的药动学存在昼夜节律，在测定其药动学参数值时若考虑到早晚给药时间的不同，可提高其反复给药时血药浓度的预测准确度。其他抗癫痫药也存在类似的由给药时间不同引起的药动学差异。在设计血药浓度有昼夜变化的药物的给药方案时，由给药时间不同获得的药动学参数不仅对提高血药浓度的预测准确性，而且对药物治疗的有效率和安全性均起重要作用。

三、机体节律性对药效学的影响

机体节律性不只对药动学方面有影响，对药物的效果、毒性也有影响。根据人体的生物节律，合理选择用药时间，将有助于提高药物疗效，降低不良反应。降血脂药羟甲基戊二酰辅酶A还原酶抑制剂(hydroxy methylglutaryl coenzyme A reductase inhibitor, HMG-CoA reductase inhibitor)可抑制肝脏合成胆固醇(cholesterol)的限速酶活性，使肝低密度脂蛋白(low densith lipoprotein, LDL)受体活性亢进，促进LDL-胆固醇代谢，使血清LDL大量被摄入肝而使血清胆固醇降低。胆固醇的合成受机体节律性影响，夜间合成增加，如一天一次给药，晚间服药降低血清胆固醇作用强，故根据时辰药理学，晚饭后用药是合理的。支气管哮喘患者多半是黎明前加重的夜间发作型。由于黎明前（4:00左右）血中肾上腺素（adrenaline，epinephrine）浓度和环磷腺苷（cyclic adenosine monophosphate，cAMP）浓度低下，而组胺（histamine）浓度增高，故此时呼吸功能下降。如使用一天一次的茶碱缓释剂，选择晚饭后给药方法，可使血药浓度从夜间到黎明保持在一定水平。20:00一次给患者800 mg茶碱要比一天两次给药每次370 mg茶碱的效果更明显。考虑患者的活动和血压的机体节律性，避免睡前给降压药（hypotensor）和利尿药（diuretics），白天给这类药更为合理。

四、时辰药理学的实际应用

在实际药物治疗中应用时辰药理学知识来提高疗效，减少不良反应的治疗方法称为时间治疗（chronotherapy），该研究领域叫时间治疗学（chronotherapeutics）。近年来的研究表明，人体的一些病理现象也呈昼夜节律性变化，药物如果能够影响这种昼夜节律，就可以减轻疾病的发病率，因此具有重要的临床意义。

（一）激素类药物

激素的分泌不是恒定不变的，而是有起伏波动的。例如肾上腺糖皮质激素（glucocorticoid）的分泌在一天之内就有起伏，清晨和上午分泌较多，午后逐渐下降，夜间最少，一天一个周期。又如生育年龄的妇女，每个月排卵前都有一次雌二醇（estradiol）和促黄体生成激素（luteotropic hormone，LH）的分泌高峰，这种周期性的分泌变化比糖皮质激素的周期更慢，1个月左右才完成一个周期。近年又发现激素的分泌还有一种比较快的波动，分泌的峰和谷交替的频率比较快，在几个小时内就完成一次峰和谷的交替，这种比较快的周期性分泌叫作脉冲式分泌（pulsatile secretion）。例如人垂体门脉血中的促肾上腺皮质激素释放激素（corticotropin releasing hormone，CRH）约每2小时出现一次高峰，受其影响，血浆促肾上腺皮质激素（adrenocorticotropic hormone，ACTH）和氢化可的松（hydrocortisone）也都呈脉冲式分泌。也就是说，CRH、ACTH和氢化可的松在一天一个周期的波动曲线上，还有脉冲式分泌的波动曲线。生长激素（growth hormone，GH）的分泌也是脉冲式的，但脉冲式分泌不规则，两次脉冲的时间间隔和高度（血浓度）不恒定，且个体之间有差异。

1. 促性腺激素释放激素（gonadotropin-releasing hormone，GnRH）　生理性、脉冲式的GnRH分泌能够使血中LH和卵泡刺激素（follicle-stimulating hormone，FSH）处于生理性较高的水平，这对维持正常生殖功能是必需的。以脉冲的方式注射外源性GnRH也有相似作用。但注射频率的改变可以改变FSH和LH的相对消长，注射频率下降会导致FSH分泌增多，而LH的分泌不变或减少，也就是说，GnRH调节两个促性腺激素的分泌或许是通过GnRH分泌脉冲的频率变化来实现。这为GnRH的临床应用指出两个相反的可能性，即用脉冲的方式给GnRH治疗下丘脑或垂体功能障碍所引起的不育症，而将非脉冲式给GnRH用于需要抑制垂体-性腺轴的情况，如治疗激素依赖性乳腺癌和前列腺癌，以及抑制生育功能。

2.糖皮质激素　肾上腺皮质激素在体内的昼夜节律相当明显而恒定，皮质激素昼夜节律的紊乱，可导致其他功能昼夜节律的紊乱。此种紊乱主要是由于药物应用的方法违反了时辰药理学的原理，扰乱或消除了体内皮质激素的自然昼夜节律所致。如果在血浆中皮质激素的自然峰值时(早晨 7:00～8:00)一次给药，则对脑下垂体促皮质激素释放的抑制程度，要比通常平均分为 3～4 次的给药方法轻得多。如果在远离峰值时的夜间给药则严重抑制促皮质激素(ACTH)的释放，而使其在第二天仍处于很低的水平。如皮质激素用量过大，对促皮质激素释放的抑制可持续 2 天，至第三个周期方能恢复正常节律。如长期每日 3～4 次给予皮质激素，则垂体肾上腺轴处于持久的抑制状态。故目前临床上对一些慢性疾病需长期使用糖皮质激素者多采用隔日疗法，即将一日或两日的总药量在隔日早晨(8～10 时)一次给予，此时正值激素正常分泌高峰，对肾上腺皮质功能的抑制最小。实践证明，外源性皮质激素类药物对垂体-肾上腺皮质轴的抑制性影响，在早晨最小，午夜抑制最大，隔日服药以用泼尼松(prednisone)、氢化泼尼松(prednisolone)等中效制剂较好。

(1)皮质激素的昼夜节律还受体内其他因素的影响，特别是甲状腺的功能状态。皮质激素对黏液水肿患者不仅无明显的昼夜节律，对外源性促皮质激素的反应也不明显。

(2)皮质激素的昼夜节律还特别受到中枢神经系统的控制与影响。肾上腺皮质功能亢进患者，血浆中既无氢化可的松的昼夜节律，也无 ACTH 的昼夜节律，同时其生长激素在夜间无明显升高，故认为是中枢神经系统对促皮质激素释放激素(CRH)的正常抑制机制消失的结果。在下丘脑-边缘系统有器质性病变的患者，可无明显的内分泌紊乱，但血浆氢化可的松及尿电解质排泄的昼夜节律却消失。抑郁症患者在这方面昼夜节律也与健康人明显不同。

(3)促皮质激素(ACTH)的释放有自身的昼夜节律，并不完全取决于皮质激素血浆水平的负反馈调节，它在其峰值期对血中氢化可的松的敏感度远较其他时期为低，而且一旦受到抑制，需待第二个周期方能恢复正常的昼夜节律。

3.胰岛素　糖尿病患者的空腹血糖、尿糖都有昼夜节律(非糖尿病患者无此节律)，它与氢化可的松的节律相似，在早晨有一峰值。胰岛素(insulin)的降糖作用，不论对正常人还是糖尿病患者都有昼夜节律，即上午(峰值时为 10:00)的作用较下午强。尽管如此，糖尿病患者早晨需要胰岛素的量还要更多一些，因糖尿病患者的致糖尿病因子的昼夜节律在早晨也有一峰值，而且其作用增强的程度较胰岛素早晨增强者更大。糖尿病患者尿钾排泄较多，其昼夜节律的峰值时较正常人约延迟 2 小时，有视网膜病变的并发症患者还要再延迟 2 小时。在用胰岛素“控制住”血糖后 4～5 天，此昼夜节律方能恢复正常。因此有人主张用胰岛素“控制住”血糖后，继续用药观察，以“节律正常”(euchronism)作为控制住的指标。国外近年已研制成可植入体内的胰岛素自控给药装置，可按血糖浓度的昼夜节律定量给药。另外，对病情复杂的难治性糖尿病患者，其 24 小时内血糖浓度变化很大，常规给药方法已显得无能为力，胰岛素泵则可根据这类患者的血糖变化情况，按预定的程序在不同时间内增加或减少胰岛素药泵的释放量，可维持血糖水平的相对稳定。

4.褪黑素　或称褪黑激素(melatonin，MT)，是松果腺(pineal gland)分泌的一种胺类激素。松果体的活动呈现明显的周期性变化，昼夜周期中光照与黑暗的交替，引起褪黑素分泌量的昼夜波动。光照能抑制褪黑素的分泌，故白天血浆中浓度降低，而黑暗则刺激褪黑素分泌，故夜晚血中褪黑素升高。此外，褪黑素还呈现月、季及年周期性变化。MT的分泌及其节律性与年龄密切相关。在人类，于出生3个月后开始分泌，幼儿期达高峰，青春发育期后随年龄增长进行性下降，45岁时分泌量仅为幼儿期的1/2，80岁时降至极低水平，昼夜分泌节律趋于消失。

（1）调整时差：适当地定时使用MT可使生理节律性（circadian rhythmicity）同步化（synchronization），用于防治高速飞行时差所引起的生理节律紊乱。因此，服用MT可获得良好的睡眠状态，使时差迅速得到调整，以适应新的作息时间，无任何不适的感觉。

（2）促进睡眠：夜间MT水平的高低直接影响到睡眠的质量。因此，外源性补充MT，可以调整和恢复昼夜节律，提高睡眠质量。此方法主要适用于中老年人，尤其是生物节律紊乱及MT分泌减少所引起的睡眠障碍，疗效较高。其区别于安眠药的最大特点是无依赖性，不良反应少见。

（二）心血管药物

1.硝苯地平　心绞痛的发作及各类心绞痛药物的疗效都有昼夜节律性差异。如硝苯地平（nifedipine）对心绞痛发作的疗效存在一定的昼夜节律差别。日平均剂量80 mg的硝苯地平对心电图心肌缺血有明显的改善作用，几乎可完全取消通常于6:00～12:00发生的心肌缺血高峰。对21:00～24:00的心肌缺血虽然也有一定作用，但强度明显不如前者。

2.阿司匹林　小剂量阿司匹林在预防心肌梗死（myocardial infarction）、心源性猝死（cardiogenic sudden death）是个不可多得的药物。有研究报道，采用随机、双盲、安慰剂（placebo）对照的方法，隔日口服阿司匹林325 mg可以明显抑制上午6:00～9:00的心肌梗死的发作高峰，使这一期间的发作降低59.3%，对其他时限发作的心肌梗死降低34.1%。

3.抗高血压药物　机体为适应内外环境的变化，在每日清醒后的短短几小时内，血压都将较大幅度地升高。但对高血压患者来说，这种血压陡升可能导致心血管意外的发生。因此，控制血压的昼夜波动，有可能降低心肌梗死的发病率。但能有效控制血压昼夜波动的药物不多，某些药物虽有一定作用，但在降低心肌梗死发生方面有待深入研究。

（1）α受体阻断药与β受体阻断药：目前常用的α受体阻断药与β受体阻断药虽有降压作用，但对于血压昼夜节律无明显影响。兼有α、β阻断作用的拉贝洛尔（labetalol），对控制血压波动有较好的效果。拉贝洛尔100～200 mg，每日2～3次，能有效控制单纯性收缩压增高的高血压患者24小时收缩压，而舒张压下降不明显。早晨6:00给药，可见血压、心率的昼夜节律曲线变得平坦。

（2）钙通道阻滞剂：硝苯地平对血压的昼夜波动影响较强。口服20～60 mg，每日2次，可有效降低血压，并可明显控制血压的节律性波动，但不影响心率的昼夜节律。维拉帕米（verapamil）抑制血压昼夜波动的作用与硝苯地平相似而较弱，但却能抑制心率的昼夜节律。

（三）平喘药物

哮喘患者呼吸道阻力增加，通气功能下降，并呈现昼夜节律性变化，所以当夜晚或清晨气道阻力增加时，即可诱发哮喘。另外，有些药物自身在药动学和药效学方面也有昼夜节律的差异，因此有必要利用疾病及药物昼夜节律性的特点，合理分配剂量，以有效控制病情。

1. β_2受体激动剂　可采取晨低夜高的给药方法，有利于药物在清晨呼吸道阻力增加时达到较高浓度。例如，口服特布他林（terbutaline）8:00 为 5 mg，20:00 为 10 mg，可使该药的血药浓度昼夜保持相对稳定，有效地控制哮喘发作。又如晚间临睡前口服沙丁胺醇（salbutamol）缓释片 16 mg，测得次日早晨 6:00 的血药浓度为 17.3±5.3 ng/mL，而其有效浓度为 20ng/mL，因此可获得较好疗效。

2. 茶碱类药物　白天吸收较快，而晚间吸收较慢。根据这一特点，也可采取日低夜高的给药剂量。例如对慢性阻塞性肺疾病患者，可于 8:00 服茶碱缓释片 250 mg，晚 8 时服 500 mg，可使茶碱的血药浓度分别在 10.4 μg/mL 和 12.7 μg/mL，有效血药浓度维持时间较长，临床疗效较好而不良反应较轻。

（四）抗肿瘤药物

健康机体和罹患肿瘤机体的昼夜节律不尽相同。缓慢生长和分化良好的肿瘤一般仍维持近似 24 小时的昼夜节律，但振幅和时相有所改变，而处于快速增殖或病情进展迅速的肿瘤则表现为以 12 小时甚至 8 小时为周期的超昼夜节律。同时不同类型的肿瘤对化学药物有特定的时间敏感性，即在一天的某一时刻相同剂量的药物可以杀灭的肿瘤细胞要比其他时刻更多。另外，正常人体组织对化学药物毒性的耐受程度也存在着时间差异性。因此根据肿瘤的昼夜节律性特点调整用药可极大提高抗肿瘤药的疗效以及显著降低其不良反应。

例如，对艾氏腹水癌小鼠，用阿霉素（doxorubicin）治疗，每日 1 次，共 4～10 天，若每天中午 12 时给药，则存活期较对照组延长 60%～80%，若于夜间给药，则存活期反而缩短 20%。对接种 L1210 肿瘤细胞后的小鼠，用阿糖胞苷（cytarabine）进行治疗，总量都是 240 mg/(kg · d)，共 7 天。若将每日总量平均分为 8 次注射，即每 3 小时注射 30 mg/kg，所测到的存活天数作为对照，另按时间治疗学原理，将剂量分为不等分（7.5 mg/kg，15.0 mg/kg，30.0 mg/kg，67.5 mg/kg）同样每 3 小时注射一次，则小鼠的存活天数都较长，而两次最高剂量的中点安排在早晨 9:30，存活时间较对照组高出 60%以上。最高剂量的中点时间越往后推效果越减弱，呈现有规律的节律性变化。这种起伏式（sinusoidal）的给药法，较之阶梯式（step，即在一天中有高、低两种剂量）或均分式（将一天总量平均分配于各次注射）给药法为优越，不仅能取得较好疗效，而且可以使毒性降低，提高治疗指数，对肿瘤化学治疗方案的制订具有一定意义。

五、药物毒性的昼夜节律

机体节律性是生命现象本质的特征，因此，昼夜节律不仅在药物的效应方面，而且在药物的毒性方面表现也很明显。如茶碱对小鼠的毒性，在夜间最小而在白昼(12:00～16:00)最大。毒毛花苷K(strophanthin K)对豚鼠、小鼠的毒性以深夜和凌晨时最大。普萘洛尔(propranolol)半数致死量(median lethal dose，LD_{50})的数值(小鼠腹腔注射125 mg/kg)，只有在11:00进行才是正确的，而偏离此时间用药，毒性都较大。如在19:00注射，其数值为95.8 mg/kg，直线的斜率与11:00获得者相比，也有显著的差异。相同剂量的苯巴比妥(phenobarbital)(190 mg/kg)，在14:00腹腔注射，可使全组大鼠死亡，而于23:00～01:00注射则全组大鼠存活。

机体对不同药物并无共同的高敏或低敏时间。如大鼠对苯巴比妥毒性最大的时间却与对烟碱(nicotine)毒性最小的时间相近。昼夜节律的毒性改变还受近年节律的影响。对氧磷(paraoxon，E600)的毒性在六月份最大而在九月份最小，因此在做半数致死量(LD_{50})测定时，应注明何年何月何日何时进行，不同的数值可能毒性相同，相同的数值可能毒性并不相同。

思考题

1. 解释下列概念：(1)时辰药理学；(2)时间治疗；(3)时间治疗学；(4)脉冲式分泌；(5)生物周期性；(6)时间药动学；(7)时间药效学。
2. 试述生物节律性对药动学的影响。
3. 试述生物节律性对药效学的影响。
4. 糖皮质激素采用隔日疗法有何优点？
5. 举例说明时辰药理学的临床应用。
6. 哮喘应如何根据时辰药理学用药治疗？
7. 试述抗高血压药物对血压昼夜节律的影响。
8. 试述时辰药理学对肿瘤化疗的影响。
9. 举例说明药物毒性的昼夜节律性。

（韩秀珍）

第十二章
药品不良反应监测与药物警戒

药品在为人类健康做出贡献的同时，也对机体造成一系列与用药目的无关的有害作用。近年来，药品不良反应的危害，越来越引起全球的重视。据 WHO 统计，住院患者中有 5%～10%的患者是因药品不良反应而住院；而在住院治疗期间有 10%～20%的患者出现不良反应。美国住院患者死于药品不良反应的人数仅次于脑卒中、心肌梗死、癌症，居社会人口死因的第四位。本章介绍药品不良反应相关概念、表现形式与分类方法；分析药品不良反应的影响因素；总结药品不良反应的预防措施；阐述药物流行病学在药品不良反应监测中的应用。

一、药品不良反应概述

（一）药品不良反应

药品不良反应(adverse drug reaction，ADR)是指合格药品在预防、诊断、治病或调节生理功能的正常用法用量下，出现的与用药目的无关的有害反应。

1.新的药品不良反应　是指药品说明书中未载明的不良反应。说明书中已有描述，但不良反应发生的性质、程度、后果或者频率与说明书描述不一致或者更严重的，按照新的药品不良反应处理。

2.严重药品不良反应　是指可引起下列损害之一的不良反应：①导致死亡。②危及生命。③致癌、致畸、致出生缺陷。④导致显著的或者永久的人体伤残或者器官功能的损伤。⑤导致住院或住院时间延长。⑥导致其他重要医学事件，如不进行治疗可能出现上述所列情况的。

（二）药品不良事件

1.药品不良事件(adverse drug event，ADE)　是指药物治疗期间所发生的任何不利的医疗事件，该事件并非一定与用药有因果关系，是因果关系尚未确定的反应。

2.药品群体不良事件(drug groups adverse event)　是指同一药品在使用过程中，在相对集中的时间、区域内，对一定数量人群的身体健康或者生命安全造成损害或者威胁，需要予以紧急处置的事件。

（三）药源性疾病

药源性疾病（drug-induced diseases，DID）是指因药品不良反应致使机体某（几）个器官或局部组织产生功能性或器质性损害而出现的一组临床症状和体征，即程度严重的不良反应导致机体器官结构、功能发生障碍。它不仅包括药物正常用法用量情况下所发生的 ADR，而且包括超量、误服、错用及不正常使用药物所引起的疾病。

（四）药物警戒

药物警戒（pharmacovigilance）指的是有关药物不良作用或任何药物相关问题的发现、评估、理解及预防的科学活动。

二、药品不良反应表现形式

药品不良反应的表现形式多种多样，包括副作用、毒性反应、后遗效应、首剂效应、继发反应、变态反应、特异质反应、药物依赖性、撤药综合征、致癌、致突变、致畸作用。

（一）副作用（side effect）

副作用是指药品按正常用法用量使用时出现的与药品的药理学活性相关，但与用药目的无关的作用。药物副作用一般都较轻微，多为一过性可逆性变化，伴随治疗作用同时出现。例如阿托品（atropine）作为麻醉前给药抑制腺体分泌，则术后肠胀气、尿潴留为副作用，而当阿托品用于解除胆道痉挛时，心悸、口干成为副作用。

（二）毒性反应（toxic reaction，toxicity）

由于患者的个体差异、病理状态或合用其他药物引起敏感性增加，在治疗剂量时造成某种功能或器质性损害。如氨基糖苷类（aminoglycosides）抗生素的耳毒性（ototoxicity）。药物毒性反应的发生常与用药量有关。除个别过敏体质外，药物剂量过大、用药时间过久是重要因素。如对乙酰氨基酚（acetaminophen）大剂量服用能严重损害肝脏，若是与乙醇（alcohol）同时应用，则对肝脏损害更严重。

（三）首剂效应（first dose effect）

首剂效应是指一些患者在初次服用某种药物时，由于机体对药物作用尚未适应而引起不可耐受的强烈反应。抗高血压药（antihypertensive agents）是引起首剂效应的常见药物，如可乐定（clonidine）、哌唑嗪（prazosin）、硝苯吡啶（nifedipine）等，首剂按常量应用常出现血压骤降的现象。老年高血压患者多有不同程度的心功能减退，应用普萘洛尔（心得安，propranolol）之类的 β 受体阻滞剂时，应从常规剂量的 1/4～1/2 开始，以最小有效量为原则，必要时缓慢增量，以达到合适剂量为准。

(四)继发反应(secondary reaction)

继发反应是由于药物的治疗作用所引起的不良后果,又称治疗矛盾。继发反应不是由于药物直接作用产生,而是因药物作用诱发的反应。如广谱抗生素(broad spectrum antibiotics)的应用可致菌群失调,这是药物直接作用的结果,而诱发的二重感染(superinfection)为继发反应。阿司匹林诱发瑞氏综合征(Reye syndrome)、抗生素所致赫氏反应(Herxheimer reaction,内毒素的释放)等均为继发反应。

(五)变态反应(allergic reaction)

外源性抗原在机体内引起抗体或致敏淋巴细胞生成,并与相应的抗体或致敏淋巴细胞发生特异性结合,从而引发机体组织损伤或功能紊乱,这种反应通常称之为变态反应。如果是药物或药物在体内的代谢产物作为抗原刺激机体而发生的不正常的免疫反应,则称为药物变态反应。此类反应药理学上难以预测,与药物剂量无关或关系甚少,治疗量或极小量都可发生,减少剂量后症状不会改善,必须停药,属于B型不良反应。临床主要表现为皮疹(rash)、血管神经性水肿(angioneuroticedema)、过敏性休克(allergic shock,anaphylactic shock)、血清病样反应(serum sickness like response)、哮喘(asthma)、药物热(drug fever)、嗜酸性粒细胞增多症(eosinophilia)、溶血性贫血(hemolytic anemia)、再生障碍性贫血(aplastic anemia)、接触性皮炎(contact dermatitis)等。按其发病机制分为以下几种类型:

1. Ⅰ型变态反应(type Ⅰ allergy) 又称速发型过敏反应(immediate type hypersensitivity),包括过敏性休克、支气管哮喘(bronchial asthma)、喉头水肿(laryngeal edema)、即刻型荨麻疹(immediate urticaria)等。青霉素类(penicillins)、氨基糖苷类、头孢菌素类(cephalosporins)等易发生此类反应。

2. Ⅱ型变态反应(type Ⅱ allergy) 又称细胞毒性型过敏反应(cytotoxic type hypersensitivity),临床表现有溶血性贫血、白细胞减少(leucopenia)和血小板减少(thrombocytopenia)等,系由于吸附于细胞表面的过敏原(抗菌药物)与相应的抗体IgG、IgM或IgA结合后,在补体的参与下引起细胞表面的破坏和溶解所致。氯霉素(chloramphenicol)、青霉素类与某些头孢菌素类可引起此类变态反应。如氯霉素与头孢噻吩(cefalotin)可引起血小板减少;高剂量青霉素(penicillin)可引起溶血性贫血,但极为少见。

3. Ⅲ型变态反应(type Ⅲ allergy) 又称免疫复合物型过敏反应(immune complex type hypersensitivity),发病机制为:大抗原决定簇刺激人体产生特异性IgG,两者结合成可溶性复合物,沉积在毛细血管壁上,并激活补体系统,生成血管活性物质,导致局部充血与水肿。嗜中性趋化因子等的产生和释放可造成局部中性粒细胞浸润,粒细胞溶酶体酶的释放可引起组织的炎症和破坏。此类反应包括血清病样反应和药物热。

(1)血清病样反应:一般在用药后7～12日发生,亦有长达数周者,如为再次接触该药,则潜伏期可短至3～5日。其症状与血清病基本相同,有发热、关节疼痛、荨麻疹、淋巴结肿大、腹痛、蛋白尿、嗜酸性粒细胞增多等。除并发喉头水肿或脑部的血管神经性水肿者外,血清病样反应是一种较轻的变态反应,除脱离与药品接触外无须特殊处理。多见于苄星青霉素(benzathine penicillin)制剂、头孢菌素类、林可霉素(lincomycin),其他如四环素(tetracycline)、链霉素(streptomycin)、氯霉素、红霉素(erythromycin)和新生霉素(novobiocin)等偶可引起。

(2)药物热:几乎每一种抗菌药物都可以引起药物热,以青霉素最多,链霉素、新生霉素、多黏菌素 B(polymyxin B)、氨苄西林(ampicillin)次之,其他青霉素类、头孢菌素类、庆大霉素(gentamicin)、卡那霉素(kanamycin)、四环素类(tetracyclines)也可引起。药物热的潜伏期一般为 7～12 日,短则 1 日,长者达数周,热型大多为弛张型(remittent fever)或稽留热(continued fever),多数同时伴有皮疹,皮疹的出现可先于发热。停药后 2～3 日内大多可以退热。在临床上药物热有时难以与疾病状态区分,其主要诊断依据为:①应用抗菌药物后感染得到控制,体温下降后又再上升。②原来感染所致的发热未被控制,应用抗菌药物后体温反较未用前为高。③发热或热度增高不能用原有感染解释,而且也无继发感染的证据。患者虽有高热,但其一般情况良好。④某些患者尚伴有其他变态反应如皮疹、嗜酸性粒细胞增多等。⑤停用抗菌药物后热度迅速下降或消退。

4. Ⅳ型变态反应(type Ⅳ allergy)　又称迟发型或细胞介导型过敏反应(cell mediated type),主要为经常接触抗菌药物如青霉素、链霉素等患者发生的接触性皮炎。

嗜酸性粒细胞增多症系指周围血液的嗜酸性粒细胞分类计数超过 60%或绝对值超过 400 个/mm^3。嗜酸性粒细胞增多症的病因很多,有理化因素,以及寄生虫病、变态反应性疾病、皮肤病、肺嗜酸粒细胞增多症、血液病、某些传染病、恶性肿瘤、家族性嗜酸性粒细胞增多症及嗜酸粒细胞性淋巴肉芽肿等。变态反应性嗜酸性粒细胞增多症大多与其他变态反应如血清病样反应、药物热、皮疹、过敏性休克等同时出现,但在少数情况下也可单独发生,其机制涉及Ⅰ型及Ⅲ型变态反应,也有人认为可能与Ⅳ型变态反应有关。

5. 未分型的过敏反应　有皮疹(荨麻疹常见)、血管神经性水肿、日光性皮炎(solar dermatitis)、红皮病(erythrodermia)、固定性红斑(fixed erythema)、多形性渗出性红斑(exudative erythema multiforme)、中毒性表皮坏死松解症(toxic epidermal necrolysis),多见于青霉素类、链霉素、林可霉素、四环素等;内脏病变包括支气管哮喘、过敏性肝炎(allergic hepatitis)、急慢性间质性肺炎(acute and chronic interstitial pneumonia)、弥漫性过敏性肾炎(diffuse allergic nephritis)等,常见于青霉素、链霉素。复方磺胺甲噁唑(compound sulfamethoxazole)还可引起严重的剥脱性皮炎(exfoliative dermatitis)。

(六)特异质反应(idiosyncratic reaction)

因先天性遗传异常,少数患者用药后发生与药物本身药理作用无关的有害反应。该反应与遗传有关,大多是由于机体缺乏某种酶,是药物在体内代谢受阻所致反应。如胆碱酯酶缺乏者,用琥珀胆碱(succinylcholine)后,由于延长了肌肉松弛作用,出现呼吸暂停(apnea)。

(七)药物依赖性(drug dependence, drug addiction)

药物依赖性是反复(周期性或连续性)用药所造成的人体心理上或生理上,或兼而有之的对药品的依赖状态,表现出一种强迫要连续或定期使用该药物的行为和其他反应,为的是要感受它的精神效应，或者为了避免由于停药所引起的严重身体不适和痛苦。

1. 精神依赖性(psychic dependence，psychological dependence)　能引起令人愉快意识状态的任何药物即可引起精神依赖性。精神依赖者为得到欣快感(euphoria)，而不得不定期或连续使用某种药物。

2. 身体依赖性(physical dependence，physiological dependence)　用药者反复应用某种药物造成一种适应状态，停药后产生戒断症状(abstinence syndrome)，使人非常痛苦，甚至危及生命。阿片类和催眠镇静药在反复用药过程中，先产生精神依赖性，后产生身体依赖性。

(八)后遗效应(after effect，residual effect，carry-over effect)

后遗效应是指停药后血药浓度已降至最低有效浓度以下时残存的生物效应。①短期：服用巴比妥类(barbiturates)催眠药后次晨的宿醉现象。②长期：大部分药物的药理效应与药物的血药浓度成正比，但通过影响机体调节环节来达到治疗目的的药物，长期用药后突然停药，即使血药浓度降到阈值以下，由于人体的调节功能需要一段时间才能恢复，仿佛药物的药理作用仍然存在。长期应用肾上腺皮质激素(adrenal cortex hormone)所致的肾上腺皮质萎缩性功能减退，可历时数月。

(九)停药综合征(withdrawal syndrome)

一些药物在长期应用后，机体对这些药物产生了适应性，若突然停药或减量过快易使机体的调节机能失调而发生功能紊乱。主要表现是症状反跳(rebound)，如停用降压药，出现血压反跳以及心悸、出汗等症状。一些血管扩张药，如硝酸甘油(nitroglycerine)、曲克芦丁(troxerutin)的骤然停用，可造成反跳性血管收缩而致心绞痛发作。

(十)特殊毒性(三致作用)

1. 致癌作用(carcinogenesis，carcinogenicity)　化学药物诱发恶性肿瘤的作用。人类恶性肿瘤 80%～85%为化学物质所致。

2. 致畸作用(teratogenicity)　指药物影响胚胎发育而形成畸胎的作用。畸胎有一定的自然发生率，因果判断困难，只能估计危险度。

3. 致突变(mutagenicity)　指药物引起遗传物质 DNA 的损伤性变化。可能是致畸、致癌作用的原因。

三、药品不良反应的分类方法

药品不良反应的分类有多种方法，其分类依据包括是否与剂量有关、反应的性质、可否预测等。

(一)Davies 分类法(1981 年)

按是否与剂量有关，将药品不良反应分为 A 类与 B 类。

1. A类药品不良反应　又称为剂量相关的不良反应，是药物常规药理作用的延伸和发展，是否发生与药物在体内浓度的高低（或剂量大小）密切相关。可以预测，发生率高，死亡率低。A类不良反应包括副作用、毒性作用、首剂反应、继发反应、三致（致癌、致畸、致突变）作用、依赖性、停药综合征、后遗效应等。

2. B类药品不良反应　与剂量和药理作用没有关系，难以预测，发生率低，死亡率高。B类不良反应包括特异质反应、药物变态反应等。

值得注意的是，对于不同个体来说是否发生不良反应及发生的程度与剂量无关，但对于同一敏感个体来说，不良反应的程度与剂量有关。B型不良反应可进一步分为遗传药理学（pharmacogenetics）不良反应和变态反应。此外致癌、致畸作用也属于此类不良反应。

（二）常用分类法

目前WHO将药品不良反应分为A、B、C三类。

1. A类不良反应　是药品的药理作用所致，其特点是可以预测，通常与剂量相关，停药或减量后症状减轻或消失，一般发生率高、死亡率低。副作用、毒性反应、继发反应、后遗效应、首剂效应和撤药反应等均属A型不良反应。

2. B类不良反应　是指与药品本身药理作用无关的异常反应，一般难以预测，常规毒理学筛选不能发现，发生率低，但死亡率高。

3. C类不良反应　近年来，国外一些专家把潜伏期长、用药与反应出现时间关系尚不清楚的药品不良反应（如致癌反应），或者药品能提高常见疾病发病率的反应称为C型不良反应，其特点是用药史复杂，没有明确的时间关系，潜伏期较长，难以用试验重复，机理不清，有待于进一步研究和探讨。

（三）新分类方法

Rawlins和Thompson对药物不良反应提出了新的分类方法，并根据不同反应的英文名称的第一个字母进行了排序。

1. A类反应（augmented）　即扩大的反应，是药物对人体呈剂量相关的反应，可根据药物或赋形剂的药理作用预知。这类反应仅在人体接受该制剂时发生，停药或剂量减少时则可部分或完全改善。A类反应是药物不良反应中最常见的类型，常与药动学和药效学因素有关。

2. B类反应（bugs）　即药物导致某些微生物生长引起的不良反应。该类反应在药理学上是可预测的，但与A类反应不同，其直接和主要的药理作用是针对微生物而不是人体。如含糖药物引起的龋齿，抗生素引起的肠道内耐药菌群的过度生长，广谱抗生素引起的鹅口疮，抗生素过度使用引起细菌耐药。药物致免疫抑制而产生的感染不属于B类反应。

3. C类反应（chemical）　即化学的反应。许多不良反应取决于药物或赋形剂（excipient，vehicle）的化学性质而不是药理学性质，它们以化学刺激为基本形式，这就使得在使用某些制剂时，大多数患者会出现相似的反应。C类反应的严重程度主要取决于药物的浓度而不是剂量，这类反应不是药理学可预知的，了解起因药物的化学特性可以预测。此类反应包括外渗物反应、静脉炎(phlebosis)、药物或赋形剂刺激而致的注射部位疼痛、酸碱灼烧、接触性皮炎以及局部刺激引起的胃肠黏膜损伤。

4. D类反应(delivery)　即给药反应，是因药物特定的给药方式而引起。这些反应不依赖于制剂成分的化学或药理性质，而是与剂型的物理性质和(或)给药方式有关。这类反应并非单一，给药方式不同不良反应的特性也不同。其共同特点是，如果改变给药方式，不良反应即可停止发生。如植入药物周围的炎症或纤维化，注射液中微粒引起的血栓形成造成血管栓塞，片剂停留在咽喉部、干粉吸入后出现的咳嗽，注射液由于微生物污染引起的感染。

5. E类反应(exit)　即通常所说的撤药反应，是生理依赖的表现。它们只发生在停止给药或剂量突然减少后，再次使用时可使症状得到改善。反应的可能性更多与给药时程而不是剂量有关。虽然这类反应在一定程度上是药理学可预知的，但撤药反应的发生不是普遍的，许多患者虽然持续大剂量使用也不一定会发生。可引起撤药反应的常见药物有阿片类(opiates)、苯二氮䓬类(benzodiazepines，BDZ)、三环类抗抑郁药(tricyclic antidepressant，TCA)、β-受体阻断剂(β-blockers)、可乐定(clonidine)和尼古丁(nicotine)等。

6. F类反应(familial)　即家庭性反应，仅发生于那些由遗传因子决定的代谢障碍的敏感个体中。一些较常见的家族性疾病如苯丙酮酸尿(phenylketonuria)，以及葡萄糖-6-磷酸脱氢酶(glucose-6-phosphate dehydrogenase，G-6-PD)、C1酯酶抑制剂缺陷所致的卟啉症(porphyria)和镰状细胞性贫血(crescent cell anaemia，sickle-cell anemia)。

7. G类反应(genetotoxcity)　即基因毒性反应。许多药物能引起人类的基因损伤，有些是潜在的致癌物或遗传毒物，有些致畸物在胎儿期即使遗传物质受损。

8. H类反应(hypersensitivity)　即过敏反应，可能是继A类反应后最常见的不良反应，类别很多，均涉及免疫应答的活化。

9. U类反应(unclassified)　即未分类反应，机理不明，如药源性味觉障碍(drug-induced dysgeusia)，辛伐他汀(simvastatin)的肌肉不良反应及吸入全麻药物(general anesthetics)的恶心呕吐。

(四)按严重程度分类

按照药品不良反应发生的程度，将药品不良反应分为以下三类：

1. 轻度(mild)　轻度不适，不影响正常功能，一般不需特别处理。
2. 中度(moderate)　明显的不适，影响日常活动，需要减量、撤药或做特殊处理。
3. 重度(severe)　不能从事日常活动，对症治疗不缓解，需立即撤药或做紧急处理。

四、药品不良反应的影响因素

(一)药品因素

药品因素是决定ADR的第一因素,除了决定药物性能与药理作用的化学结构会对ADR产生影响以外,不同厂家生产工艺的区别所致的药物制剂之间的差异,也会对ADR的发生造成很大的影响。影响药品不良反应的药物因素包括药物的化学结构、药理作用、药物在生产和储藏过程中产生的药物中间体和分解产物、主药以外的添加剂(赋形剂、稳定剂(stabilizer)、增溶剂(solubilizer)、着色剂(colorant等)、药物的剂型与给药途径等。

1. 化学结构　药物所含的有效成分是ADR产生的基础。有些药物在化学结构上非常相似,可以有相似或相同的ADR。例如青霉素类抗生素都易引起过敏反应,青霉素G(penicillin G)、氨苄西林(ampicillin)、羧苄西林(carbenicillin)等都能引起过敏性肾病(allergic nephropathy)或间质性肾炎(interstitial nephritis)。但是有时化学结构上的细微改变可使ADR发生明显的变化,如同是氟喹诺酮类(fluoroquinolones)抗菌药物,由于7位取代基的不同,使依诺沙星(enoxacin)、诺氟沙星(norfloxacin)和环丙沙星(ciprofloxacin)呈现出较强的中枢系统不良反应,而司帕沙星(sparfloxacin)、氧氟沙星(ofloxacin)、左氧氟沙星(levofloxacin)的中枢系统不良反应则较弱。

2. 药理作用　药物的药理作用在很多情况下不是单一的,会涉及多个系统多个方面,因此会发生与治疗目的无关的作用,导致不良反应的发生。如服用阿托品时出现口干;长期服用阿司匹林产生出血倾向;长期、大量使用广谱抗生素导致肠道正常菌群失调,发生抗生素相关性腹泻与假膜性肠炎(pseudomembranous enteritis,PME)等。一般来说,连续用药时间越长,发生不良反应的可能性越大。

3. 药物的剂型与给药途径　药品的剂型、给药途径不同,均会影响药品生物利用度(bioavailability),使ADR的发生率与严重程度不同。通常同样的药物成分,静脉注射给药发生ADR的严重程度要强于口服与局部用药,因此轻症患者不主张注射给药。分析门诊患者静脉注射给药率,是评价合理用药的一个参数。

4. 杂质与各种添加剂　抗菌药物在生产、保管和储存过程中可能混进的杂质,药物中间体和分解产物均可引起ADR的发生。例如青霉素的过敏反应可因制品中混有的微量青霉烯酸(penicillenic acid)、青霉噻唑酸(penicilloic acid)引起;四环素在温度较高的条件下保存可发生降解,引起尿糖、蛋白尿以及光敏感等不良反应。此外,主药以外的添加剂(additives),如赋形剂、稳定剂、增溶剂、着色剂等也常可引起过敏等不良反应。另外,同一有效成分的药品因不同厂家生产工艺的区别与质量控制的不同,所生产的药品ADR发生率可能会有所不同。因此,新药引进时要注意厂家的筛选,新进药品临床应用时,要注意ADR的观察与评价。

(二)机体因素

药物不良反应的发生频率和严重程度不仅与药品本身的性质与质量有关,同时还与机体因素有关。不同种族体内各种酶的构成和比例不同，表现出对药理作用、药效、耐受剂量、不良反应等的影响也不同，即使同一民族也会存在个体差异。另外，患者的性别、年龄，患者生理、病理状态的改变，个体特异性、敏感性、食物及营养状态的不同，也是导致药物不良反应发生的重要因素。

1. 性别　在不同的性别中，由于药物动力学及药效学方面的差异，以及循环血中激素含量的差异，一般情况下女性 ADR 的发生率较男性高，如氯霉素引起的再生障碍性贫血(aplastic anemia)，男女比例为 1∶3。但药物性皮炎发病者男性多于女性，其比率约为 3∶2。

2. 年龄　一般儿童和老人 ADR 发生率较成年人为高。婴幼儿的脏器功能发育不健全，肾脏排泄功能差，药物容易通过血-脑脊液脊障，不良反应发生率高。老年人由于体质和各脏器功能逐渐衰退，药物的代谢和排泄减慢，药物疗效增强且延长，较成人更易发生不良反应。如青霉素在体内的半衰期，青壮年约为 0.55 小时，而在老年人可达 1 小时，代谢转化慢，容易出现 ADR。

3. 机体的生理、病理状态　患者的生理和病理状态会使药物代谢受到影响，从而影响药物的疗效与毒性反应。如肝功能障碍时，多种药物代谢酶活性及首过效应(first pass effect)下降，应用肝代谢的药物容易发生不良反应。肾功能不良可降低经肾脏排泄药物的排泄，延长药物在血浆中的半衰期，如仍按正常剂量给药，可引起或加重药物不良反应的发生，此时必须进行剂量调整。

4. 食物及营养状态　当食物中脂肪多时，由于脂溶性药物吸收的量多、速度快，容易引起 ADR。摄入的食物中缺乏维生素 B_6(vitamin B_6)的患者，服用异烟肼(isoniazid, INH)后易发生神经系统损伤。体内脂肪多的人，脂溶性药物容易在脂肪中储存和再释放，使半衰期延长，导致 ADR 的发生增加。

5. 个体差异　不同患者对同一剂量的同一药物的反应存在着量与质的差别，即个体差异(interindividual variability)。药物代谢的个体差异是不同个体对药物反应不同的重要原因。药物的代谢受到机体内酶的组成和含量、代谢器官的血流速率、血浆蛋白结合率等因素的影响，其中酶的组成、含量和多态性是导致药物个体差异的最重要因素。

个体之间酶的组成和含量会有差别，导致药物代谢的个体差异。此外，酶的多态性也是导致药物代谢个体差异的一个重要因素。以 CYP2D6 为例，7%的北高加索人的 CYP2D6 没有代谢功能，这些人即为所谓的慢代谢型(poor metabolizers)；还有大约 7%的北高加索人的 CYP2D6 有重复表达，这些人被称为超快代谢型(untra-extensive metabolizers)；剩下的 86%的北高加索人为快代谢型(extensive metabolizers)。同一剂量的药物[由 CYP2D6 代谢，其代谢物(metabolites)没有药效]可能在超快代谢型没有药效，而在慢代谢型产生毒性。如果代谢物比原药的药效更强，如可待因代谢成药效更强的吗啡(morphine)，就会产生与前一种情况相反的结果，即可能在慢代谢型没有药效，而在超快代谢型产生毒性。

(三) 药物相互作用(drug interaction)

药物的体内、体外相互作用均是药品不良反应发生的重要机制。发生于药物的吸收(absorption)、分布(distribution)、代谢(metabolism)、排泄(excretion)各个环节的药动学相互作用及体内药效学相互作用均可影响药品 ADR 的发生，特别是代谢性相互作用是导致药物不良反应发生增加的重要因素，有时甚至可引起致命性 ADR 的发生。

强心药地高辛(digoxin)"治疗窗"窄，血药浓度轻微变化即可导致疗效不足或中毒，而许多药物可影响其血药浓度：①考来烯胺(cholestyramine)、抗酸药(antiacid)和新霉素(neomycin)能阻止地高辛的吸收。②血管扩张剂可增加地高辛清除。③巴比妥(barbital)、苯妥英钠(phenytoin sodium)、保泰松(phenylbutazone)，刺激肝微粒体酶活性，促进地高辛降解，从而使地高辛的血药浓度降低。④奎尼丁(quinidine)、维拉帕米(异搏定，verapamil)能降低地高辛的清除率(clearance)。⑤螺内酯(spirolactone)和氨苯蝶啶(triamterene)减少地高辛从肾小管排泌。⑥胺碘酮(amiodarone)可把地高辛从心肌的结合部位置换出来。⑦红霉素和四环素等可抑制肠道细菌，减少地高辛降解，使其在治疗剂量范围内也可出现心律失常、中毒等不良反应。另外，大环内酯类(macrolides)、喹诺酮类(quinolones)、硝基咪唑类(nitroimidazoles)抗菌药通过抑制药物代谢酶，利福霉素类(rifomycins)药物通过诱导药物代谢酶，影响其他于肝中代谢药物的疗效与不良反应。

药物相互作用甚至可引起一些危及生命、致残的不良反应。如伊曲康唑(itraconazole)与特非那定(terfenadine)，克拉霉素(clarithromycin)与麦角胺(ergotamine)，卡马西平(carbamazepine)与红霉素，红霉素与西咪替丁(cimetidine)等。美国 1977～1997 年共发生危及生命的不良反应 846 例，其中因药物相互作用而引起的有 93 例，占同期危及生命的不良反应总数的 11%；致残不良反应 227 例，其中 5 例为药物相互作用所致。联合应用药物品种的增加导致药物相互作用增多，随之而来的药物相互作用所致的不良反应也日趋严重。有研究表明，药物相互作用所致不良反应发生率与用药种数成正比，因此，控制药物应用品种是提高药物疗效，减少药物不良反应的途径之一。

(四)给药因素

给药过程处理不当也可引起药物不良反应，如药品溶媒的选择、调配与给药速度等。抗菌药物水溶液的稳定性受多种因素的影响，因此其体外配伍不当既影响药物疗效的发挥，同时又可导致药物不良反应的发生。如 5%葡萄糖的 pH 为 3.2～5.5，氨苄西林加入其中会沉淀、变色；又如红霉素在中性溶液中较稳定，直接加入 5%葡萄糖溶液可损失效价 15%～20%，可在 500 mL 液体中加入 5%碳酸氢钠(sodium bicarbonate)注射液 0.5 mL使 pH 升高到 6 左右，再加入红霉素，则有助于稳定；某些抗生素如阿米卡星(amikacin)、庆大霉素、妥布霉素(tobramycin)、林可霉素(lincomycin)等静脉应用时只能静脉缓慢滴注，而不能静脉推注，因为这些药物有阻断神经-肌肉接头的副作用，易造成呼吸抑制；某些药物给药速度过快可引起严重的药物不良反应，甚至可导致死亡，如两性霉素 B(amphotericin B)静脉滴注速度过快易引起患者心室颤动或心脏停搏。

不良反应虽然不属于不合理用药的范畴与结果，但各种不合理用药因素如不合理载体的选用、不合理的多药配伍、不合理的给药方式(浓度过高、给药速度过快、需避光药品没有避光)、不合理的给药剂量、不合理的联合用药、不合理的适应证用药或用药指征控制不严等，均能影响药物不良反应的发生。

（五）饮酒、吸烟与食物的影响

饮酒会导致多种药品不良反应增加，如头孢菌素类、硝基咪唑类抗菌药物应用期间或停药后一周内饮酒，易发生双硫仑样反应（disulfiram like reaction）。吸烟能使外周血管收缩，导致血压暂时升高、心率加快，从而影响药物的吸收；烟草能增加肝药酶的活性，加速一些药物的代谢与灭活；烟草中的尼古丁能刺激人体释放抗利尿激素（antidiuretic hormone），使药物及其代谢产物排泄受阻，导致蓄积中毒（cumulative intoxication）。另外，食物也会对药品不良反应的发生产生影响，如茶中含有大量鞣酸（tannin），能与多种药物如硫酸亚铁（ferrous sulfate）、维生素 B_{12}（vitamin B_{12}）中的金属离子结合，影响其治疗效果而产生不良反应。又如接受异烟肼治疗的患者进食高组胺成分的海鱼或不新鲜的鱼类，由于异烟肼抑制体内组胺代谢酶，导致代谢受阻而引起皮肤潮红（skin flushing）、荨麻疹（urticaria）、口渴、口唇水肿等。

五、药品不良反应的预防措施

（一）开展宣传教育，提高对药品不良反应的认识

1.注意药品的禁忌证　包括生理性及病理性因素。如过敏体质和特异质反应都属B型反应，难预测，因此，对该类药品可致敏的过敏体质患者，应禁用；遗传因素的特异质反应如G-6-PD缺乏者，亦应禁用硝基呋喃类（nitrofurans）、某些止痛退热药和磺胺药（sulfonamides）等。某些疾病状态下禁用药物亦属禁忌证范围，如高血压患者不能用拟交感胺类药（sympathomimetic amines）如肾上腺素（adrenaline，epinephrine）、麻黄碱（ephedrine）等，以防血压骤升。在说明书中属禁忌证范围的患者一律不得选用该药。

2.针对药品可能产生不良反应的原因做好预防措施　这些反应多属A型，原因比较清楚，可预测，其预防措施包括：

（1）改换药品剂型：例如阿司匹林（aspirin）对胃肠刺激性大，改用肠溶制剂可减轻；硝苯地平（nifedipine）产生面红、心跳加快，改用缓释剂（slow release formulation）后血药浓度可避免一时性的过高而使反应减轻或消失。

（2）改善服用方法：例如对有胃肠反应的药物宜饭后服，有嗜睡不良反应的药物宜睡前服等。

（3）联合用药以减少药品不良反应：例如异烟肼与维生素 B_6 合用可减少周围神经炎（peripheral neuritis）的发生。

（4）定期检查有关的指标：对于长期用药导致的不良反应，应根据药品常可出现毒性的时间进行必要的检查，例如应用氯霉素时检查外周血的白细胞数，预防白细胞减少；应用氨基糖苷类抗生素时检查肾功能（血清肌酐值）预防肾损害等，尽早发现不良反应，及时防止不良反应的加重。

（二）加强管理

1.加强药品分类管理与监督检查　容易发生不良反应的高危药品，要加强管理，减少

不良反应的发生。

2. 加强处方点评，促进合理用药。

3. 加强药品不良反应监测与报告管理，减少同类不良反应的重复发生。

六、药品不良反应报告与监测

药品不良反应报告与监测(adverse drug reaction reporting and monitoring)是指药品不良反应的发现、报告、评价和控制的过程，是药品监督管理工作的重要组成部分。做好这项工作，一方面可以保障用药安全、避免药品不良反应的发生，另一方面又可促进合理用药、提高临床用药水平。

(一)药品不良反应监测的历史沿革与目的意义

1. 药品不良反应监测的历史沿革　药害事件的严重性和普遍性已引起了医药工作者的密切关注，世界各国药品监督管理部门也逐渐意识到加强上市后药品安全监督的重要性和迫切性。1970 年，世界卫生组织(World Health Organization，WHO)国际药物监测合作中心成立，并于 1997 年更名为乌普萨拉监测中心(Uppsala monitoring center)，至 2006 年有 81 个国家加入到 WHO 药物监测合作计划。我国自 1984 年开始 ADR 监测报告工作，1988 年开始进行试点，1989 年成立国家药品不良反应监测中心，1998 年 3 月正式加入 WHO 国际药品监测合作计划，成为第 68 个成员国。1999 年 11 月 26 日，由国家药品监督管理局和卫生部联合颁布了《药品不良反应监测管理办法(试行)》，2004 年 3 月 15 日，由中华人民共和国卫生部、国家食品药品监督管理局联合颁布的《药品不良反应报告和监测管理办法》开始实施。全国各省市相继建立了 ADR 监测中心。新修订的《药品不良反应报告和监测管理办法》(卫生部令第 81 号)自 2011 年 12 月 1 日起施行。2001 年 12 月 1 日正式施行新修订的《中华人民共和国药品管理法》，第 71 条明确规定"国家实行药品不良反应报告制度"，标志着我国的 ADR 监测工作正式步入了法制化的轨道。

新修订的《药品不良反应报告和监测管理办法》，强调各级食品药品监督管理部门和卫生行政部门要高度重视 ADR 的监测，加强协调与合作，配备专业技术人员，保障工作条件，加强信息化建设，围绕病例报告的上报、分析、评价、信息反馈和预警应急等环节，进一步建立健全药品不良反应监测工作的制度和程序，并要加大监督检查力度，高度重视疑似预防接种异常反应，强化药品群体不良事件的报告、调查、处理等工作，不断建立健全药品不良反应监测处置联合工作机制，保证公众用药安全。

2. 药品不良反应监测的目的与意义　开展药品不良反应监测工作是加强药品管理，提高药品质量，促进医疗水平提高的重要手段。其主要目的是：①尽早发现药品不良反应的信号。②寻找药品不良反应的诱发因素。③探究药品不良反应的发生机制。④定量地进行药品的利弊分析。⑤反馈、宣传药品不良反应方面的信息，为政府制定管理决策提供依据，最终达到防止药品不良反应在更大范围内引起危害，有效保障人民用药安全和身体健康的目标。

药品不良反应监测是一项集专业、技术、管理于一体的综合性工作，又是一项长期的工作。开展药品不良反应监测研究是深化药品临床研究的必然要求，药品不良反应报告资料是药品安全性的重要信息。开展药品不良反应监测工作可以：①防止严重药害事件的发生、蔓延和重演。②弥补药品上市前研究的不足，为上市后再评价提供服务。③为遴选、整顿和淘汰药品提供依据。④促进新药的研制开发。⑤促进临床合理用药。药品在临床应用过程中，用药不合理现象不断出现，不良反应的发生率也逐渐上升。通过开展药品不良反应监测工作，临床医生可以了解盲目联合用药的潜在危害性，更好地制订更合理的药物治疗方案，有效地避免或减少药品不良反应的发生，提高临床合理用药的水平。此外，药品不良反应监测工作对于临床药学和药物流行病学研究等也有积极的促进作用。

(二)药品不良反应报告和监测

药品不良反应报告和监测是指药品不良反应的发现、报告、评价与控制的过程。药品不良反应实行逐级、定期报告制度，必要时可以越级报告。

1.管理规定与报告程序 《药品不良反应报告和监测管理办法》(卫生部令第81号)规定，国家食品药品监督管理局负责全国药品不良反应报告和监测的管理工作，并与卫生部共同制定药品不良反应报告和监测的管理规定和政策；组织开展全国范围内影响较大并造成严重后果的药品群体不良事件的调查和处理；对已确认发生严重药品不良反应或者药品群体不良事件的药品依法采取紧急控制措施，做出行政处理决定；组织检查药品生产、经营企业的药品不良反应报告和监测工作的开展情况。

新的《药品不良反应报告和监测管理办法》规定，药品生产、经营企业和医疗机构获知或者发现可能与用药有关的不良反应，应当通过国家药品不良反应监测信息网络报告；不具备在线报告条件的，应当通过纸质报表报所在地药品不良反应监测机构，由所在地药品不良反应监测机构代为在线报告，报告内容应当真实、完整、准确。并对个例与群体药品不良反应的报告与处置做出了如下规定：

(1)个例药品不良反应：药品生产、经营企业和医疗机构应当主动收集药品不良反应，获知或者发现药品不良反应后应当详细记录、分析和处理，填写《药品不良反应/事件报告表》并报告。

1)新药监测期内的国产药品应当报告该药品的所有不良反应；其他国产药品，报告新的和严重的不良反应。

2)进口药品自首次获准进口之日起5年内，报告该进口药品的所有不良反应；满5年的，报告新的和严重的不良反应。

3)药品生产、经营企业和医疗机构发现或者获知新的、严重的药品不良反应应当在15日内报告，其中死亡病例须立即报告；其他药品不良反应应当在30日内报告。有随访信息的，应当及时报告。

4)药品生产企业应当对获知的死亡病例进行调查，详细了解死亡病例的基本信息、药品使用情况、不良反应发生及诊治情况等，并在15日内完成调查报告，报药品生产企业所在地的省级药品不良反应监测机构。

5)个人发现新的或者严重的药品不良反应，可以向主治医师报告，也可以向药品生产、经营企业或者当地的药品不良反应监测机构报告，必要时提供相关的病历资料。

6)设区的市级、县级药品不良反应监测机构应当对收到的药品不良反应报告的真实性、完整性和准确性进行审核。严重药品不良反应报告的审核和评价应当自收到报告之日起3个工作日内完成,其他报告的审核和评价应当在15个工作日内完成。

7)设区的市级、县级药品不良反应监测机构应当对死亡病例进行调查,详细了解死亡病例的基本信息、药品使用情况、不良反应发生及诊治情况等,自收到报告之日起15个工作日内完成调查报告,报同级药品监督管理部门和卫生行政部门,以及上一级药品不良反应监测机构。

8)省级药品不良反应监测机构应当在收到下一级药品不良反应监测机构提交的严重药品不良反应评价意见之日起7个工作日内完成评价工作。

9)对死亡病例,事件发生地和药品生产企业所在地的省级药品不良反应监测机构均应当及时根据调查报告进行分析、评价,必要时进行现场调查,并将评价结果报省级药品监督管理部门和卫生行政部门,以及国家药品不良反应监测中心。

10)国家药品不良反应监测中心应当及时对死亡病例进行分析、评价,并将评价结果报国家食品药品监督管理局和卫生部。

(2)药品群体不良事件:药品生产、经营企业和医疗机构获知或者发现药品群体不良事件后,应当立即通过电话或者传真等方式报所在地的县级药品监督管理部门、卫生行政部门和药品不良反应监测机构,必要时可以越级报告;同时填写《药品群体不良事件基本信息表》,对每一病例还应当及时填写《药品不良反应/事件报告表》,通过国家药品不良反应监测信息网络报告。

1)设区的市级、县级药品监督管理部门获知药品群体不良事件后,应当立即与同级卫生行政部门联合组织开展现场调查,并及时将调查结果逐级报至省级药品监督管理部门和卫生行政部门。

2)省级药品监督管理部门与同级卫生行政部门联合对设区的市级、县级的调查进行督促、指导,对药品群体不良事件进行分析、评价,对本行政区域内发生的影响较大的药品群体不良事件,还应当组织现场调查,评价和调查结果应当及时报国家食品药品监督管理局和卫生部。

3)对全国范围内影响较大并造成严重后果的药品群体不良事件,国家食品药品监督管理局应当与卫生部联合开展相关调查工作。

4)药品生产企业获知药品群体不良事件后应当立即开展调查,详细了解药品群体不良事件的发生、药品使用、患者诊治以及药品生产、储存、流通、既往类似不良事件等情况,在7日内完成调查报告,报所在地省级药品监督管理部门和药品不良反应监测机构;同时迅速开展自查,分析事件发生的原因,必要时应当暂停生产、销售、使用和召回相关药品,并报所在地省级药品监督管理部门。

5)药品经营企业发现药品群体不良事件应当立即告知药品生产企业,同时迅速开展自查,必要时应当暂停药品的销售,并协助药品生产企业采取相关控制措施。

6)医疗机构发现药品群体不良事件后应当积极救治患者,迅速开展临床调查,分析事件发生的原因,必要时可采取暂停药品的使用等紧急措施。

7)药品监督管理部门可以采取暂停生产、销售、使用或者召回药品等控制措施。卫生行政部门应当采取措施积极组织救治患者。

2.药品不良反应因果关系评定依据及方法　报表的主要内容包括五个方面:患者的一般情况;与药品不良反应表现相关的内容;引起不良反应的怀疑药品及并用药品情况;不良反应转归、因果关系分析评价;其他需要补充说明的情况。

(1)药品不良反应因果关系评定依据:药品与不良反应之间的关联性评价较复杂,国际上有很多分析方法,我国使用的分析方法主要遵循下列五条原则:

1)用药与不良反应/事件的出现有无合理的时间关系,如果有时间关系则有因果关系存在的可能性,例如青霉素引起的过敏性休克或死亡在用药后几分钟至几小时发生。

2)反应是否符合该药已知的不良反应类型,如果符合则有因果关系存在的可能性,如没有则需进一步研究确定是否是新的不良反应。

3)停药或减量后,反应是否消失或减轻(可否停药消失),如果停药后症状缓解或消除则可认为两者存在因果关系的可能性。

4)再次使用可疑药品是否再次出现同样反应/事件(可否重复),如果用药再次出现相同症状,停药则再次消失,以前确定的因果关系被再次证实,则可认为二者间确实存在因果关系。

5)是否可用患者病情的进展、其他治疗等影响来解释(有无其他解释),如果其他原因能解释,则两者间存在因果关系的可能性小,需综合各种联系后确定因果关系。

(2)药品不良反应因果关系评定方法:Karch Lasagna 评定方法将因果关系确定程度分为肯定、很可能、可能、可疑、不可能 5 级标准。

1)肯定:用药时间顺序合理,停药后反应停止,重新用药反应再现,与已知药品不良反应相符合。(各项均符合,未涉及其他原因解释问题)

2)很可能:时间顺序合理,该反应与已知的药品不良反应相符合,停药后反应停止,无法用患者疾病进行合理解释。(未涉及可否重复,其他原因无法解释)

3)可能:时间顺序合理,与已知的药品不良反应相符合,患者疾病或其他治疗不能造成这样的结果。(未涉及可否重复和停药消失,其他原因不可解释)

七、药物流行病学在药品不良反应监测中的应用

(一)药物流行病学的定义、起源与应用

流行病学(epidemiology)是研究疾病和健康在人群中的分布及其影响因素的一门科学,药物则是影响疾病和健康分布的重要因素之一,如疫苗的问世导致许多传染病流行谱的改变,抗生素的应用使传染病的死亡率大幅度下降。随着新药不断问世,药物不良反应也相继出现,尤其是 20 世纪 60 年代发生的震惊世界的"反应停事件(thalidomide incident)",更是促进了人们对药物上市后的安全、有效性的关注,从而研究的视角从临床拓展到广大的用药人群,应用流行病学知识、方法和推理研究人群中药物的应用及效果,使药物流行病学这门应用科学于 20 世纪 80 年代应运而生。

药物流行病学(pharmacoepidemiology)是近些年来临床药理学(clinical pharmacology)与流行病学两个学科相互渗透、延伸而发展起来的新的医学研究领域,也是流行病学的一个新分支。从1984年首次把药物流行病学作为一门学科提出至今,提出了两个比较有代表性的定义:一是“药物流行病学就是应用流行病学的知识、方法和推理研究药物在人群中的效应(疗效和不良反应)及其利用”;二是“药物流行病学是研究人群中与药物有关的事件的分布及其决定因素,以进行有效的药物治疗”。这两个定义虽然出发点和侧重点有所不同,但目的是一致的,都是通过在大量的人群中研究药物的应用及效果,为安全、有效、经济地进行药物治疗提供依据。1995年,我国专家建议将药物流行病学定义为:药物流行病学是运用流行病学的原理和方法,研究人群中药物的利用及其效应的应用科学。

药物流行病学的研究内容最初主要关注ADR,但近些年来研究领域不断扩大,如从不良反应监测扩大到不良事件监测,从强调药物利用(drug utility)扩大到研究有益的药物效应,以及药物疗效的卫生经济学评价、生命质量评价和meta分析等。近年来药物流行病学的主要研究内容包括:

(1)药物流行病学的方法学研究,做到能快速并准确地发现用药人群中出现的不良反应,保证用药人群安全。

(2)在众多药品中挑选和推荐经过科学评价的药品,保障合理用药。

(3)使药品上市后监测方法规范化与实用化,尤其是计算机的应用与用药人群数据库的建立。

(4)研制实用药物不良反应因果关系判断程序图或逻辑推理流程图。

(5)研究处方者的决策因素,改善其处方行为,提高处方质量。

(6)通过广大用药人群,对常见病、多发病的用药(抗癌药、心血管药、抗感染药、解热止痛药)进行重点研究,推动合理用药。

(7)以社会人群为基础对抗菌药合理应用与控制病原体耐药性的研究与成果,进行系统、深入、有效的推动与实践。

(二)药物流行病学在药品不良反应监测中的应用

药物流行病学的主要任务是研究、监测及防止药品不良反应的发生,不仅是药物上市后的监测,还包括了药物在临床,甚至临床前的研制阶段中的监测。其具体任务包含五个方面:

1. 药物上市前临床试验的设计和上市后药物有效性再评价　一种新药上市前必须经过新药临床前研究和临床研究两个阶段,这是新药通过审批所必需的。我国现行的临床试验方法与要求与国际上通行的基本一致,共分为Ⅰ、Ⅱ、Ⅲ、Ⅳ四个时期。其中Ⅲ、Ⅳ期临床试验尤其需要药物流行病学专家合作,因为药物流行病学家对临床试验的设计、分析试验资料、控制混杂因素、解释可能的副作用等均有丰富的经验。而在上市后临床试验中药物流行病学可以使之更经济、更自然,其数据库可改进临床试验时对药物暴露的信息等。

2. 上市后对药品不良反应或非预期作用的监测　除需要药物严格的临床试验之外,必须系统地建立新的在人群中研究药物效应的理论和方法。一方面,药品上市前的临床试验存在着许多局限性,尤其是临床试验中样本量不可能太大,观察时间也不可能很长,无法发现试验药物的罕见或偶发和迟发的不良反应,以及发生在某些特殊人群的不良反应。药物经药政管理部门批准上市并在大量人群中使用后可观察到不良反应或非预期作用，长期使用时更明显。虽然新药审批工作非常重要，但它不能代替药品上市后监测。另一方面，上市后的药品出现了新的、严重的不良反应，也不一定是由于审批不严或上市前临床研究不够严格，或药品质量有问题，或用药不当。许多问题需要通过不良反应或非预期作用的监测来解决，因此药物上市后的监测成为药物流行病学的重要任务。

3. 药物流行病学在药品不良反应监测方面的具体作用

（1）补充上市前研究中未获得的信息：①通过大数量人群用药调查，确定药物在治疗和预防时可能发生的不良反应的发生率，或是有效效应的频率。②了解药物对特殊的人群组，如老人、孕妇和儿童的作用。③研究并发疾病和合并用药的影响。④比较并评价新药是否更优于其他常用药物。

（2）获得上市前研究不可能得到的新信息：①发现罕见的或迟发的不良反应或是有益效应，并用流行病学的方法和推理加以验证。②了解人群中药物利用的情况。③了解过量用药的效果。④对药物在预防和治疗工作中的花费和效益进行评价。

思考题

1. 解释下列概念：（1）药物不良反应；（2）新的药品不良反应；（3）严重药品不良反应；（4）药品不良事件；（5）药品群体不良事件；（6）药源性疾病；（7）药物警戒；（8）副作用；（9）毒性反应；（10）首剂效应；（11）继发反应；（12）变态反应；（13）血清病样反应；（14）药物热；（15）特异质反应；（16）药物依赖性；（17）后遗效应；（18）停药综合征；（19）致癌作用；（20）致畸作用；（21）致突变；（22）药物流行病学。
2. 药物不良反应有哪些分类方法？
3. 什么是药物不良反应与医疗纠纷？
4. 变态反应分几类？临床表现分别是什么？过敏反应可否避免？
5. 药品不良反应的影响因素包括哪些？
6. 药品不良反应监测的目的与意义是什么？
7. 试述药品不良反应报告和监测的管理规定与报告程序。
8. 试述药品不良反应因果关系评定依据与方法。
9. 试述药物流行病学的主要研究内容。
10. 试述药物流行病学在药品不良反应监测方面的具体作用。

案例讨论

案例（一）

患者，女，10 岁，因发热、头痛、咳嗽 3 天到儿科门诊就诊。经检查诊断为上呼吸道感染。给予：清开灵 25 mL＋10％GS 250 mL 静滴。输入 50 mL 时，开始诉胸闷不适，继而呼吸急促、烦躁，咳大量粉红色泡沫样痰，双肺可闻及弥漫性湿啰音，心率 40 次/分，口唇发绀，脉搏消失，血压未测及。诊断为过敏性休克。

立即停药，吸氧，皮下注射肾上腺素 0.6 mg，肌注异丙嗪 25 mg，苯海拉明 15 mg，静推 Dex 10 mg，氨茶碱 0.125 g，毛花苷 C 0.2 mg，静滴阿拉明 20 mg，多巴胺 40 mg。经抢救无效，死亡。

清开灵成分：含牛黄、黄芩、水牛角、金银花等。

案例（二）

患者，女，50 岁，因突发心悸、气短、烦躁不安入院，无明显诱因，心电图示频发房早。给予普罗帕酮 100 mg，每天 3 次，服用 2 天后因效果不佳改为胺碘酮 0.2 g，每天 3 次，并配以其他治疗，心悸较入院时减轻，但出现全身水肿，以双下肢为重，伴疲乏无力、食欲减退，大便干结。查体：神清，精神欠佳，面色苍白，眼睑水肿，皮肤粗糙，弹性差，浅表淋巴结不肿大；甲状腺轻度肿大；双下肢水肿。甲状腺 B 超示肿大。甲状腺功能检查：T_3 0.47 (2.1～5.4)mmol/L，T_4 3.32(9～23.9) mmol/L，TSH 7.749 (0.5～5.0)mU/L。

立即停用胺碘酮，口服甲状腺素片。20 天后，前述症状基本消失。2 个月后，复查 T_3、T_4、TSH 均恢复正常。

案例（三）

患者，女，56 岁，因自注胰岛素 8 U 后突然昏迷，急诊入院。

查体：昏迷，脉搏 110 次/分，血压 40/20 mmHg，双侧瞳孔等大，对光反射存在，右侧鼻唇沟变浅，口中少量白色分泌物；心率 110 次/分，律齐，未闻及杂音；腹软，肝脾未触及；四肢软瘫，小便失禁，阵发性抽搐。查血糖：1.11 mmol/L。

现病史：患者患 2 型糖尿病 20 年，注射胰岛素 3 年，8 U/次。

诊断：低血糖昏迷。

治疗：予 50%葡萄糖注射液 40 mL 静注，然后 5%葡萄糖注射液 500 mL 静滴，患者意识渐转清，言语切题，四肢有力，血糖恢复正常范围。

案例（四）

患者赵某，女，35 岁，因“咳嗽、咳痰 10 余天”入院。入院初步诊断：肺炎（右肺中叶）。行胸部 CT 检查示肺结核不能排除，随后行 PPD、气管镜检查、刷检及多次痰抗酸杆菌涂片检查，诊断为肺结核（涂阴），给予“异烟肼 0.3 g 口服，每天 1 次、利福平（rifampicin）0.45 g，每晚 1 次、吡嗪酰胺 0.5 g，每天 3 次、沙丁胺醇 750 mg，每天 1 次”四联抗结核治疗。7 天后，化验检查发现血尿酸（SUA）增高（439.9 μmol/L），询问患者无关节痛出现，未予处理，继续抗结核治疗。抗结核治疗 14 天再次复查 SUA 水平进一步增高，达 541.4 μmol/L，患者仍未诉关节疼痛，予以出院继续口服抗结核药物治疗。后复查 CT 排除肺结核诊断，共使用 35 天后停用抗结核药物。停药后 11 天复查 SUA 水平恢复正常（387.6 μmol/L）。

案例（五）

患者沈某某，女，82 岁。无食物药物过敏史，既往高血压病史半年余，规律服用硝苯地平缓释片治疗，血压控制较好。本次因“咳嗽、咳痰 2 月余，伴喘憋 1 周”入院。

入院时患者咳嗽，多为刺激性干咳，咳较少量黄白色黏痰，胸闷、憋喘，夜间卧位时症状明显，无发热、痰中带血，无心慌、胸痛。饮食及睡眠可，大小便无异常。诊断为急性喘息性支气管炎、高血压病，给予左氧氟沙星 0.6 g，静脉滴注，每天 1 次，抗感染治疗，同时给予氨茶碱静滴、雾化吸入等药物平喘、解痉、止咳等对症治疗。并继续口服患者长期使用的降压、改善微循环等药物治疗。

入院第一日当晚在上述药物静脉输注完后，患者兴奋感，整夜未能入睡，至次日上午安静入睡 3 小时，未予特殊处理。第二日下午输注完静脉药物后，当晚再次出现兴奋表情，不能静卧，间断出现谵妄，不自主语言等。经补液，利尿，镇静等对症处理后，症状缓解。考虑左氧氟沙星所致 ADR 不除外，遂于第三日停用左氧氟沙星注射液，改为美洛西林舒巴坦 2.5 g，静脉滴注，12 小时 1 次给药，余治疗药物不变。患者未再出现前述精神症状。住院治疗 14 日，病情缓解出院休养。

（孙淑娟）

第十三章

联合用药与药物相互作用

一、药物相互作用与分类

疾病在治疗过程中常常需要联合用药，而联合应用的品种越多越容易发生相互作用。药物相互作用(drug interaction，DI)是指两种或两种以上药物在同时或前后序贯用药时，在体内产生作用的干扰或在体外容器内就发生药物性质的改变，结果使药物疗效从量变到质变，包括药效增强或减弱，作用发生加快或减慢，作用维持时间延长或缩短，甚至产生新的药理作用或不良反应。药物相互作用包括体外药物相互作用(in vitro drug interaction)与体内相互作用(in vivo drug interaction)两个方面。

(一)药物体外相互作用

体外药物相互作用是指药物与溶媒、药物与药物或药物与容器之间，在未用于患者之前发生的相互作用，即我们通常所讲的化学配伍或物理配伍禁忌，属药剂学范畴。发生的环节包括药物配制过程以及不同输液静滴过程。药物理化配伍变化的结果，通常是出现溶液颜色改变、混浊、沉淀，这种现象易被察觉。另一种情况是发生相互作用时，溶液的外观没有发生变化，但是输液中某些药物的含量可能会发生变化，从而影响药物的疗效与不良反应。

(二)药物体内相互作用

在药物治疗过程中，同时或相隔一定时间所应用的药物之间或药物与代谢产物、内源性物质、食物以及诊断剂之间的相互影响，常导致药物原有的体内过程、作用性质、强度、持续时间等发生改变，从而使药物的疗效、副作用与毒性也发生改变。根据分类依据的不同，体内 DI 有以下四种分类方法：

1. 按发生机制分类　①药动学相互作用：影响药物的吸收、分布、代谢和排泄过程。②药效学相互作用：改变受体的敏感性等。③药剂学相互作用：制剂之间可以发生物理化学反应。前两者属于体内相互作用，后者属于体外相互作用，即药物配伍禁忌。

2. 按严重程度分类　分为轻、中、重三种程度。①轻度 DI：如对乙酰氨基酚（acetaminophen）能减弱呋塞米（furosemide）的利尿作用，但并不会显著影响临床疗效，也无须改变剂量。②中度 DI：如异烟肼（isoniazid，INH）与利福平（rifampicin）合用能够增加中毒性肝炎（toxipathic hepatitis）的发生率，但这一联合方案仍是临床上常用的抗结核化疗方案。③重度 DI：如特非那定（terfenadine）与酮康唑（ketoconazole）合用可引起致死性心律失常，需停用其中的一种。

3. 按发生的可能性分类　分为肯定、很可能、可能、可疑、不可能等五个等级。

4. 按是否有利分类　可分为有利于临床治疗的相互作用、不利于临床治疗的相互作用、两者兼有的相互作用。

（1）有利的相互作用：如 β-内酰胺类（β-lactams）与氨基糖苷类（aminoglycosides）抗菌药物联用可增强杀菌作用；亚胺培南（imipenem）与西司他丁（cilastatin）合用，西司他丁为一种特异性酶抑制剂，能阻断亚胺培南在肾脏内的代谢，从而提高亚胺培南血药浓度，增强抗菌效果。

（2）不利的相互作用：如红霉素（erythromycin）与氯霉素（chloramphenicol）、林可霉素（lincomycin）、克林霉素（clindamycin）竞争同一受体，联合应用时产生拮抗作用。

（3）两者兼有的相互作用：如茶碱（theophylline）与红霉素，两者合用可改善患者咳喘症状，但红霉素会抑制茶碱的代谢，导致茶碱血药浓度增高，使茶碱的不良反应发生率增高。

二、药物体外相互作用

（一）分类

药物体外相互作用从发生的环节看，可发生在一袋输液中加有多种药品的情况下，也可以在不同输液静滴时发生在输液管道中；从发生相互作用的外观看，包括：

1. 可见配伍变化　包括溶液混浊、产气、沉淀、结晶及变色。

2. 不可见配伍变化　包括水解反应、效价下降、聚合变化，肉眼不能直接观察到的直径 50 μm 以下的微粒等，潜在地影响药物对人体的安全性和有效性。

（二）常见注射剂配伍变化发生原因

发生体外药物相互作用的原因最常见的是在静脉输液中加入了一种或多种存在配伍禁忌的药物，使静脉输液袋中的溶液颜色发生了变化，或出现混浊、沉淀，这种现象易被察觉。另一种情况是发生相互作用时，溶液的外观没有发生变化，但是输液中某些药物的含量可能会发生变化。

1. 沉淀　在配制液体药物时，由于理化因素产生沉淀，影响疗效。产生沉淀的原因有：①注射液溶媒组成改变。②电解质的盐析作用。③pH 改变。④形成络合物。

2. 变色　由于化学反应导致新的有色物质产生而引起。

3. 产气　碳酸盐、碳酸氢盐与酸类药物配伍，铵盐与碱类药物配伍均可产生气体。

4. 分解　某些药物在水溶液中不稳定，易分解失效，如与其他药物合用，分解可能加速，药物活性有可能大幅下降。

5. 聚合反应。

（三）配制静脉输液时应该注意的事项

1. 在输液中一般不提倡加入多种药物，特别是含电解质、氨基酸或乳剂（emulsion）的药物不宜加入其他药物中。如需要联合用药，目前规定一袋输液中最多可加 4 种药品。

2. 输液中需加入两种以上药物时，根据药物性能先加入一种药物到输液瓶，待混合均匀后液体外观无异常改变再逐渐加入另一种药物。

3. 有色药液应最后加入输液中，以避免输液瓶中有细小沉淀不易发现。

4. 多组输液连续滴注时，有可能发生相互作用的药液之间，一组药液输完后要冲洗管道，再接上另一组输液。

三、药物体内相互作用

（一）药动学相互作用及影响因素

药物之间发生药动学相互作用，可发生在药物在体内过程（吸收、分布、代谢、排泄）中的任何一个环节，从而影响药物的疗效及不良反应的发生。

1. 影响药物吸收的相互作用　药物吸收的快与慢、多与少，既取决于药物本身的理化性质，如脂溶性、解离度、吸附与络合等，又取决于机体的生理生化因素，如消化液 pH、胃肠蠕动、胃肠道吸收面积和局部血流、空腹与饱食，以及疾病-饮食-药物相互作用等，这些因素的改变，均可影响药物的吸收。①如阳离子（Al^{3+}、Mg^{2+}、$Fe^{2+/3+}$、Ca^{2+}、Bi^{+}、Co^{2+}、Hg^{2+}）可与某些药物如四环素（tetracycline）、喹诺酮类（quinolones）生成难溶解的络合物，降低其体内吸收。②甲氧氯普胺（metoclopramide）、西沙必利（cisapride）、泻药（cathartics），可增加胃肠运动，减少抗菌药物的肠道吸收。如地高辛（digoxin）与甲氧氯普胺合用，甲氧氯普胺使肠蠕动加快，缩短了地高辛停留在小肠的时间，故吸收减少，易致疗效下降。③具有抗胆碱作用的药物（如阿托品，atropine）与药物合用时，由于抑制胃肠蠕动，从而影响药物吸收。④影响血液循环可影响药物的吸收，如普鲁卡因（procaine）常常与肾上腺素（adrenaline，epinephrine）合用，后者使皮肤黏膜血管收缩，从而延长前者的局麻维持时间。⑤一种药物改变胃肠腔内的 pH，因而改变了胃肠道 pH，可影响药物的解离度和吸收率，最终影响血药浓度。

2. 影响药物分布的相互作用　影响分布的因素主要表现在与血浆蛋白结合的竞争上，与血浆蛋白亲和力高的药物可将与蛋白结合力较低的药物置换出来，使其游离浓度增高，导致不良反应（adverse drug reaction，ADR）的发生。如保泰松（phenylbutazone）、阿司匹林（aspirin）、苯妥英钠（phenytoin sodium）可使双香豆素（dicoumarol）从蛋白结合部位置换出而引起出血；与磺酰脲类（sulfonylureas，SUs）降血糖药合用时，置换出降血糖药（hypoglycemic drugs）而引起低血糖。

3. 影响药物代谢的相互作用　肝脏是药物代谢的重要器官，肝微粒体酶是代谢药物的酶系，亦称药物代谢酶，简称“药酶”。此酶系的活动可影响药物的代谢，而药物对药酶的活性也会产生诱导或抑制作用。临床有重要临床意义的强诱导剂有利福平、苯巴比妥(phenobarbital)、苯妥英钠(phenytoin sodium)、卡马西平(carbamazepine)、扑米酮(primidone)、格鲁米特(glutethimide)、氯醛比林(chloralantipyrine)、保泰松(phenylbutazone)、安替比林(antipyrine)、氨鲁米特(aminoglutethimide)等，能增加肝微粒体酶合成，增加酶的活性，从而使许多合用的治疗药物的生物转化大大加快，血药浓度下降，药效减弱。常见的抑制剂则包括氯霉素、对氨基水杨酸(p-aminosalicylic acid)、异烟肼、保泰松等，抗菌药物中大环内酯类(macrolides)、喹诺酮类(quinolones)、硝基咪唑类(nitroimidazoles)抗菌药也可抑制药物代谢酶活性，使其他药物在肝脏中代谢减少，因而影响其疗效或发生不良反应。

4. 影响药物排泄的相互作用　肾脏对药物的消除包括被动转运与主动转运两种方式。药物合用时，如果两种药物竞争同一主动转运系统，则一种药物可以抑制另一种药物的主动转运，减少其消除，延长其作用时间。如青霉素(penicillin)与丙磺舒(probenecid)合用，青霉素约有 90%由肾小管分泌排出，丙磺舒也由肾小管分泌，二者排泄部位相同，故合用时可产生竞争，使青霉素在肾小管中的分泌减少，从而增加青霉素在血中的浓度。酸性药物如巴比妥类(barbiturates)中毒时，口服碳酸氢钠(sodium bicarbonate)或静脉滴注乳酸钠(sodium lactate)，使尿液的 pH 上升，巴比妥类离子化程度增大，从而使排泄量立即增大，起到解毒作用。

(二)药效学相互作用及影响因素

两种以上抗菌药物联合应用时，一种药物改变了另一种药物的药理效应，主要是通过影响其药理作用、作用于同一生理或生化系统、改变电解质平衡等途径产生药效学相互作用，表现出协同或拮抗。如β-内酰胺类与氨基糖苷类抗菌药物联用可增强杀菌作用(但不可同瓶滴注)；红霉素与克林霉素联用可因作用位点的竞争而产生拮抗作用；氨基糖苷类与林可霉素类(lincomycins)联用因均有神经-肌肉接头阻滞作用而产生严重不良反应。药效学方面的相互作用结果有：①协同作用：两种或两种以上药物先后或同时合用，联合用药的效应等于或大于单用效果之和。②拮抗作用：两种或两种以上药物作用相反，合用时发生竞争性或生理性拮抗，联合用药的效果小于单用效果之和。

1. 生理活性的相互作用　一般来讲，合用的两药无论它们作用于同一环节还是不同环节，只要产生相同的生理活性，总的药理作用增强，否则减弱。如普萘洛尔(propranolol)与奎尼丁(quinidine)，前者阻断β受体，后者作用于离子通道，阻碍钠内流、钾外流，最终的生理活性相同，故对抗心律失常有协同作用。

2. 药物在作用部位的相互作用

(1)竞争受体：酚妥拉明(phentolamine)竞争阻断α受体，使肾上腺素引起的升压作用翻转为降压作用；氨基糖苷类抗生素能阻断运动终板膜上 N_2 受体，并阻断运动神经末梢释放乙酰胆碱(acetylcholine，ACh)，如与筒箭毒碱(tubocurarine)合用，肌松作用增强，特别是在乙醚(diethyl ether)麻醉下更容易发生呼吸肌麻痹(respiratory muscle paralysis)。

(2)增敏受体:氟烷(halothane)使β受体部位敏感性增加,手术时用氟烷麻醉容易引起心律失常,可合用β受体阻断剂(β-receptor blocking agent)预防或治疗。

(3)改变作用部位的递质及酶活力:如有机磷农药(organophosphorus pesticide)中毒时,乙酰胆碱酯酶(acetylcholinesterase,AChE)失活,造成ACh不能被水解而积聚。肟类化合物(oxime compounds)可使AChE复活,水解ACh,阿托品可阻断M受体,使未水解的ACh不能与受体结合,二者合用提高解毒效果。

四、疾病对药物相互作用的影响

(一)疾病对药动学的影响

1.疾病对药物吸收的影响　许多疾病如肾功能损害、肝脏疾病、充血性心衰(congestive heart failure)、胃肠道疾病、甲状腺疾病等,能干扰胃肠道的生理功能,影响口服药物经胃肠道吸收,增强或减弱药物的药理效应。①消化道疾病,改变胃排空时间,减少肠蠕动或胆汁分泌减少,能够影响药物的吸收。②慢性肝功能不全(chronic liver dysfunction)、肾功能不全(renal inadequacy)、肾病综合征(nephrotic syndrome)、心力衰竭、营养不良(malnutrition)等伴有低蛋白血症的患者,血浆中游离型药物的浓度升高,降低药物透过肠黏膜的浓度梯度,使口服药物的吸收减少。③全心衰竭患者由于胃肠道瘀血,影响药物吸收,药物生物利用度可减少可达50%。④营养不良、恶性贫血(Addison's anemia)、糜烂性胃炎(erosive gastritis)的患者,由于内因子(intrinsic factor)分泌减少,可造成维生素B_{12}(vitamin B_{12})缺乏。⑤注射药物的吸收量与注射部位的血流量有关。

2.疾病对药物分布的影响　药物的体内分布主要受血浆蛋白含量、体液pH、药物的脂溶性等多种因素影响。①肝脏疾病时,蛋白合成减少,从而使血浆蛋白结合率降低,游离型药物增加,可使药物的组织分布范围扩大,即表观分布容积(Vd)增大。②肾病可引起血液pH变化,影响药物解离度及药物向组织的分布,如肾病伴酸中毒(nephropathy with acidosis)时水杨酸(salicylic acid)和苯巴比妥等弱酸性药物分布到中枢组织,可能增加中枢毒性。

3.疾病对药物代谢的影响　①肝脏功能减退时,肝药酶数量减少、活性降低,药物在肝脏的代谢灭活减少,可使药物效应增强,甚至毒性反应增加。此外,能影响肝血流量的疾病对药物代谢也有一定影响。有些药物须经肝脏活化才具有药理效应,故肝功能不全的患者药理作用降低。②肾脏是仅次于肝脏的药物代谢器官。肾脏疾病时,药物在体内的转化速度和途径均可以发生改变。③呼吸系统疾病也可影响药物的代谢。

4.疾病对药物排泄的影响　药物有多种排泄途径,如尿液、胆汁、乳汁、肠液、唾液、汗液和泪液等,其中最重要的排泄器官是肾脏。①急性肾小球肾炎(acute glomerulonephritis)及严重肾功能减退(impaired renal function)患者,肾小球滤过率下降,主要经肾小球滤过而排出体外的药物排泄减慢,半衰期延长,药效增强。②肾小管和集合管的重吸收改变:尿液pH能影响非解离型药物的比例,从而影响药物的被动重吸收。③肝脏疾病影响药物经胆汁排泄:有些药物以原形或其代谢产物的形式经主动转运经胆汁排出。

(二)疾病对药效学的影响

1. 疾病引起受体数目改变　大多数药物与靶细胞上的受体结合,激动或阻断受体,产生药理效应。而组织细胞内受体的数目、亲和力(affinity)及内在活性(intrinsic activity)可因疾病的影响而发生改变。

(1)高血压患者体内内源性儿茶酚胺(catecholamine)增高,交感神经活性增高,使β受体长期暴露于高浓度的肾上腺素和去甲肾上腺素(noradrenaline,norepinephrine,NA)中,致使β受体下调。

(2)哮喘患者支气管平滑肌上的β受体数目减少,且与腺苷酸环化酶(adenylate cyclase,AC)的偶联有缺陷,体内环磷腺苷(cyclic adenosine monophosphate,cAMP)含量降低,使α受体的功能相对占优势,引起支气管收缩,诱发哮喘(asthma)。治疗时应用β受体激动药(β-adrenergic receptor agonists)如沙丁胺醇(salbutamol)等舒张支气管平滑肌的同时,加用α受体阻断药(α receptor blocking drugs)或糖皮质激素(glucocorticoid)后可出现良好治疗效果,因为糖皮质激素能恢复β受体-AC-cAMP-cAMP依赖性蛋白激酶系统功能,使cAMP含量升高,哮喘得以缓解;而大剂量β受体激动药可拮抗机体内源性糖皮质激素的功能,对哮喘产生不利效果,故目前临床不主张大剂量使用β受体激动药。

2. 疾病引起机体对药物的敏感性改变

(1)肝病患者体内氨(ammonia)、甲硫醇(methanethiol)及短链脂肪酸(short-chain fatty acid)等代谢异常,使脑功能处于非正常状态,对临床较常用的镇静催眠药(sedative hypnotics)、镇痛药(analgetics)和麻醉药(anaesthetics)的敏感性几乎都增加,甚至诱发肝性脑病(hepatic encephalopathy)。

(2)肾衰竭引起尿毒症时,引起电解质和酸碱平衡紊乱,导致机体内各种生物膜的电位及平衡机制改变,以致改变机体对药物的敏感性。

(3)心脏自律性紊乱常与心肌损害相伴,并会被药物所增强。

3. 疾病引起受体后效应机制改变　疾病引起受体后效应机制改变可以影响地高辛对不同类型心衰的效应。不同病因所致的心力衰竭,其 Na^+-K^+-ATP 酶后效应机制受到抑制或损害的程度不一致,使用强心苷(cardiac glycoside)的临床效果也不一样。

(三)疾病状态下的临床用药

肝脏是药物代谢的主要场所,肾脏是药物排泄的主要器官,肝肾疾病或其他脏器的病变引起肝肾功能减退时,药物代谢和排泄必然受到影响,从而影响药物的药理效应,甚至造成药物在体内蓄积(accumulation),引起严重毒性反应。

1. 肝脏疾病时的临床用药　肝脏疾病可引起肝血流量减少或肝药酶活性降低,使药物的肝清除率(hepatic clearance)减少,药物在体内蓄积。肝脏疾病时,药物消除速率减慢,血药浓度升高,药物半衰期延长,但只要血药浓度的变化不超出2～3倍,且机体没有受体敏感性的改变,则该血药浓度的变化并没有太大的临床意义。

2. 肾脏疾病时的临床用药　肾脏是药物排泄的主要器官,肾功能减退时,药物的吸收、分布、生物代谢、排泄以及机体对药物的敏感性均可能受到影响。肾功能不全患者，药物易在体内蓄积，药物半衰期延长，药效提高，甚至发生毒性反应。

(1)肾功能不全时选药原则：①尽可能选用肾毒性较低或无肾毒性的药物。②选择那些在较低浓度即可生效且不良反应容易辨认的药物。③评估患者的肾功能，确定适当的给药剂量及给药间隔时间。

(2)肾功能减退时给药方案调整：对肾功能不全的患者使用主要经肾排泄且毒性较大的药物时，应先评估患者的肾功能，然后根据患者肾功能减退的程度调整给药方案，确定适当的给药剂量及给药间隔时间。

思考题

1. 解释下列概念：(1)药物相互作用；(2)药物体外相互作用；(3)药物体内相互作用。
2. 药物体内相互作用分类依据与方法是什么？
3. 试述常见注射剂配伍变化及发生原因。
4. 试述配制静脉输液时应该注意的事项。
5. 药动学相互作用及影响因素包括哪些？
6. 药效学相互作用及影响因素包括哪些？
7. 试述疾病对药动学的影响。
8. 试述疾病对药效学的影响。
9. 试述肾功能不全时的选药原则。

（孙淑娟）

第十四章
抗菌药物的合理应用

抗菌药物(antibacterial drugs,antibacterials)是指治疗细菌、支原体、衣原体、立克次体、螺旋体、真菌等病原微生物所致感染性疾病的药物,不包括治疗结核病、寄生虫病和各种病毒所致感染性疾病的药物以及具有抗菌作用的中药制剂。抗菌药物包括抗生素和人工合成的抗菌药物。抗生素(antibiotics)则是来源于微生物,并在高稀释度下对一些特异病原微生物有杀灭或抑制作用的药物。

一、抗菌药物的发展与临床应用现状

抗菌药物的发明和应用是20世纪医药领域最伟大的成就之一。人类应用抗菌药物有效地治愈了各类严重的细菌感染性疾病,显著地降低了各种严重细菌感染性传染病的死亡率。20世纪中叶,已上市的抗生素原料药已达500余种,其在临床常用品种亦高达数百余种。除医学外,涉及农、林、牧、副(禽类)、渔业,均在应用抗菌药物,有些是治疗,但绝大部分是预防。少量有限的应用是有益的,但大量广泛的应用带来的后果不堪设想。如为了防止细菌、病毒和昆虫的繁殖,而影响了动植物的生长,直接影响作物的收获和品质。英国曾有报道,鲜鱼池塘内一英亩放50~60kg抗生素,可造成长期危害。我国出口的蟹等,因抗菌药物超标而被退回。人类进食含抗生素的肉类(鸡鸭鱼肉),进入肠内释出抗生素,使肠腔内的正常菌群受到抑制,并且因抗菌药物的不断刺激而产生耐药性(drug reststance),导致临床用药无效。

目前临床应用的抗菌药物主要分为以下几类:①β内酰胺类(β-lactams):包括青霉素类(penicillins)、头孢菌素类(cephalosporins)、碳青霉烯类(carbopenems)、其他β-内酰胺类等。②氨基糖苷类(aminoglycosides)。③糖肽类(glycopeptides):包括万古霉素(vancomycin)和替考拉宁(teicoplanin)。④四环素类(tetracyclines)和氯霉素(chloroamphenicol)。⑤大环内酯类(macrolides)与林可霉素类(lincosamides)。⑥喹诺酮类(quinolones)。⑦其他抗菌药物等。抗菌药物的应用需根据不同的感染性疾病进行合理选择。需要特别强调的是,抗菌药物的应用一方面以治愈感染为目的,此外还要注意遏制细菌耐药性的产生。

二、青霉素类

(一)分类

1. 主要作用于革兰阳性细菌的药物　如青霉素 G(penicillin G)、普鲁卡因青霉素(procaine benzylpenicillin)、苄星青霉素(benzathine benzylpenicillin)、青霉素 V(Penicillin V)。

2. 耐青霉素酶青霉素　如甲氧西林(methicillin)、苯唑西林(oxacillin)、氯唑西林(cloxacillin)等。

3. 广谱青霉素　抗菌谱除革兰阳性菌外，还包括对部分肠杆菌科细菌有抗菌活性，但本类药物均可为细菌产生的青霉素酶水解失活。如氨苄西林(ampicillin)、阿莫西林(amoxicillin)；对多数革兰阴性杆菌包括铜绿假单胞菌具抗菌活性者，如哌拉西林(piperacillin)、阿洛西林(azlocillin)、美洛西林(mezlocillin)。

(二)适应证

1. 青霉素　适用于溶血性链球菌、肺炎链球菌、对青霉素敏感(不产青霉素酶)的金葡菌等革兰阳性球菌所致的感染，包括败血症、肺炎、脑膜炎、咽炎、扁桃体炎、中耳炎、猩红热、丹毒等，也可用于治疗草绿色链球菌和肠球菌心内膜炎，以及破伤风、气性坏疽、炭疽、白喉、流行性脑脊髓膜炎、李斯特菌病、鼠咬热、梅毒、淋病、雅司、回归热、钩端螺旋体病、奋森咽峡炎、放线菌病等。青霉素尚可用于风湿性心脏病或先天性心脏病患者进行某些操作或手术时，预防心内膜炎发生。

普鲁卡因青霉素的抗菌谱与青霉素基本相同，供肌注，对敏感细菌的有效浓度可持续 24 小时。适用于敏感细菌所致的轻症感染。

苄星青霉素的抗菌谱与青霉素相仿，为长效制剂，肌注 120 万单位后血中低浓度可维持 4 周。用于治疗溶血性链球菌咽炎及扁桃体炎，预防溶血性链球菌感染引起的风湿热；亦可用于治疗梅毒。

青霉素 V 对酸稳定，可口服。抗菌作用较青霉素为差，适用于敏感革兰阳性球菌引起的轻症感染。

2. 耐青霉素酶青霉素类　本类药物抗菌谱与青霉素相仿，但抗菌作用较差，对青霉素酶稳定，因产酶而对青霉素耐药的葡萄球菌对本类药物敏感，但甲氧西林耐药葡萄球菌对本类药物耐药。主要适用于产青霉素酶的葡萄球菌(甲氧西林耐药者除外)感染，如败血症、脑膜炎、呼吸道感染、软组织感染等；也可用于溶血性链球菌或肺炎链球菌与耐青霉素葡萄球菌的混合感染。单纯肺炎链球菌、溶血性链球菌或青霉素敏感葡萄球菌感染则不宜采用。

3. 广谱青霉素类　氨苄西林与阿莫西林的抗菌谱较青霉素为广，对部分革兰阴性杆菌(如流感嗜血杆菌、大肠埃希菌、奇异变形杆菌)亦具抗菌活性。对革兰阳性球菌作用与青霉素相仿。本类药物适用于敏感细菌所致的呼吸道感染、尿路感染、胃肠道感染、皮肤软组织感染、脑膜炎、败血症、心内膜炎等。氨苄西林为肠球菌感染的首选用药。

哌拉西林、阿洛西林和美洛西林对革兰阴性杆菌的抗菌谱较氨苄西林为广，抗菌作用也增强。除对部分肠杆菌科细菌外，对铜绿假单胞菌亦有良好抗菌作用；适用于肠杆菌科细菌及铜绿假单胞菌所致的呼吸道感染、尿路感染、胆道感染、腹腔感染、皮肤软组织感染等。

（三）注意事项

无论采用何种给药途径，用青霉素类药物前必须详细询问患者有无青霉素类过敏史、其他药物过敏史及过敏性疾病史，并须先做青霉素皮肤试验。过敏性休克一旦发生，必须就地抢救，立即给患者注射肾上腺素，并给予吸氧，应用升压药、肾上腺皮质激素等抗休克治疗。全身应用大剂量青霉素可引起腱反射增强、肌肉痉挛、抽搐、昏迷等中枢神经系统反应（青霉素脑病，penicillin encephalopathy），此反应易出现于老年和肾功能减退患者。青霉素不用于鞘内注射。青霉素钾盐不可快速静脉注射。本类药物在碱性溶液中易失活。

三、头孢菌素类

（一）分类及适应证

头孢菌素类根据其抗菌谱、抗菌活性、对β内酰胺酶的稳定性以及肾毒性的不同，目前分为四代。

1. 第一代头孢菌素　主要作用于需氧革兰阳性球菌，仅对少数革兰阴性杆菌有一定抗菌活性。常用的注射剂有头孢唑林（cefazolin）、头孢噻吩（cefalotin）、头孢拉定（cefradine）等，口服制剂有头孢拉定（cefradine）、头孢氨苄（cefalexin）和头孢羟氨苄（cefadroxil）等。

注射剂主要适用于甲氧西林敏感葡萄球菌、溶血性链球菌和肺炎链球菌所致的上下呼吸道感染、皮肤软组织感染、尿路感染、败血症、心内膜炎等；亦可用于流感嗜血杆菌、奇异变形杆菌、大肠埃希菌敏感株所致的尿路感染以及肺炎等。头孢唑林常用于预防手术后切口感染。

头孢拉定、头孢氨苄等口服剂的抗菌作用较头孢唑林为差，主要适用于治疗敏感菌所致的轻症病例。

2. 第二代头孢菌素　对革兰阳性球菌的活性与第一代相仿或略差，对部分革兰阴性杆菌亦具有抗菌活性。注射剂有头孢呋辛（cefuroxime）、头孢替安（cefotiam）等，口服制剂有头孢克洛（cefaclor）、头孢呋辛酯（cefuroxime，axetil）和头孢丙烯（cefprozil）等。

注射剂主要用于治疗甲氧西林敏感葡萄球菌、链球菌属、肺炎链球菌等革兰阳性球菌，以及流感嗜血杆菌、大肠埃希菌、奇异变形杆菌等中的敏感株所致的呼吸道感染、尿路感染、皮肤软组织感染、败血症、骨、关节感染和腹腔、盆腔感染。用于腹腔感染和盆腔感染时需与抗厌氧菌药合用。头孢呋辛尚可用于对磺胺药、青霉素或氨苄西林耐药的脑膜炎球菌、流感嗜血杆菌所致脑膜炎的治疗，也用于手术前预防用药。

头孢克洛、头孢呋辛酯、头孢丙烯等口服制剂，主要适用于上述感染中的轻症病例。头孢呋辛酯口服尚可用于淋病奈瑟球菌（包括产青霉素酶及非产青霉素酶菌株）所致单纯性淋菌性尿道炎、宫颈炎、直肠肛门感染。

3. 第三代头孢菌素　对肠杆菌科细菌等革兰阴性杆菌具有强大抗菌作用，头孢他啶（ceftazidime）和头孢哌酮（cefoperazone）除肠杆菌科细菌外，对铜绿假单胞菌亦具高度抗菌活性。注射品种有头孢噻肟（cefotaxime）、头孢曲松（ceftriaxone）、头孢他啶、头孢哌酮等，口服品种有头孢克肟（cefixime）和头孢泊肟酯（cefpodoxime）等。

注射剂适用于敏感肠杆菌科细菌等革兰阴性杆菌所致严重感染，如下呼吸道感染、败血症、腹腔感染、肾盂肾炎和复杂性尿路感染、盆腔炎性疾病、骨关节感染、复杂性皮肤软组织感染、中枢神经系统感染等。治疗腹腔、盆腔感染时需与抗厌氧菌药如甲硝唑合用。本类药物对化脓性链球菌、肺炎链球菌、甲氧西林敏感葡萄球菌所致的各种感染亦有效，但并非首选用药。头孢他啶、头孢哌酮尚可用于铜绿假单胞菌所致的各种感染。

口服制剂主要用于治疗敏感菌所致轻、中度感染，也可用于经第三代头孢菌素注射剂治疗病情已基本好转后的病例；但口服品种对铜绿假单胞菌和其他非发酵菌的感染均无作用。

4. 第四代头孢菌素　常用者为头孢吡肟（cefepime），对肠杆菌科细菌作用与第三代头孢菌素大致相仿，其中对阴沟肠杆菌、产气肠杆菌、柠檬酸菌属等的部分菌株作用优于第三代头孢菌素，对铜绿假单胞菌的作用与头孢他啶相仿，对金葡菌等的作用较第三代头孢菌素略强。

头孢吡肟的抗菌谱和适应证与第三代头孢菌素同，尚可用于对第三代头孢菌素耐药而对其敏感的产气肠杆菌、阴沟肠杆菌、沙雷菌属等细菌感染，亦可用于中性粒细胞缺乏伴发热患者的经验治疗。

所有头孢菌素类对甲氧西林耐药葡萄球菌和肠球菌属抗菌作用差，故不宜选用于治疗上述细菌所致感染。

（二）注意事项

禁用于对任何一种头孢菌素类抗生素有过敏史及有青霉素过敏性休克史的患者。用药前必须详细询问患者先前有否对头孢菌素类、青霉素类或其他药物的过敏史。有青霉素类、其他β内酰胺类及其他药物过敏史的患者，有明确应用指征时，应谨慎使用本类药物。在用药过程中一旦发生过敏反应，须立即停药。如发生过敏性休克，须立即就地抢救并予以肾上腺素等相关治疗。本类药物多数主要经肾脏排泄，中度以上肾功能不全患者应根据肾功能适当调整剂量。中度以上肝功能减退时，头孢哌酮、头孢曲松可能需要调整剂量。氨基糖苷类和第一代头孢菌素注射剂合用可能加重前者的肾毒性，应注意监测肾功能。头孢哌酮可导致低凝血酶原血症或出血，合用维生素 K 可预防出血；本药亦可引起戒酒硫样反应，用药期间及治疗结束后 72 小时内应避免摄入含酒精饮料。

四、碳青霉烯类及其他β内酰胺类

(一)碳青霉烯类

目前国内应用的碳青霉烯类抗生素有亚胺培南/西司他丁(imipenem/cilastatin)、美罗培南(meropenem)和帕尼培南/倍他米隆(panipenem/betamipron)。碳青霉烯类抗生素对各种革兰阳性球菌、革兰阴性杆菌(包括铜绿假单胞菌)和多数厌氧菌具强大抗菌活性,对多数β内酰胺酶高度稳定,但对甲氧西林耐药葡萄球菌和嗜麦芽窄食单胞菌等抗菌作用差。

1.适应证

(1)多重耐药但对本类药物敏感的需氧革兰阴性杆菌所致严重感染,包括由肺炎克雷伯菌、大肠埃希菌、阴沟肠杆菌、柠檬酸菌属、黏质沙雷菌等肠杆菌科细菌、铜绿假单胞菌、不动杆菌属等细菌所致败血症、下呼吸道感染、肾盂肾炎和复杂性尿路感染、腹腔感染、盆腔感染等;用于铜绿假单胞菌所致感染时,需注意在疗程中某些菌株可出现耐药。

(2)脆弱拟杆菌等厌氧菌与需氧菌混合感染的重症患者。

(3)病原菌尚未查明的免疫缺陷患者中重症感染的经验治疗。

(4)美罗培南、帕尼培南-倍他米隆则除上述适应证外,尚可用于年龄在3个月以上的细菌性脑膜炎患者。

2.注意事项　禁用于对本类药物及其配伍成分过敏的患者。不宜用于治疗轻症感染,更不可作为预防用药。本类药物所致的严重中枢神经系统反应多发生在原有癫痫史等中枢神经系统疾病患者及肾功能减退患者未减量用药者,因此,原有癫痫等中枢神经系统疾病患者避免应用本类药物。中枢神经系统感染患者有指征应用美罗培南或帕尼培南时,仍需严密观察抽搐等严重不良反应。亚胺培南/西司他丁可能引起癫痫、肌阵挛、意识障碍等严重中枢神经系统不良反应,故不适用于治疗中枢神经系统感染。肾功能不全者及老年患者应用本类药物时应根据肾功能减退程度减量用药。

(二)β内酰胺类/β内酰胺酶抑制剂(β-lactam class/β-lactamase inhibitor)

目前临床应用的β内酰胺类/β内酰胺酶抑制剂有阿莫西林/克拉维酸(amoxycillin/clavulanate potassium)、替卡西林/克拉维酸(ticarcillin/clavulanic acid)、氨苄西林/舒巴坦(ampicillin/sulbactam)、头孢哌酮/舒巴坦(cefperazone/sulbactam)和哌拉西林/三唑巴坦(piperacillin/triazole temple)。

1.适应证　本类药物适用于因产β内酰胺酶而对β内酰胺类药物耐药的细菌感染,但不推荐用于对复方制剂中抗生素敏感的细菌感染和非产β内酰胺酶的耐药菌感染。

(1)阿莫西林/克拉维酸:适用于产β内酰胺酶的流感嗜血杆菌、卡他莫拉菌、大肠埃希菌等肠杆菌科细菌、甲氧西林敏感金葡菌所致下列感染:鼻窦炎,中耳炎,下呼吸道感染,泌尿生殖系统感染,皮肤、软组织感染,骨、关节感染,腹腔感染,以及败血症等。重症感染者或不能口服者应用本药的注射剂,轻症感染或经静脉给药后病情好转的患者可予口服制剂。

(2)氨苄西林/舒巴坦:静脉给药及其口服制剂舒他西林的适应证与阿莫西林/克拉维酸同。

(3)头孢哌酮/舒巴坦、替卡西林/克拉维酸和哌拉西林/三唑巴坦:仅供静脉使用,适用于产β内酰胺酶的大肠埃希菌、肺炎克雷伯菌等肠杆菌科细菌、铜绿假单胞菌和拟杆菌属等厌氧菌所致的各种严重感染。

2.注意事项　应用阿莫西林/克拉维酸、替卡西林/克拉维酸、氨苄西林/舒巴坦和哌拉西林/三唑巴坦前必须详细询问药物过敏史并进行青霉素皮肤试验,对青霉素类药物过敏者或青霉素皮试阳性患者禁用。对以上合剂中任一成分有过敏史者禁用该合剂。有头孢菌素或舒巴坦过敏史者禁用头孢哌酮/舒巴坦。有青霉素类过敏史的患者确有应用头孢哌酮/舒巴坦的指征时,必须在严密观察下慎用;但有青霉素过敏性休克史的患者,不可选用头孢哌酮/舒巴坦。应用本类药物时如发生过敏反应,须立即停药;一旦发生过敏性休克,应就地抢救,给予吸氧及注射肾上腺素、肾上腺皮质激素等抗休克治疗。中度以上肾功能不全患者使用本类药物时应根据肾功能减退程度调整剂量。本类药物不推荐用于新生儿和早产儿;哌拉西林/三唑巴也不推荐在儿童患者中应用。

五、氨基糖苷类和万古霉素类

(一)氨基糖苷类

1.分类　临床常用的氨基糖苷类抗生素主要有:

(1)对肠杆菌科和葡萄球菌属细菌有良好抗菌作用,但对铜绿假单胞菌无作用者:如链霉素(streptomycin)、卡那霉素(kanamycin)、核糖霉素(ribostamycin)。其中链霉素对葡萄球菌等革兰阳性球菌作用差,但对结核分枝杆菌有强大作用。

(2)对肠杆菌科细菌和铜绿假单胞菌等革兰阴性杆菌具强大抗菌活性,对葡萄球菌属亦有良好作用者:如庆大霉素(gentamicin)、妥布霉素(tobramycin)、奈替米星(netilmicin)、阿米卡星(amikacin)、异帕米星(isepamicin)、小诺米星(micronomicin)、依替米星(etimicin)。

(3)抗菌谱与卡那霉素相似,由于毒性较大,现仅供口服或局部应用者:新霉素(neomycin)与巴龙霉素(paromomycin),后者对阿米巴原虫和隐孢子虫有较好作用。此外尚有大观霉素(spectinomycine),用于单纯性淋病的治疗。

2.适应证

(1)中、重度肠杆菌科细菌等革兰阴性杆菌感染。

(2)中、重度铜绿假单胞菌感染。治疗此类感染常需与具有抗铜绿假单胞菌作用的β内酰胺类或其他抗生素联合应用。

(3)严重葡萄球菌或肠球菌感染治疗的联合用药之一(非首选)。

(4)链霉素或庆大霉素亦可用于土拉菌病、鼠疫及布鲁菌病,后者的治疗需与其他药物联合应用。

(5)链霉素可用于结核病联合疗法。

(6)新霉素口服可用于结肠手术前准备,或局部用药。

(7)巴龙霉素可用于肠道隐孢子虫病。

(8)大观霉素仅适用于单纯性淋病。

3.注意事项　对氨基糖苷类过敏的患者禁用。任何一种氨基糖苷类的任一品种均具肾毒性、耳毒性(耳蜗、前庭)和神经肌肉阻滞作用,因此用药期间应监测肾功能(尿常规、血尿素氮、血肌酐),严密观察患者听力及前庭功能,注意观察神经肌肉阻滞症状。一旦出现上述不良反应先兆时,须及时停药。需注意局部用药时亦有可能发生上述不良反应。不可用于眼内或结膜下给药,因可能引起黄斑坏死。

所有氨基糖苷类抗生素对肺炎链球菌、溶血性链球菌的抗菌作用均差,又有明显的耳、肾毒性,因此对门诊急诊中常见的社区获得性上下呼吸道细菌性感染不宜选用本类药物治疗。由于其毒性反应,也不宜用于单纯性上下尿路感染初发病例的治疗。肾功能减退患者应用时,需根据其肾功能减退程度减量给药,并应进行血药浓度监测调整给药方案,实行个体化给药。新生儿、婴幼儿、老年患者应尽量避免使用本类药物。临床有明确指征需应用时,则应进行血药浓度监测,根据监测结果调整给药方案。妊娠期患者应避免使用,哺乳期患者应避免使用或用药期间停止哺乳。

本类药物不宜与其他肾毒性药物、耳毒性药物、神经肌肉阻滞剂或强利尿剂同用。与注射用第一代头孢菌素类合用时可能增加肾毒性。

(二)万古霉素类

万古霉素(vancomycin)和去甲万古霉素(norvancomycin)属糖肽类抗生素。去甲万古霉素的化学结构与万古霉素相近,抗菌谱和抗菌作用与万古霉素相仿。

1.适应证

(1)适用于耐药革兰阳性菌所致的严重感染,特别是甲氧西林耐药金葡菌(MRSA)或甲氧西林耐药凝固酶阴性葡萄球菌(MRCNS)、肠球菌属及耐青霉素肺炎链球菌所致感染;也可用于对青霉素类过敏患者的严重革兰阳性菌感染。

(2)粒细胞缺乏症,高度怀疑革兰阳性菌感染的患者。

(3)口服可用于经甲硝唑治疗无效的艰难梭菌所致假膜性肠炎患者。

2.注意事项　禁用于对万古霉素或去甲万古霉素过敏的患者。不宜用于:①预防用药。②MRSA带菌者。③粒细胞缺乏伴发热患者的常规经验用药。④局部用药。

本类药物具一定肾、耳毒性,用药期间应定期复查尿常规与肾功能,监测血药浓度,注意听力改变,必要时监测听力。有用药指征的肾功能不全、老年人、新生儿、早产儿或原有肾、耳疾病患者应根据肾功能减退程度调整剂量,同时监测血药浓度,疗程一般不超过14天。万古霉素属妊娠期用药C类,妊娠期患者应避免应用,确有指征应用时,需进行血药浓度监测,据以调整给药方案。哺乳期患者用药期间应暂停哺乳。

应避免将本类药物与各种肾毒性药物合用。与麻醉药合用时,可能引起血压下降。必须合用时,两药应分瓶滴注,并减缓万古霉素滴注速度,注意观察血压。

六、四环素类与氯霉素

(一)四环素类

四环素类抗生素包括四环素(tetracycline)、金霉素(chlorotetracycline)、土霉素(oxytetracycline)及半合成四环素类:多西环素(强力霉素,doxycycline)、美他环素(甲烯土霉素,metacycline)和米诺环素(二甲胺四环素,minocycline)。四环素类曾广泛应用于临床,由于常见病原菌对本类药物耐药性普遍升高及其不良反应多见,目前临床应用已受到很大限制。

1.适应证

(1)四环素作为首选或选用药物可用于下列疾病的治疗:①立克次体病,包括流行性斑疹伤寒、地方性斑疹伤寒、洛矶山热、恙虫病、柯氏立克次体肺炎和Q热。②支原体感染如支原体肺炎、解脲脲原体所致的尿道炎等。③衣原体属感染,包括肺炎衣原体肺炎、鹦鹉热、性病淋巴肉芽肿及沙眼衣原体感染等。④回归热螺旋体所致的回归热。⑤布鲁菌病(需与氨基糖苷类联合应用)。⑥霍乱。⑦土拉热杆菌所致的兔热病。⑧鼠疫耶尔森菌所致的鼠疫。

(2)四环素类亦可用于对青霉素类抗生素过敏的破伤风、气性坏疽、雅司、梅毒、淋病、非淋菌性尿道炎和钩端螺旋体病的治疗。

(3)四环素类也可用于炎症反应显著痤疮的治疗。

2.注意事项 禁用于对四环素类过敏的患者。牙齿发育期患者(胚胎期至8岁)接受四环素类可产生牙齿着色及牙釉质发育不良,故妊娠期和8岁以下患者不可使用该类药物。哺乳期患者应避免应用或用药期间暂停哺乳。四环素类可加重氮质血症,已有肾功能损害者应避免使用四环素,但多西环素及米诺环素仍可谨慎应用。四环素类可致肝损害,原有肝病者不宜应用。

(二)氯霉素

1.适应证

(1)细菌性脑膜炎和脑脓肿:氯霉素可用于氨苄西林耐药流感嗜血杆菌、脑膜炎球菌及肺炎链球菌所致的脑膜炎。青霉素与氯霉素合用可用于需氧菌与厌氧菌混合感染引起的耳源性脑脓肿。

(2)伤寒:成人伤寒沙门菌感染的治疗以氟喹诺酮类为首选,氯霉素仍可用于敏感伤寒沙门菌所致伤寒的治疗。

(3)厌氧菌感染:氯霉素对脆弱拟杆菌具较强抗菌活性,可与其他抗菌药物联合用于需氧菌与厌氧菌所致的腹腔和盆腔感染。

(4)其他:氯霉素对Q热等立克次体感染的疗效与四环素相仿。

2.注意事项 对氯霉素有过敏史的患者禁用本药。由于氯霉素的血液系统毒性,用药期间应定期复查周围血象,如血液细胞降低时应及时停药,并做相应处理。避免长疗程用药。禁止与其他骨髓抑制药物合用。妊娠期患者避免应用。哺乳期患者避免应用或用药期间暂停哺乳。早产儿、新生儿应用本药后可发生“灰婴综合征”,应避免使用氯霉素。婴幼儿患者必须应用本药时需进行血药浓度监测。肝功能减退患者避免应用本药。

七、大环内酯类与林可霉素类

(一)大环内酯类

目前沿用的大环内酯类有红霉素(erythromycin)、麦迪霉素(midecamycin)、螺旋霉素(spiramycin)、乙酰螺旋霉素(acetylspiramycin)、交沙霉素(josamycine)、柱晶白霉素(leucomycin)。大环内酯类新品种(新大环内酯类)有阿奇霉素(azithromycin)、克拉霉素(clarithromycin)、罗红霉素(roxithromycin)等,其对流感嗜血杆菌、肺炎支原体或肺炎衣原体等的抗微生物活性增强,口服生物利用度提高,给药剂量减小,不良反应亦较少,临床适应证有所扩大。

1.适应证

(1)红霉素(含琥乙红霉素、依托红霉素、乳糖酸红霉素)等沿用大环内酯类:作为青霉素过敏患者的替代药物,用于以下感染:①β溶血性链球菌、肺炎链球菌中的敏感菌株所致的上下呼吸道感染。②敏感β溶血性链球菌引起的猩红热及蜂窝织炎。③白喉及白喉带菌者。④军团菌病。⑤衣原体属、支原体属等所致的呼吸道及泌尿生殖系统感染。⑥其他:口腔感染、空肠弯曲菌肠炎、百日咳等。

(2)麦迪霉素、螺旋霉素、乙酰螺旋霉素及交沙霉素,主要用于革兰阳性菌所致呼吸道、皮肤软组织、眼耳鼻喉及口腔等感染的轻症患者。

(3)大环内酯类新品种:除上述适应证外,阿奇霉素可用于军团菌病;阿奇霉素、克拉霉素尚可用于流感嗜血杆菌、卡他莫拉菌所致的社区获得性呼吸道感染,与其他抗菌药物联合用于鸟分枝杆菌复合群感染的治疗及预防;克拉霉素与其他药物联合,可用于幽门螺杆菌感染。

2.注意事项　禁用于对红霉素及其他大环内酯类过敏的患者。红霉素及克拉霉素禁止与特非那定(terfenadine)合用,以免引起心脏不良反应。肝功能损害患者如有指征应用时,需适当减量并定期复查肝功能。肝病患者和妊娠期患者不宜应用红霉素酯化物。妊娠期患者有明确指征用克拉霉素时,应充分权衡利弊,决定是否采用。哺乳期患者用药期间应暂停哺乳。乳糖酸红霉素粉针剂使用时必须首先以注射用水完全溶解,加入生理盐水或5%葡萄糖溶液中,药物浓度不宜超过0.1%～0.5%,缓慢静脉滴注。

(二)林可霉素类

林可霉素类包括林可霉素(lincomycin)及克林霉素(clindamycin),克林霉素的体外抗菌活性优于林可霉素。

1.适应证

(1)林可霉素适用于敏感肺炎链球菌、其他链球菌属(肠球菌属除外)及甲氧西林敏感金葡菌所致的各种感染。

(2)克林霉素适用于厌氧菌、肺炎链球菌、其他链球菌属(肠球菌属除外)及敏感金葡菌所致的下呼吸道感染和皮肤软组织感染;并常与其他抗菌药物联合用于腹腔感染及盆腔感染。

两者的静脉制剂可用于上述感染中的较重患者。

2.注意事项　禁用于对林可霉素或克林霉素过敏的患者。使用本类药物时,应注意假膜性肠炎的发生,如有可疑应及时停药。本类药物有神经肌肉阻滞作用,应避免与其他神经肌肉阻滞剂合用。有前列腺增生的老年男性患者使用剂量较大时,偶可出现尿潴留。本类药物不推荐用于新生儿。妊娠期患者确有指征时方可慎用。哺乳期患者用药期间应暂停哺乳。肝功能损害的患者确有应用指征时宜减量应用。静脉制剂应缓慢滴注,不可静脉推注。

八、喹诺酮类及其他合成抗菌药

(一)喹诺酮类

临床上常用的氟喹诺酮类有诺氟沙星(norfloxacin)、依诺沙星(enoxacin)、氧氟沙星(ofloxacin)、环丙沙星(ciprofloxacin)等。近年来研制的新品种对肺炎链球菌、化脓性链球菌等革兰阳性球菌的抗菌作用增强,对衣原体属、支原体属、军团菌等细胞内病原菌或厌氧菌的作用亦有增强,已用于临床者有左氧氟沙星(levofloxacin)、加替沙星(gatifloxacin)、莫西沙星(moxifloxacin)等。

1.适应证

(1)泌尿生殖系统感染:本类药物可用于肠杆菌科细菌和铜绿假单胞菌等所致的尿路感染;细菌性前列腺炎、淋菌性和非淋菌性尿道炎以及宫颈炎。诺氟沙星主要用于单纯性下尿路感染或肠道感染。但应注意,目前国内尿路感染的主要病原菌大肠埃希菌中,耐药株已达半数以上。

(2)呼吸道感染:环丙沙星、氧氟沙星等主要适用于肺炎克雷伯菌、肠杆菌属、假单胞菌属等革兰阴性杆菌所致的下呼吸道感染。左氧氟沙星、加替沙星、莫西沙星等可用于肺炎链球菌和溶血性链球菌所致的急性咽炎和扁桃体炎、中耳炎等,以及肺炎链球菌、支原体、衣原体等所致社区获得性肺炎,此外亦可用于革兰阴性杆菌所致下呼吸道感染。

(3)伤寒沙门菌感染:在成人患者中本类药物可作为首选。

(4)志贺菌属肠道感染。

(5)腹腔感染、胆道感染及盆腔感染:需与甲硝唑等抗厌氧菌药物合用。

(6)甲氧西林敏感葡萄球菌属感染。本类药物对甲氧西林耐药葡萄球菌感染无效。

(7)部分品种可与其他药物联合应用,作为治疗耐药结核分枝杆菌和其他分枝杆菌感染的二线用药。

2. 注意事项　对喹诺酮类药物过敏的患者禁用。18 岁以下未成年患者避免使用本类药物。制酸剂和含钙、铝、镁等金属离子的药物可减少本类药物的吸收，应避免同用。妊娠期及哺乳期患者避免应用本类药物。本类药物偶可引起抽搐、癫痫、神志改变、视力损害等严重中枢神经系统不良反应，在肾功能减退或有中枢神经系统基础疾病的患者中易发生，因此本类药物不宜用于有癫痫或其他中枢神经系统基础疾病的患者。肾功能减退患者应用本类药物时，需根据肾功能减退程度减量用药，以防发生由于药物在体内蓄积而引起的抽搐等中枢神经系统严重不良反应。本类药物可能引起皮肤光敏反应、关节病变、肌腱断裂等，并偶可引起心电图 QT 间期延长等，用药期间应注意观察。

（二）磺胺类

根据药代动力学特点和临床用途，磺胺类（sulfonamides）药物可分为：①口服易吸收可全身应用者，如磺胺甲噁唑（sulfamethoxazole）、磺胺嘧啶（sulfadiazine）、磺胺林（sulfalene）、磺胺多辛（sulfadoxine）、复方磺胺甲噁唑（compound sulfamethoxazole）、复方磺胺嘧啶（compound sulfadiazine）等。②口服不易吸收者如柳氮磺吡啶（salazosulfapyridine）。③局部应用者，如磺胺嘧啶银（silver sulfadiazine）、醋酸磺胺米隆（mafenide acetate）、磺胺醋酰钠（sulfacetamide sodium）等。

1. 适应证

（1）全身应用的磺胺类药：本类药物适用于大肠埃希菌等敏感肠杆菌科细菌引起的急性单纯性尿路感染；敏感流感嗜血杆菌，肺炎链球菌和其他链球菌所致的中耳炎；脑膜炎奈瑟球菌所致的脑膜炎。

复方磺胺甲噁唑可治疗肺炎链球菌、流感嗜血杆菌、卡他莫拉菌所致的呼吸道感染，流感嗜血杆菌、肺炎链球菌和其他链球菌所致的急性中耳炎，大肠埃希菌等敏感株引起的反复发作性、复杂性尿路感染、伤寒和其他沙门菌属感染，卡氏肺孢菌肺炎，以及星形奴卡菌病。复方磺胺嘧啶亦可作为脑膜炎奈瑟球菌脑膜炎的预防用药。磺胺林与甲氧苄啶（trimethoprim，TMP）合用对间日疟及恶性疟原虫（包括对氯喹（chloroquine）耐药者）有效。磺胺多辛与乙胺嘧啶（pyrimethamine）等抗疟药联合可用于氯喹耐药虫株所致疟疾的治疗和预防。

磺胺类药不宜用于 A 组溶血性链球菌所致扁桃体炎或咽炎以及立克次体病、支原体感染的治疗。

（2）局部应用磺胺类药：磺胺嘧啶银主要用于预防或治疗Ⅱ、Ⅲ度烧伤继发创面细菌感染，如肠杆菌科细菌、铜绿假单胞菌、金葡菌、肠球菌属等引起的创面感染。醋酸磺胺米隆适用于烧伤或大面积创伤后的铜绿假单胞菌感染。磺胺醋酰钠则用于治疗结膜炎、沙眼等。柳氮磺吡啶口服不易吸收，主要用于治疗溃疡性结肠炎。

2. 注意事项　禁用于对任何一种磺胺类药物过敏以及对呋塞米（furosemide）、矾类（vitriols）、噻嗪类利尿药（hiadiazide diuretics）、磺脲类（sulfonylureas）、碳酸酐酶抑制剂（carbonic anhydrase inhibitors）过敏的患者。本类药物引起的过敏反应多见，并可表现为严重的渗出性多形红斑、中毒性表皮坏死松解型药疹等，因此，过敏体质及对其他药物有过敏史的患者应尽量避免使用本类药物。本类药物可致粒细胞减少、血小板减少及再生障碍性贫血，用药期间应定期检查周围血象变化。本类药物可致肝脏损害，可引起黄疸、肝功能减退，严重者可发生肝坏死，用药期间需定期测定肝功能。肝病患者应避免使用本类药物。本类药物可致肾损害，用药期间应监测肾功能。肾功能减退、失水、休克及老年患者应用本类药物易加重或出现肾损害，应避免使用。本类药物可引起脑性核黄疸，因此禁用于新生儿及2月龄以下婴儿。妊娠期、哺乳期患者应避免用本类药物。用药期间应多饮水，保持充分尿量，以防结晶尿的发生；必要时可服用碱化尿液的药物。

（三）呋喃类

国内临床应用的呋喃类（nitrofurans）药物包括呋喃妥因（nitrofurantoin）、呋喃唑酮（furazolidone）和呋喃西林（furacilin）。

1. 适应证

（1）呋喃妥因：适用于大肠埃希菌、腐生葡萄球菌、肠球菌属及克雷伯菌属等敏感菌株所致的急性单纯性膀胱炎，亦可用于预防尿路感染。

（2）呋喃唑酮：主要用于治疗志贺菌属、沙门菌、霍乱弧菌引起的肠道感染。

（3）呋喃西林：仅局部用于治疗创面、烧伤、皮肤等感染；也可用于膀胱冲洗。

2. 注意事项　禁用于对呋喃类药物过敏的患者。在新生儿红细胞中缺乏葡萄糖-6-磷酸脱氢酶（glucose-6-phosphate dehydrogenase，G-6-PD）时应用呋喃妥因可发生溶血性贫血，故新生儿不宜应用。成人缺乏此酶者也不宜应用。哺乳期患者服用本类药物时应停止哺乳。大剂量、长疗程应用及肾功能损害患者可能发生头痛、肌痛、眼球震颤、周围神经炎等不良反应。呋喃妥因服用6个月以上的长程治疗者偶可发生弥漫性间质性肺炎或肺纤维化，应严密观察以便及早发现，及时停药。服用呋喃唑酮期间，禁止饮酒及含酒精饮料。

（四）硝基咪唑类

硝基咪唑类（nitroimidazoles）药物包括甲硝唑（metronidazole）和替硝唑（tinidazole），对厌氧菌、滴虫、阿米巴和蓝氏贾第鞭毛虫具有强大抑制活性。

1. 适应证

（1）可用于各种需氧菌与厌氧菌的混合感染，包括腹腔感染、盆腔感染、肺脓肿、脑脓肿等，但通常需与抗需氧菌药物联合应用。

（2）口服可用于艰难梭菌所致的假膜性肠炎、幽门螺杆菌所致的胃窦炎、牙周感染及加德纳菌阴道炎等。

（3）可用于肠道及肠外阿米巴病、阴道滴虫病、贾第虫病、结肠小袋纤毛虫等寄生虫病的治疗。

（4）与其他抗菌药物联合，可用于某些盆腔、肠道及腹腔等手术的预防用药。

2. 注意事项　禁用于对硝基咪唑类药物过敏的患者。妊娠早期（3个月内）患者应避免应用。哺乳期患者用药期间应停止哺乳。本类药物可能引起粒细胞减少及周围神经炎等，神经系统疾患及血液病患者慎用。用药期间禁止饮酒及含酒精饮料。肝功能减退可使本类药物在肝脏代谢减慢而导致药物在体内蓄积，因此肝病患者应减量应用。

九、抗真菌药

（一）两性霉素 B 及其含脂复合制剂

1. 适应证

（1）两性霉素 B(amphotericin B)：适用于下列侵袭性真菌感染的治疗：隐球菌病、北美芽生菌病、播散性念珠菌病、球孢子菌病、组织胞浆菌病，由毛霉属、根霉属、犁头霉属、内孢霉属和蛙粪霉属等所致的毛霉病，由申克孢子丝菌引起的孢子丝菌病，曲霉所致的曲霉病、暗色真菌病等。本药尚可作为美洲利什曼原虫病的替代治疗药物。

（2）两性霉素 B 含脂制剂：包括两性霉素 B 脂质复合体（ABLC，Abelcet®）、两性霉素 B 胆固醇复合体（ABCD，Amphotec®，Amphocil®）和两性霉素 B 脂质体（L-AmB，AmBisome®），主要适用于不能耐受两性霉素 B 去氧胆酸盐，或经两性霉素 B 去氧胆酸盐治疗无效的患者。两性霉素 B 脂质体还可用于疑为真菌感染的粒细胞缺乏伴发热患者的经验治疗。

2. 注意事项　对本类药物过敏的患者禁用。两性霉素 B 毒性大，不良反应多见，但本药又常是某些致命性深部真菌病唯一有肯定疗效的治疗药物，因此必须从其拯救生命的效益和可能发生的不良反应两方面权衡考虑是否选用本药。两性霉素 B 所致肾功能损害常见，少数患者可发生肝毒性、低钾血症、血液系统毒性，因此用药期间应定期测定肝肾功能、血电解质、周围血象、心电图等，以尽早发现异常，及时处理。出现肾功能损害时，应根据其损害程度减量给药或暂停治疗。原有严重肝病者不宜选用本类药物。原有肾功能减退，或两性霉素 B 治疗过程中出现严重肾功能损害或其他不良反应，不能耐受两性霉素 B(去氧胆酸盐)治疗者，可考虑选用两性霉素 B 含脂制剂。

本类药物需缓慢避光静脉滴注，常规制剂每次静脉滴注时间为 4～6 小时或更长；含脂制剂通常为 2～4 小时。给药前可给予解热镇痛药或抗组胺药或小剂量地塞米松静脉推注，以减少发热、寒战、头痛等全身反应。如果治疗中断 7 天以上，需重新自小剂量(0.25 mg/kg)开始用药，逐渐递增剂量。妊娠期患者须有明确指征时方可应用。哺乳期患者用药期间应暂停哺乳。

（二）氟胞嘧啶(flucytosine)

1. 适应证　适用于敏感新生隐球菌、念珠菌属所致全身性感染的治疗。本药单独应用时易引起真菌耐药，通常与两性霉素 B 联合应用。

2. 注意事项　本药禁用于严重肾功能不全及对本药过敏的患者。下列情况应慎用本药：骨髓抑制，血液系统疾病或同时接受骨髓抑制药物，肝肾功能损害。老年及肾功能减退患者应根据肾功能减退程度调整剂量，并尽可能进行血药浓度监测。用药期间应定期检查周围血象、尿常规及肝肾功能。定期进行血液透析和腹膜透析的患者，每次透析后应补给一次剂量。妊娠期患者有明确应用指征时，应仔细权衡利弊后决定是否应用。哺乳期患者用药期间暂停哺乳。不推荐儿童患者应用本药。

(三)吡咯类抗真菌药

吡咯类抗真菌药包括咪唑类(imidazoles)和三唑类(triazoles)。咪唑类药物常用者有酮康唑(ketoconazole)、咪康唑(miconazole)、克霉唑(clotrimazole)等,后两者主要为局部用药。三唑类中有氟康唑(fluconazole)和伊曲康唑(itraconazole),主要用于治疗深部真菌病。

1.适应证

(1)氟康唑适用于以下疾病的治疗:①念珠菌病:用于治疗口咽部和食道念珠菌感染;播散性念珠菌病,包括血流感染、腹膜炎、肺炎、尿路感染等;念珠菌阴道炎。②隐球菌病:用于脑膜以外的隐球菌病;隐球菌脑膜炎患者经两性霉素B联合氟胞嘧啶治疗,病情好转后可选用本药作为维持治疗药物。③球孢子菌病。④芽生菌病、组织胞浆菌病。

(2)酮康唑适用于念珠菌病、芽生菌病、球孢子菌病、组织胞浆菌病、暗色真菌病和副球孢子菌病。本药难以到达脑脊液中,故不用于上述真菌感染累及脑膜者。由于本药的肝毒性,近年来全身应用较前减少。

(3)伊曲康唑注射剂适用于治疗芽生菌病、组织胞浆菌病,以及不能耐受两性霉素B或经两性霉素B治疗无效的曲霉病。口服制剂适用于治疗芽生菌病、组织胞浆菌病以及不能耐受两性霉素B或两性霉素B治疗无效的曲霉病,亦可用于皮肤癣菌所致的足趾或(和)手指甲癣。因胶囊剂口服吸收差,现较少用于深部真菌感染的治疗。本药口服液适用于粒细胞缺乏怀疑真菌感染患者的经验治疗和口咽部、食道念珠菌感染。伊曲康唑注射及口服后,尿液及脑脊液中均无原形药,故本药不宜用于尿路感染和中枢神经系统感染的治疗。

2.注意事项　禁用于对本类药物及其赋形剂过敏的患者。本类药物可致肝毒性,以酮康唑较为多见。多表现为一过性肝酶升高,偶可出现严重肝毒性,包括肝衰竭和死亡,因此在治疗过程中应严密观察临床征象及监测肝功能,一旦出现临床症状或肝功能持续异常,须立即停止治疗。肝病患者有明确应用指征时,应权衡利弊后决定是否用药。伊曲康唑不可用于充血性心力衰竭以及有充血性心力衰竭病史的患者。伊曲康唑注射剂中的赋形剂主要经肾排泄,因此注射剂不可用于肾功能减退、肌酐清除率小于30 mL/min的患者。妊娠期患者确有应用指征时,应充分权衡利弊后决定是否应用。哺乳期患者用药期间应停止哺乳。氟康唑和伊曲康唑不推荐用于6个月以下婴儿。儿童患者确有应用指征时,须充分权衡利弊后决定是否应用。

本类药物禁止与西沙必利(cisapride)、阿司咪唑(astemizole)、特非那定和三唑仑(triazolam)合用,因可导致严重心律失常。

(四)烯丙胺类抗真菌药——特比萘芬(terbinafine)

1.适应证

(1)甲真菌病。

(2)皮损广泛的浅表皮肤真菌感染,如体股癣、手足癣。

(3)头癣。

2.注意事项　禁用于对本药及其赋形剂过敏的患者。本药有肝毒性，在治疗过程中应定期检查肝功能，出现异常应及时停药。慢性或活动性肝病的患者不宜应用本药。肾功能受损(肌酐清除率低于 50 mL/min 或血肌酐超过 300 μmol/L)的患者应当服用正常剂量的一半。妊娠期患者确有应用指征时，应在充分权衡利弊后慎重用药。哺乳期妇女在服药期间，应停止哺乳。暂不推荐儿童患者使用本药。

利福平(rifampicin)可促进血浆中本药的清除，西咪替丁(cimetidine)可抑制血浆中本药的清除，合并用药时应注意调整剂量。

(五)其他抗真菌药——灰黄霉素(griseofulvin)

1.适应证　主要用于治疗皮肤癣菌引起的各种浅部真菌病，包括头癣和手足癣等。目前主要用于治疗头癣，仍为首选药物，疗程 3～4 周。

2.注意事项　本药常见的不良反应有消化系统反应，如恶心、呕吐、腹泻、肝酶异常等，一般停药后消失；还可出现口干、舌痛等。神经系统常见症状有头痛，发生率约 10%。少数患者可出现嗜睡、疲劳。极少数患者可出现神经炎、精神错乱、晕厥、眩晕、一过性视盘水肿等。周围血象可出现中性粒细胞减少、单核细胞增多。治疗开始时应每 1～2 周做周围血象检查，长期用药者应每 2～4 周检查一次。约 30%的患者服药后可发生皮疹，表现为荨麻疹、剥脱性皮炎等，也可出现麻疹样损害及光敏反应。偶可发生血尿和管型尿，可出现卟啉代谢异常。动物实验有致癌和致畸作用。

巴比妥类(barbiturates)药物可以降低灰黄霉素的吸收，导致血浆中药物水平偏低；灰黄霉素与双香豆素类(dicoumarols)合用时可抑制其抗凝作用；与镇静或抗组织胺药合用时，疗效降低。

十、抗菌药物临床应用的基本原则与合理用药

抗菌药物的应用涉及临床各科，正确合理应用抗菌药物是提高疗效，降低不良反应发生率以及减少或减缓细菌耐药性发生的关键。

(一)有无指征应用抗菌药物

诊断为细菌、真菌、结核分枝杆菌、非结核分枝杆菌、支原体、衣原体、螺旋体、立克次体及部分原虫等病原微生物所致的感染者方有指征应用抗菌药物。上述病原生物感染诊断不能成立者，以及病毒性感染者，均无指征应用抗菌药物。

(二)选用的品种及给药方案是否正确、合理

1.尽早查明感染病原，根据病原种类及细菌药物敏感试验结果选用抗菌药物。抗菌药物品种的选用原则上应根据病原菌种类及病原菌对抗菌药物敏感或耐药，即细菌药物敏感试验(以下简称药敏)的结果而定。危重患者在未获知病原菌及药敏结果前，可根据患者的发病情况、发病场所、原发病灶、基础疾病等推断最可能的病原菌，并结合当地细菌耐药状况先给予抗菌药物经验治疗；获知细菌培养及药敏结果后，对疗效不佳的患者调整

给药方案。

2.按照药物的抗菌作用特点及其体内过程特点选择用药。应根据各种抗菌药物的药效学和人体药代动力学特点，按临床适应证正确选用抗菌药物。

3.抗菌药物治疗方案应综合患者病情、病原菌种类及抗菌药物特点制订。在制订治疗方案时应遵循下列原则。

(1)品种选择：根据病原菌种类及药敏结果选用抗菌药物。

(2)给药剂量：按各种抗菌药物的治疗剂量范围给药。

(3)给药途径：轻症感染可接受口服给药者，应选用口服吸收完全的抗菌药物；重症感染、全身性感染患者初始治疗应予静脉给药，病情好转能口服时应及早转为口服给药。抗菌药物的局部应用宜尽量避免。

(4)给药次数：应根据药代动力学和药效学相结合的原则给药。时间依赖性抗生素(time dependent antibiotics)如青霉素类、头孢菌素类等，应一日多次给药。浓度依赖性抗菌药物(concentration dependent antibacterials)如氟喹诺酮类(fluoroquinolones)、氨基糖苷类等可一日给药一次(重症感染者例外)。

(5)疗程：抗菌药物疗程因感染不同而异，一般宜用至体温正常、症状消退后72～96小时。特殊情况，妥善处理。但是，败血症、感染性心内膜炎、化脓性脑膜炎、伤寒、布鲁菌病、骨髓炎、溶血性链球菌咽炎和扁桃体炎、深部真菌病、结核病等需较长的疗程方能彻底治愈，并应防止复发。

(6)抗菌药物的联合应用要有明确指征：单一药物可有效治疗的感染，不需联合用药，仅在下列情况时有指征联合用药。①病原菌尚未查明的严重感染，包括免疫缺陷者的严重感染。②单一抗菌药物不能控制的需氧菌及厌氧菌混合感染，2种或2种以上病原菌感染。③单一抗菌药物不能有效控制的感染性心内膜炎或败血症等重症感染。④需长程治疗，但病原菌易对某些抗菌药物产生耐药性的感染，如结核病、深部真菌病。⑤由于药物协同抗菌作用，联合用药时应将毒性大的抗菌药物剂量减少。

(三)抗菌药物预防性应用的基本原则

1.内科及儿科预防用药

(1)用于预防一种或两种特定病原菌入侵体内引起的感染，可能有效。如目的在于防止任何细菌入侵，则往往无效。

(2)预防在一段时间内发生的感染可能有效。长期预防用药，常不能达到目的。

(3)患者原发疾病可以治愈或缓解者，预防用药可能有效。原发疾病不能治愈或缓解者(如免疫缺陷者)，预防用药应尽量不用或少用。对免疫缺陷患者，宜严密观察其病情，一旦出现感染征兆时，在送检有关标本作培养同时，首先给予经验治疗。

(4)通常不宜常规预防性应用抗菌药物的情况：普通感冒、麻疹、水痘等病毒性疾病，昏迷、休克、中毒、心力衰竭、肿瘤、应用肾上腺皮质激素等患者。

2.外科手术预防用药

(1)外科手术预防用药目的：预防手术后切口感染，以及清洁-污染或污染手术后手术部位感染及术后可能发生的全身性感染。

(2)外科手术预防用药基本原则:根据手术野有否污染或污染可能,决定是否预防用抗菌药物。

1)清洁手术:手术野无污染,通常不需预防用抗菌药物,仅在下列情况时可考虑预防用药:手术范围大、时间长、污染机会增加;手术涉及重要脏器,一旦发生感染将造成严重后果者,如头颅手术、心脏手术、眼内手术等;异物植入手术,如人工心脏瓣膜植入、永久性心脏起搏器放置、人工关节置换等;高龄或免疫缺陷者等高危人群。

2)清洁-污染手术:由于手术部位存在大量人体寄殖菌群,手术时可能污染手术野引致感染,故此类手术需预防用抗菌药物。

3)污染手术:此类手术野严重污染,需预防用抗菌药物。

4)外科预防用抗菌药物的选择及给药方法:抗菌药物的选择视预防目的而定,选用的抗菌药物必须是疗效肯定、安全、使用方便及价格相对较低的品种。①接受清洁手术者,在术前0.5～2小时内给药,或麻醉开始时给药。如果手术时间超过3小时,或失血量大(大于1500 mL),可手术中给予第2剂。②抗菌药物的有效覆盖时间应包括整个手术过程和手术结束后4小时,总的预防用药时间不超过24小时,个别情况可延长至48小时。手术时间较短(小于2小时)的清洁手术,术前用药一次即可。③接受清洁-污染手术者的手术时预防用药时间亦为24小时,必要时延长至48小时。④污染手术可依据患者情况酌量延长。⑤对手术前已形成感染者,抗菌药物使用时间应按治疗性应用而定。

(四)抗菌药物在特殊病理、生理状况患者中应用的基本原则

1.肾功能减退患者抗菌药物的应用　许多抗菌药物在人体内主要经肾排出,而某些抗菌药物具有肾毒性,肾功能减退的感染患者应用抗菌药物的原则如下。

(1)尽量避免使用肾毒性抗菌药物,确有应用指征时,必须调整给药方案。

(2)根据感染的严重程度、病原菌种类及药敏试验结果等选用无肾毒性或肾毒性低的抗菌药物。

(3)根据患者肾功能减退程度以及抗菌药物在人体内排出途径调整给药剂量及方法。

2.肝功能减退患者抗菌药物的应用　肝功能减退时抗菌药物的选用及剂量调整需要考虑肝功能减退对该类药物体内过程的影响程度以及肝功能减退时该类药物及其代谢物发生毒性反应的可能性。肝功能减退时抗菌药物的应用有以下几种情况。

(1)主要由肝脏清除的药物,肝功能减退时清除明显减少,但并无明显毒性反应发生,肝病时仍可正常应用,但需谨慎,必要时减量给药,治疗过程中需严密监测肝功能。红霉素等大环内酯类(不包括酯化物)、林可霉素、克林霉素属此类。

(2)药物主要经肝脏或有相当量经肝脏清除或代谢,肝功能减退时清除减少,并可导致毒性反应的发生,肝功能减退患者应避免使用此类药物。氯霉素、利福平、红霉素酯化物等属此类。

(3)药物经肝、肾两途径清除,肝功能减退者药物清除减少,血药浓度升高,同时有肾功能减退的患者血药浓度升高尤为明显,但药物本身的毒性不大。严重肝病患者,尤其肝肾功能同时减退的患者在使用此类药物时需减量应用。经肾、肝两途径排出的青霉素类、头孢菌素类均属此种情况。

(4)药物主要由肾排泄,肝功能减退者不需调整剂量。氨基糖苷类抗生素属此类。

3.老年患者抗菌药物的应用

(1)老年患者,尤其是高龄患者接受主要自肾排出的抗菌药物时,应按轻度肾功能减退情况减量给药,可用正常治疗量的2/3～1/2。青霉素类、头孢菌素类和其他β内酰胺类的大多数品种即属此类情况。

(2)老年患者宜选用毒性低并具杀菌作用的抗菌药物,青霉素类、头孢菌素类等β内酰胺类为常用药物,毒性大的氨基糖苷类、万古霉素、去甲万古霉素等药物应尽可能避免应用。有明确应用指征时在严密观察下慎用,同时应进行血药浓度监测,据此调整剂量。

4.新生儿患者抗菌药物的应用

(1)新生儿感染时应避免应用毒性大的抗菌药物,包括主要经肾排泄的氨基糖苷类、万古霉素、去甲万古霉素等,以及主要经肝代谢的氯霉素。确有应用指征时,必须进行血药浓度监测,据此调整给药方案,个体化给药,以确保治疗安全有效。不能进行血药浓度监测者,不可选用上述药物。

(2)新生儿期避免应用或禁用可能发生严重不良反应的抗菌药物。可影响新生儿生长发育的四环素类、喹诺酮类禁用,可导致脑性核黄疸及溶血性贫血的磺胺类药和呋喃类药避免应用。

(3)新生儿期由于肾功能尚不完善,主要经肾排出的青霉素类、头孢菌素类等β内酰胺类药物需减量应用,以防止药物在体内蓄积导致严重中枢神经系统毒性反应的发生。

(4)新生儿的体重和组织器官日益成熟,抗菌药物在新生儿的药代动力学亦随日龄增长而变化,因此使用抗菌药物时应按日龄调整给药方案。

5.小儿患者抗菌药物的应用

(1)氨基糖苷类抗生素:该类药物有明显耳、肾毒性,小儿患者应尽量避免应用。临床有明确应用指征且又无其他毒性低的抗菌药物可供选用时,方可选用该类药物,并在治疗过程中严密观察不良反应。有条件者应进行血药浓度监测,根据其结果个体化给药。

(2)万古霉素和去甲万古霉素:该类药也有一定肾、耳毒性,小儿患者仅在有明确指征时方可选用。在治疗过程中应严密观察不良反应,并应进行血药浓度监测,个体化给药。

(3)四环素类抗生素:可导致牙齿黄染及牙釉质发育不良,不可用于8岁以下小儿。

(4)喹诺酮类抗菌药:由于对骨骼发育可能产生的不良影响,该类药物避免用于18岁以下未成年人。

6.妊娠期和哺乳期患者抗菌药物的应用

(1)妊娠期患者抗菌药物的应用:①对胎儿有致畸或明显毒性作用者,如四环素类、喹诺酮类等,妊娠期避免应用。②对母体和胎儿均有毒性作用者,如氨基糖苷类、万古霉素、去甲万古霉素等,妊娠期避免应用;确有应用指征时,须在血药浓度监测下使用,以保证用药安全有效。③药物毒性低,对胎儿及母体均无明显影响,也无致畸作用者,妊娠期感染时可选用。青霉素类、头孢菌素类β内酰胺类和磷霉素等均属此种情况。

(2)哺乳期患者抗菌药物的应用:①治疗哺乳期患者时应避免选用氨基糖苷类、喹诺酮类、四环素类、氯霉素、磺胺药等。②哺乳期患者应用任何抗菌药物时,均宜暂停哺乳。

思考题

1.解释下列概念:(1)抗菌药物;(2)抗生素;(3)青霉素脑病;(4)四环素牙;(5)灰婴综合征;(6)假膜性肠炎;(7)红人综合征;(8)时间依赖性抗生素;(9)浓度依赖性抗菌药物;(10)清洁手术。

2.青霉素类药物分几类?

3.试述氨基糖苷类药物应用的注意事项。

4.碳青霉烯类药物的适应证是什么?

5.抗菌药物应用的基本原则是什么?

6.应用抗菌药物的指征是什么?

7.试述抗菌药物治疗方案制定的原则。

8.试述抗菌药物的联合应用的指征。

9.外科手术预防用药的目的是什么?

10.肾功能减退患者抗菌药物应用的原则是什么?

11.妊娠期和哺乳期患者抗菌药物应用的原则是什么?

阅读材料

青霉素是怎样发现与应用的?

(一)偶然的发现

第一次世界大战结束后不久,在英国伦敦圣玛丽医院的一间小小的实验室里,一个叫亚历山大·弗莱明的苏格兰人正在忙碌。他是一位细菌学家,很长一段时间以来,他一直致力于抗菌物质的研究,试图发现白细胞是怎样抗击入侵的病菌的,以及白细胞是怎样在伤口愈合时帮助新的组织生长的。为此,他在实验室中放置了许多玻璃器皿,里面培养着各种菌种。弗莱明的实验室摆设得像旧货店一样杂乱无章,可是就在这间充满灰尘的房子里,甚至就在有意无意之间,他做出了医学史上的一个伟大的发明。

1928 年夏天,天气不热而潮湿,弗莱明做完细菌观察后,将培养皿放置一边。这位苏格兰细菌学家有个奇怪的习惯,他在初步研究过自己培养的细菌后,往往顺手把那些玻璃器皿随便地放置起来。这次他培养了一些葡萄球菌,是一种引起传染性皮肤病和脓肿的常见细菌。因临近假期,更没有去管它。1928 年 9 月的一个下午,过了一个星期以后再次回到实验室。和往常一样,弗莱明一边察看着菌种的生长情况,一边和一位同事闲谈。忽然,他的视线被什么东西吸引了,感到情况有点不对头。话没说完,他就凑上前去观察其中的一个培养皿。令人奇怪的是,这个培养皿中原本生长着金黄色的葡萄球菌,现在却长满了青色的霉菌菌落,而在附近的细菌菌落则溶解消失,只有在离霉菌较远的地方才有葡萄球菌生长。凡是培养物与青色霉菌接触的地方,黄色的葡萄球菌正在变得半透明,最后完全裂解了,培养皿中显现出干干净净的一圈。毫无疑问,葡萄球菌受到了污染,青色霉菌消灭了它接触到的葡萄球菌。对于这一现象，一般的细菌学家可能不会觉得有什么了不起，因为当时已经知道有些细菌会阻碍其他细菌的生长。可是这种不知名的青霉菌居然对葡萄球菌有如此强烈的抑制和裂解作用，要知道葡萄球菌是极其重要的人类致病细菌。因此，这一发现就非同寻常了。

科学家的思维好奇而敏锐，良好的科学研究素质促使弗莱明立刻意识到可能出现了某种了不起的东西。他要知道这种神秘的具有如此效力的霉菌究竟是什么。他迅速地从培养皿中刮出一点霉菌，小心地放在显微镜下。透过厚厚的镜片，他终于发现那种能使葡萄球菌逐渐溶解死亡的菌种是青霉菌。随后，他把剩下的霉菌放在一个装满培养基的罐子里继续观察。几天后，这种特异青霉菌长成了菌落，培养汤呈淡黄色。他又惊讶地发现，不仅这种青霉菌具有强烈的杀菌作用，而且就连黄色的培养汤也有较好的杀菌能力，即使被稀释了800倍仍有作用。于是他推论，青霉菌可以抑制葡萄球菌生长，真正的杀菌物质一定是青霉菌生长过程的代谢物。

此后，在长达四年的时间里，弗莱明对这种特异青霉菌进行了全面、专门、深入的研究，证明这种霉菌的分泌物能杀死培养皿中的葡萄球菌、链球菌、炭疽杆菌、白喉杆菌等一些G^+细菌。由于这种霉菌是青霉菌的一种，所以弗莱明就把这种青霉菌分泌的活性物质命名为“青霉素”(penici11in，盘尼西林)。1929年2月13日，弗莱明向伦敦医学院俱乐部提交了一份关于青霉素的论文。在这篇文章中，他阐明了青霉素的强大抑菌作用、安全性和应用前景。但当时并没有引起人们的重视。因此，事情就此搁置了起来。

(二)不懈的追求

直到几年后(1938年)，第二次世界大战爆发，大量伤病员的出现，使抗菌药品又成了医药界注意的中心。1939年，两位青年科学家弗洛里(Florey)和钱恩(Chain)牵头组成了一个科研小组，由洛克菲勒基金提供资助，研究杀菌药物。为了迅速了解抗菌物质研究的全部情况，钱恩等人专程去各大图书馆查找以往的文献，在积满灰尘的杂志上，钱恩意外地发现了弗莱明10年前发表在《英国实验医学杂志》上关于青霉素的那篇论文，他们当机立断，立刻把全部工作转到对青霉素的专门研究上来。历经千辛万苦，于1940年提取出青霉素，并成功地实现了青霉素的小规模生产。实验结果证明，这些黄色粉剂稀释三千万倍仍然有效。其抗菌作用比最厉害的磺胺类药物还大9倍，比弗莱明当初提纯的青霉素粉末的有效率还高一千倍，而且没有明显的毒性。同年8月，钱恩和弗洛里等人把对青霉素重新研究的全部成果都刊登在著名的《柳叶刀》杂志上。

(三)初显神威

1941年2月，一位警察由于几个星期前的一个早晨匆匆刮脸时嘴角刮破后发炎，结了二次痂但又都脱落，创口感染越来越大，以至满脸肿胀，血液中毒而患了败血症。他很快被送进了牛津的一家医院，医生想尽各种办法，使用了当时最好的磺胺类药物，也无法阻止感染的进一步发展。在这种情况下，一直在寻找机会用他们的新药——青霉素的弗洛里和钱恩向院方要求试一试，医生同意了他们的请求。于是弗洛里和钱恩带着他们所有的青霉素来到了这个警察的病床前。他们每隔3个小时为患者注射一次青霉素。结果

24小时后，不可思议的事情发生了，患者的情况稳定了。两天后，患者的体温下降，脓肿开始消退，患者自己也感觉好多了，并开始吃东西，生命力似乎又回到了患者体内。然而，钱恩等人总共只有一茶匙青霉素，青霉素在不断减少。开始，医生还能够从患者的小便中回收一点，但是最后连这一点都用完了。五天后，眼看患者就要复原了，可是药没有了，病情也随之恶化，结果这位警察并发肺炎，还是死了。

他们为没能挽救那位警察的生命而感到不安。但是这毕竟是一个激动人心的开端。它表明，只要有青霉素，就能有效地制止感染，而且也不会对患者产生有害的副作用。这类副作用是一般磺胺类药物常常会引起的。几个星期后，他们诊治了第二个病例，是由于链球菌感染而得了骨髓炎的男孩，病状恶化，严重感染伴毒血症，在其他药物治疗无效的情况下，注射青霉素后竟化险为夷。第三个病例是皮肤受葡萄球菌严重感染的男孩，用青霉素治疗四天后就结疤，伤愈出院了。第四个病例是一个四岁的男孩因鼻子感染链球菌濒于死亡，经过三天青霉素治疗后病况大有好转，一星期后变得活泼了，两星期后几乎恢复正常，可是忽然死了。解剖尸体后发现是死于血管破裂，而早期的感染已经治好了。第五个是一个受感染的婴孩，用青霉素治疗很快就治好了。

后来，他们又在非洲战场上小规模地试用了青霉素。结果再次表明，青霉素能防治多种严重感染性疾病，控制伤口的继发性细菌感染，局部应用还可使伤口早期缝合加快愈合。他们将上述临床报告刊登在英国的医学杂志上，虽然引起了大众的兴趣，但是在大战期间，英国的医生正精疲力竭地在战场上救死扶伤，无暇顾及这份报告。药厂的专家们也因条件不足不能制造青霉素。

（四）工业化生产

经过多次实验，钱恩等人对青霉素的特性、用法和提取都积累了宝贵的经验。问题是青霉素的供应量太少了，单靠实验室提取，只能满足少数患者的需要，还常常要从患者的尿液中回收再用。这种情况怎能满足所有患者的需要呢？为了把人类从各种疾病和传染病的威胁中彻底解救出来，必须在工业上大规模生产青霉素。弗洛里等人很快认识到了这一点，开始为青霉素的工业化生产而奔忙。然而等待他们的会是什么呢？

青霉素再次发现之后，它的命运仍十分坎坷。MRC和牛津大学不仅拒绝为钱恩申请青霉素的专利保护，而且又拒绝了钱恩组建试验工厂以进一步探索工业化生产青霉素条件的要求。弗洛里等人四处奔波，希望英国的药厂能大量投产这一大有前途的新药，遗憾的是多数药厂都借口战时困难而置之不理。最后，他们带着满身的疲惫和残存的希望，远涉重洋，来到了美国。在这片美洲大陆上，他们惊喜地发现，早在他们研究青霉素结构的同时，美国已经大规模地开展了该项研究。参加该项计划的有200多名化学家，他们有的来自研究机构，也有的来自工厂企业。在牛津的工作者处境则极为困难，他们手中只有2 g青霉素，其中1.5 g纯度只有50%。而在美国的一个研究小组——Merck小组就拥有几百克的结晶青霉素。在美国，弗洛里等人终于得到了自己需要的帮助。1941年12月，美国军方宣布青霉素为优先制造的军需品。农业部和私人工业也在全力以赴地寻找成批生产这种新药的方法。在军方的大力支持下，青霉素开始走上了工业化生产的道路。伊利诺斯州皮奥里亚的一家工厂生产了第一批青霉素，但产量少得可怜，因为青霉素的生产工艺十分复杂。为保证青霉的良好生长，必须向培养青霉的营养液中输入灭过菌的空气。否则，辛辛苦苦生长起来的青霉和它的青霉素就会报废。要使一个玻璃瓶中的营养液获得源源不断的无菌空气已是大费周折了，而工厂中一个装了上吨营养液的发酵罐如何获得纯净空气的供应将是更困难的事情。

美国对青霉素的生产做出了很大贡献。直到1943年，青霉素的大规模生产才有可能。因为：第一，改进培养基，人们发现了一种来源广泛又非常便宜的营养液。第二，采用能在液体内部发酵的深层发酵菌种和高产的黄青霉素突变菌株。人们在皮奥里亚的一家杂货店里腐烂的罗马甜瓜中，找到了一种叫做金菌青霉素的霉菌。真是“踏破铁鞋无觅处，得来全不费工夫”。原来，由于生产规模的需要，科学家们要从世界各地用军用飞机搜集上百种霉菌来培养青霉素。而从发霉的甜瓜上得到的这种霉菌生产速度很快，它产生的青霉素是弗莱明所发现的霉菌产生青霉素的五十倍之多，产量也比青霉葡萄球菌氧化酶高上百倍。利用这个菌种，科学家们又培养出一种产量更高的霉菌突变种。第三，人们找到了一种更为有效的培养方法，发明了一种有两层楼高的巨大的容罐，里面装上2万5千加仑营养汤，用像飞机的螺旋桨一样大的搅棒在罐中不停地搅拌，使纯净的空气源源不断地通过容器内的营养汤。这样，霉菌就不仅仅生长在营养汤的表面，而且也可以在全部营养汤内部生长。有了这三个方面的突破，青霉素的产量一下子提高了。到1942年末，有二十余家美国公司开始大量生产青霉素。1943年底，十二家药厂生产的青霉素可以治疗两万八千人，几乎全部都用于军队伤员。1944年，又有二十多家美商参加生产，其中一个大厂年产一吨半青霉素，可以治疗200万人。待战争结束时，产量已能满足一年治疗七百万患者的需要。

目前用得最多的青霉素G是用玉米发酵液生产的。这是美国研究的，因为美国盛产玉米，玉米中含有苯乙酸，从苯乙酸衍生青霉素的侧链称为青霉素G，而其他侧链的青霉素并不比青霉素G更好。现在用发酵产物进行半合成生产了许多有医用价值的新药。

（五）大规模应用

青霉素应用之初，不仅一般人对它表示怀疑，就连多数医务工作者也不相信它的药效。当问及人们在传染病发生时是选择青霉素，还是选用磺胺药时，多数人往往回答：我们任何时候都欢迎磺胺药。直到1944年，英美联军在诺曼底登陆，开辟了第二战场，开始大规模地同德国法西斯作战，受伤的士兵越来越多，对抗菌药物的需要也越来越迫切。在这次战争中，磺胺药虽然发挥了很大作用，但在医治重伤员方面效果却不够理想。而为数不多的青霉素却填补了磺胺药的空白，在医治重伤员时显示了较大的威力。活生生的事实，使得医护人员不能不对青霉素刮目相看。更重要的是，青霉素在治疗战伤方面的奇妙作用，引起了军事指挥人员的关注。就在诺曼底战役中，一位陆军少将由衷地称赞道，青霉素是治疗战伤的一座里程碑。

在青霉素使用的早期，它几乎可以被无限制地当作可治百病的神药来用，如过去青霉素治疗肺炎、淋病，土霉素治疗肠道病，链霉素治疗结核病都很有效。但是现在抗生素常常无效，一些疾病的死亡率在提高。1981年召开的世界卫生组织的专家会议呼吁禁止滥用抗生素。专家们认为，要控制细菌抗药性的发展，要用新的抗生素来代替它们，可以混合使用，并建立一个世界范围的监视系统来监视微生物对抗药性的发展。由于细菌对青霉素的抗药性问题越来越严重，药物学家只得努力去寻找各种克服的方法。现在已经有了很大的进展，其中之一就是去发现新的抗生素。由于青霉素的毒性低、疗效高，所以人们研究各种改性的青霉素来代替早期的青霉素，以抵抗各种抗药性的菌株，其中就有牛津大学发现的头孢菌素。许多细菌对青霉素G具抗药性，使用头孢菌素有效。

（六）抗生素对人类的巨大贡献

青霉素的发现和发展在抗生素发展史上是一个令人兴奋而重要的事件。青霉素大量应用以后，许多曾经严重危害人类的疾病，诸如曾是不治之症的猩红热、化脓性咽喉炎、白喉、梅毒、淋病，以及各种结核病、败血病、肺炎、伤寒等，都受到了有效的抑制。那些染上严重疾病的人们心中又有了希望，眉间又有了笑意，生命又有了依托。此后，在短短二十余年内，人们又陆续地发现了链霉素、氯霉素、金霉素等数十种各有功效的抗生素。抗生素的广泛应用，不仅充分地展示了它的神奇功效，同时，也尖锐地暴露出它的问题。在全世界服用青霉素总数超过亿剂后，青霉素引起了第一例死亡。后来，人们发现，多达10%的人对青霉素有过敏反应，甚至在进行青霉素皮试时，患者马上发生过敏性休克，终因抢救无效而死亡的病例报告越来越多，引起全世界医学界的关注。再就是某些细菌逐渐对青霉素产生了严重的耐药性。尽管如此，青霉素的偶然发现仍然是人类取得的一个了不起的成就。

为表彰弗莱明等人对人类作出的杰出贡献，1945年的诺贝尔生理学或医学奖授予了弗莱明、弗洛里和钱恩三人。从印度到南北美洲的各国政府和学术机构纷纷公开授予弗莱明各种荣誉称号。然而，弗莱明始终是个谦虚的人。1955年3月他死于心脏病前不久曾说过："我所到过的每一个地方，人们都热切地对我表示感谢，说我挽救了他们的生命。我实在不懂得为什么他们要这么说。大自然创造了青霉素，我只不过是发觉了它的存在。"这是多么感人的朴实精神啊！

（赵丽霞）

第十五章 药物滥用与药物依赖性

药物是人类防病治病最有力的武器，但也是一把双刃剑，比如某些药物滥用造成的依赖性和吸毒成瘾，已威胁到人类的健康和社会安宁，不仅是一个严重的医学和心理学问题，亦是当今世界最严重的社会问题之一。

一、什么是药物滥用

（一）基本概念

1. 药物滥用(drug abuse)　广义的药物滥用是指不合理应用药物。限定意义的药物滥用，指的是与医疗、预防和保健目的无关的反复大量使用有依赖性特性（或称依赖潜能）的药物，用药者采用自身给药的方式，导致精神依赖性和生理依赖性，造成精神紊乱和出现一系列异常行为。确定为药物滥用的具体的条件有下面三个：

(1)医疗用途的使用某种精神活性物质，明知该物质的使用会引起或加重社会、职业或本人身心的损害，但仍不能停止或减少使用。

(2)由于该物质的使用造成社会和职业性功能损害。

(3)持续使用。由于使用该物质造成的症状存在至少1个月，或在一段更长的时间内反复出现，故物质滥用往往采用自身给药的形式。

2. 药物依赖性(drug dependence)　也称物质依赖性(substance dependence)，是许多中枢神经药物所具有的一种特性。WHO专家委员会对药物依赖性下了这样的定义："药物依赖性是药物与机体相互作用所造成的一种精神状态，有时也包括身体状态，它表现出一种强迫要连续或定期使用该药物的行为和其他反应，为的是要去感受它的精神效应或者为了避免由于停药所引起的严重身体不适和痛苦。"药物依赖性可分为以下两种类型：

(1)生理依赖性(physiological dependence)：又称身(躯)体依赖性(physical dependence)，是指药物滥用所造成的一种特殊身体状态。在这种身体适应状态，用药者一旦中断用药，将发生一系列生理功能紊乱，使用药者感到异常痛苦，甚至危及生命，这就是戒断综合征(abstinence syndrome)。戒断综合征的临床表现随滥用药品的种类不同而异。

(2)精神依赖性(psychic dependence):也称心理依赖性(psychological dependence),是药物滥用所致的一种特殊精神状态。某些药物可以使滥用者寻求周期地或连续用药,以满足欢愉感觉或避免不适,出现强迫性觅药行为。精神依赖性和生理依赖性的主要不同点是前者在停药后不出现严重的戒断症状。

(二)容易滥用的物质

国际禁毒公约将具有依赖性特性的药物分为麻醉药品和精神药物两大类进行管制,有时被统称为"精神活性药物"(psychoactive drugs);另外还有一些具有依赖性潜力的化学物质没有被列入公约管制。因此,可以将具有依赖性特性、容易滥用的物质分为三大类:

1. 麻醉药品(narcotic drugs) 指连续使用后易产生身体依赖性和精神依赖性,停药后产生戒断症状的药物。

(1)阿片类(opioids):包括天然来源的阿片(opium)以及其中所含的有效成分,如吗啡(morphine)、可待因(codeine),也包括人工合成或半合成的化合物如海洛因(heroin),哌替啶(pethidine,即度冷丁,dolantin)、美沙酮(methadone)、芬太尼(fentanyl)等。

(2)可卡因(cocaine),古柯叶(coca leaf)。

(3)大麻(cannabis)。

2. 精神药物(psychotropic drugs) 也称精神药品(psychotropic substances),指主要作用于中枢神经系统,引起兴奋或抑制,连续应用可产生依赖性的药物。

(1)镇静催眠药(sedative-hypnotics)和抗焦虑药(antianxiety drugs):如巴比妥类(barbiturates)、苯二氮䓬类(benzodlazepines)等。

(2)中枢兴奋剂(central stimulants):如苯丙胺(amphetamine)、甲基苯丙胺(methamphetamine)等。

(3)致幻剂(hallucinogens):如麦角酰二乙胺(lysergic acid diethylamide,LSD)。

3. 其他

(1)烟草(tobacco)。

(2)酒精(alcohol)。

(3)挥发性有机溶剂(volatile organic solvents)。

(三)药物滥用的后果

1. 精神依赖性 精神依赖的持续和发展往往导致药物依赖者的人格衰退,在行为方式上具有以下特点:

(1)把用药看成是生活中最重要的事情,整天为搞到药物而忙碌。

(2)生活规律改变:由于每天多次用药,忙于"过瘾"或防止"犯瘾",依赖者由能忍受工作到放弃工作,生物钟紊乱,不愿活动,厌食,甚至一天仅进一次餐。

(3)生活中很多重要的内容均让位于用药:依赖者为了用药,可以放弃家庭、社会的责任,放弃健康,放弃前途,放弃一切,甚至比吃饭、睡觉等基本需要更为重要。

(4)交友范围缩小,只剩下与之有相同嗜好的朋友:由于性欲的减退或消失,为了避免家庭矛盾，有的依赖者只好拉上配偶一起吸毒，所以夫妻双方都吸毒者并不少见。

(5)说谎：由于吸毒是违法行为，需要隐瞒，用非法手段搞到钱买到药物更需要隐瞒，最后，说真话的习惯反而没有了。

(6)为获得药物参与犯罪：由于药物价格昂贵，当经济不能承受，就会转向非法渠道，“以贩养吸”是常见手段。

(7)反复出入戒毒机构：依赖者往往都有不止一次的戒毒经历，可能由于经济，也可能由于身体状况。

2. 身体依赖性　形成身体依赖性的个体在突然停止或减少药量后，会使机体已形成的代偿平衡被破坏，生理功能改变的同时，可以从临床上观察到症状和体征，医学上称之为“戒断综合征”，标志着躯体依赖性的形成。戒断综合征的轻重与药物种类、每日药物剂量、每日用药次数、用药时间长短有关，还与药物依赖者的健康状态、性格特征和戒瘾愿望的强烈程度有关。戒断症状的发生时间也与滥用方式有关，如用药间隔时间短，出现就早。戒断症状有两个特点：一为表现的多种多样，依赖者异常痛苦；一为症状有自身发生、发展及消退的规律。

戒断症状还伴有强烈的心理渴求，通常在36～72小时达到峰值，其中大部分症状会在7～10天内自行消失。另外，在戒断症状的急性期后2～6个月内，有些依赖者会出现顽固性失眠、身体各部位疼痛、消化道症状、不安、易激惹、过度关注身体；对挫折的耐受性减弱、情感脆弱、抑郁焦虑等。这些症状又称迁(稽)延性戒断症状(protracted withdrawal symptoms)，是造成重新用药的重要原因之一。

(四)药物依赖的诊断标准

药物依赖的诊断标准是指除长期反复使用某种或某些药物的历史以及强烈的渴求以外，常见还有不择手段的求得，以及不断对此类药物增大的耐受量和停药后出现的戒断反应等。根据这一定义，可以发现药物与机体相互作用所形成的特定心理状态是药物依赖的核心表现，也就是说已形成依赖的个体，必须具备心理依赖，即强制性觅求药物的心理倾向以及不考虑一切后果强烈渴求用药的心态；同时还存在着躯体或生理上的依赖，一旦终止用药，可产生一系列轻重不等的生理反应，即药物戒断反应。为了摆脱戒断反应的症状所造成的痛苦，药物依赖的个体旋即重复使用已成瘾的药物，以致药物依赖难以解脱。确定为物质依赖性至少具备以下条件中的三个：

(1)所经常使用的物质在使用时间或剂量上都超过本人的意愿而不能控制。

(2)用药者主观上有减少或戒除所用药物的愿望，但经过一次或多次的努力都失败。

(3)整日不择手段为寻找药物而奔走或利用很多时间使用该物质，试图从药物效应中恢复过来。

(4)在日常的社会、工作、学习或家务中，频繁地出现中毒反应或戒断症状，或在一些危险的场合下仍使用某种物质。

(5)由于使用某种物质，不得不减少或放弃重要的社会工作、职业或娱乐活动。

(6)明知使用某物质会导致社会、心理和躯体问题，但仍然继续使用该物质。

(7)出现显著的耐受性(tolerance)，需要不断增加用量才能达到所期望的效果，或在同样剂量条件下该物质的作用显著减弱，作用时间缩短。

(8)出现特殊的戒断症状。

(9)经常使用该物质缓解或避免戒断症状。

(8)、(9)两条不一定适合大麻、致幻剂等。

二、为什么会产生药物依赖性

药物依赖就个体成瘾的生物机制来讲属于生物学问题，就社会群体的滥用来讲就反映了社会行为问题。因为群体性的吸毒及其蔓延成祸，往往取决于毒品的获得性及吸毒人群的客观存在这两方面的社会问题。另外，某些药物依赖的大流行，甚至全局性的流行，往往伴随失业高潮和急剧的社会动荡。因此，药物依赖的产生和发展，始终与生物-社会-心理因素密切相关和相互影响。为了讨论和叙述的方便，本书亦从生物、社会、心理因素方面入手，并谈及有关倾向性的论题。

(一)生物因素

大部分成瘾理论的探讨侧重于中枢神经系统对某些成瘾药物的激动作用的反适应假说。所谓反适应指的是神经系统在药物的作用下发展形成一种潜伏的过度兴奋状态，当停用药时，会表现为反跳刺激超限现象。同时也解释了阿片成瘾者当阿片受体部位为阿片拮抗药物所替代时所产生的促瘾现象。药物依赖形成的机理，有如下学说：

1.受体学说　人体内的一种肽类物质，产生与吗啡类似的效应，称之为吗啡样因子或内源性吗啡受体激动剂，它可能是一种中枢神经介质。还发现了对吗啡类药物有特殊亲和力的吗啡受体，吗啡类物质通过与之结合而发挥作用。这一学说认为，药物依赖性的迅速形成可能与外源性吗啡与吗啡受体的特殊亲和力有关，受体被阻断后，造成耐受性急剧增高。也有研究认为，某些个体具有相对多的对于某种物质敏感的受体，因此一旦接触这些物质就形成依赖。

2.代谢耐药性和细胞耐药性　代谢抗性(metabolic resistance)是指因药物代谢快，在组织内浓度降低，作用减弱，有效时间缩短。细胞抗性(cell resistance)是指因神经细胞有了某种适应性改变而致，神经细胞只有在血液中含有高浓度药物的情况下才能正常工作。

3.生物活性胺的作用　5-羟色胺(5-hydroxytryptamine，5-HT)的代谢与药物依赖的形成有关。依赖性药物对脑的作用可能是阻断了多巴胺(dopamine，DA)被重新摄取回神经细胞的通路，从而产生了相对多的多巴胺，有关细胞被刺激，便产生了诸如陶醉和欣快感(euphoria)的效应。

4.戒断综合征与失用性增敏　用药物或手术切断神经后，引起了去神经增敏现象。某些受体长期被阻断后，出现耐受性增高的同时，也可导致受体出现失用性增敏，以致在停药过程中出现戒断综合征。另一解释是某些神经元的活动被麻醉药阻断后，未受影响的神经元其活动代偿性地增加，因此停药后出现兴奋过度的现象。

5.神经和神经内分泌的作用　近年来有人提出脑的“犒赏系统”或“犒赏中枢”的概

念,并将此概念同用药后复杂的感觉,如欣快感和依赖的形成联系起来。

(二)社会因素

1.社会环境决定了药品供应情况即药品的可获得性。尤其是群体流行滥用时,是与药品的大量泛滥有直接关系,如在毒品猖獗地区大街小巷唾手可得,因而使毒品全面流行。

2.在社会生活中,工作紧张且富于竞争性和高失业,为了逃避现实,除滥用麻醉品外,还存在成倍增长的酗酒和精神药品的滥用。

3.社会文化背景经常地决定人们对一些药品的可接受性。如认为烟酒是生活之所需,甚至认为吸烟是个性成熟的表现,使尼古丁和酒精依赖逐年上升。

4.有些宗教活动使用大麻以增加气氛,使大麻滥用成为合法与可接受的举动。

5.在社会态度的影响下,药物滥用也出现了性别差异,多年来依赖人群中男性远远大于女性。

6.社会态度对成瘾人群往往抱歧视和不友善态度,使依赖者产生心理压力或丧失信心与动力。

7.社会制度对药物依赖的产生、发展与流行更是一项重要因素。优越的社会制度会采取有效的措施,通过严格立法、执法并配合有效的禁毒、戒毒措施,以求全面解决毒品流行的局面。

(三)心理因素

药物依赖的形成与发展除了社会、文化、教育、家庭、经济、种族、职业、生活习俗等因素以外,还有内在的因素如遗传、代谢、神经生化以及精神状态、心理状态等个体因素。在某一个体,各种因素常常互为因果,相互影响,而心理因素对于药物依赖的形成和发展具有重要的影响。

1.药物依赖的心理机制　行为学派的学习理论认为,药物本身先于依赖形成而客观存在着,对于滥用者来说药物被视为一种行为的强化因子。滥用者通过习得的觅药行为,不断地得到用药时的快感,并在药效中暂时解脱了生活境遇中的若干不愉快事件,从而减少了焦虑,由此而取得了正性和负性两个侧面的学习强化作用,这些强化被称为一级强化作用。与此同时,除药物效果所起到的正负两方面的强化以外,还获得了社会性的二级强化,即滥用药物的伙伴存在,并在其中取得情绪上的交流或心态上的赞许,也使习得的行为在排除可能存在的不愉快的体验之后变得愈加牢固。此外,偶然或有意中断用药产生戒断综合征的痛苦体验和强烈的渴求同样也属于另一种负性的强化作用,为了避免不再产生生理与心理的痛苦,终使顽固的依赖行为成为牢不可破的行为模式,难以摆脱。滥用药物时,服药、注射、吸食方式也往往会形成某种程式,这种程式同样会构成环境中的强化因素来达到心理上的满足,同样是有效的强化因素使行为固定。

2.形成药物依赖的个性心理特征　在滥用药品的最初阶段,往往是受好奇心或追逐特殊心理快感所驱动而使用药。其中,一些人是逢场作戏,时过境迁之后即能摆脱;另一些人则不可避免地难以摆脱。通过回顾性研究发现,成瘾者的人格类型各异,但富有冲动行为，对社会常识具有反抗者，以及对挫折耐受力差者这三类人具有相对较高的危险性，即具备较高的药物依赖的易感性。心理学家还就人格特征（personality characteristics）与家庭结构或家庭经济状况在产生药物依赖的关系中进行了研究，发现这些关系产生的心理紧张与压力，在一定程度上影响了药物依赖的形成和影响了脱瘾后是否复发。

除了上述的几大因素，有些人会在特定的情景下使用某些具有兴奋性的药物，如学生在考试前，不同职业的人在加班工作时，或摆脱某些痛苦时，这种类型的滥用被称为处境性滥用（the situation of abuse）。有些人因某种躯体疾病而接受麻醉镇痛药后，发现这些药物不仅能解除痛苦，还能带来一种很舒服的感觉，于是尽管躯体疾病已经治愈，医生亦不会再给药，但他们为了得到药物带来的舒服感而通过非法渠道获得药物，这种类型的滥用称为医源性滥用（iatrogenic abuse）。

三、药物依赖性的主要类型特征

（一）药物依赖性的普遍表现

1. 渴求和强迫觅药行为　由渴求引起的强迫觅药行为，是造成制毒贩毒，家庭毁灭，暴力犯罪等社会问题的根源。

2. 戒断反应　是指长期滥用后对药物引起的适应性，一旦中断用药就会引起生理功能紊乱，程度有轻有重，通常在突然中断（止）用药或减少用药剂量后发生。戒断反应也是吸毒者戒毒难的重要原因。

（二）不同类型药物所致依赖性的特征

1. 阿片类　如阿片粗制品，吗啡衍生物海洛因及人工合成的哌替啶等。这类药物具有镇痛和镇静作用，能减轻焦虑、紧张和恐惧等情绪反应。有严重的精神依赖性和身体依赖性，也有严重的耐受性。当前阿片类成瘾的流行性具有如下特点：吸毒人群年轻化，25岁以下青少年占绝大多数，男性高于女性；沿海与边疆地带以滥用海洛因为主，贵州省、内蒙古自治区等内陆地区以吸食阿片为主；滥用途径除吸入外，还采取静脉注射，这成为人体免疫缺陷病毒（human immune deficiency virus，HIV）的主要传播途径；流行地区犯罪急剧上升，影响社会安定。

吗啡、海洛因的戒断症状在停药 6～8 小时出现，24～72 小时达到高峰，5 天后逐渐减轻，7～10 天平息。哌替啶成瘾者在停药后 3 小时出现戒断症状，8～12 小时达到高峰，4～5 天后逐渐减轻，7～10 天平息。长效类美沙酮的戒断现象则发生在停药后 24 小时，持续 1～2 周。骤停时产生多突触兴奋性增强，表现为急性期戒断症状：哈欠、流泪、流涕、出汗等类似感冒的症状，继而出现瞳孔散大、打喷嚏、起鸡皮疙瘩、寒战、厌食、恶心、呕吐、腹痛、腹泻、全身骨骼及肌肉酸软无力、失眠易醒、脉搏加快、血压升高、情绪恶劣，甚至出现冲动及攻击性行为。

阿片类中毒特征主要是中枢神经系统抑制、瞳孔缩小成针尖样、呼吸抑制三联症。其他还有心动过缓、体温降低、低血压、休克、肺炎等。迁延期戒断症状多数发生在脱毒治疗后期，戒断后2～3天或2～3周出现，持续2～6个月，是导致复吸的重要原因。

2.中枢神经抑制药　包括巴比妥类，苯二氮䓬类，水合氯醛及乙醇等。巴比妥和苯二氮䓬类药物是临床常用镇静催眠药，尤其苯二氮䓬类药物应用广泛，在部分社会人群中造成滥用。该类药物有严重耐受性、身体依赖性及精神依赖性。

作用短的巴比妥类药物，在停药后2～3天即可出现戒断症状，而长效的同类药物的戒断症状可在停药后10天出现。症状有失眠、烦躁、焦虑、震颤、噩梦、食欲减退、恶心、呕吐、直立性低血压、谵妄、惊厥、视幻觉、听幻觉等，甚至产生连续抽搐状态，但轻于阿片类。短效苯二氮䓬类停用后1～2天出现，长效苯二氮䓬类停用后2～4天出现，戒断症状较轻，如焦虑、失眠、内脏不适、肌痉挛、夜惊、精神异常、高热等。

镇静催眠药物急性中毒的临床表现相似，包括中枢神经系统抑制、不同程度的呼吸抑制、低血压、低体温、肺水肿等。水合氯醛(chloral hydrate)中毒的唯一特征是对消化道具有腐蚀作用，出现恶心、呕吐等胃炎症状，重者有出血性胃炎，少数患者可有黄疸、蛋白尿、心律失常。甲丙氨酯(meprobamate)中毒特征为持续的低血压，中枢神经系统抑制程度较轻。

3.大麻类　大麻是全世界滥用最广泛的毒品之一，常用的是印度大麻，其制品中活性成分是四氢大麻酚(tetrahydrocannabinol)，大麻花及顶部嫩叶中含量较高，收割后经干燥、切碎掺入香烟中吸食。

大麻对人体产生明显的精神依赖性，但无身体依赖性和耐受性。吸此烟后产生欣快，舒适，视、听觉敏锐，触、嗅觉加强，短程记忆损害，时间概念发生错乱，也可发生幻觉妄想等。长期大量滥用者，表现为淡漠、表情呆滞、判断力和记忆力损害，思维障碍。

大麻中毒症状有幻觉、妄想、幻视、焦虑、抑郁、情绪突变、思维混乱崩溃、妄想狂样反应，失去自我洞察力、呆滞、记忆力判断力损害，也可发生攻击行为。

4.苯丙胺类　包括苯丙胺、甲基苯丙胺(又称去甲麻黄素，norephedrine；俗称"冰毒"，ice)、摇头丸(dancing outreach；亦称迷魂药，ecstasy；化学名亚甲二氧基甲基苯丙胺，3,4-methylenedioxymethamphetamine，MDMA)，是滥用最广泛的兴奋剂。苯丙胺为中枢兴奋剂，能促进去甲肾上腺素能神经末梢释放去甲肾上腺素(noradrenaline，NA)，兴奋中枢，又能抑制食欲，故广泛用于减肥。甲基苯丙胺是本类中毒性最大的一种，使用一次便会产生精神依赖性，久用可致精神失常甚至中毒性精神病。摇头丸是一种与苯丙胺极为相似的混合物，主要在公共娱乐场所以口服形式服用，使人产生幻觉妄想，极度兴奋等。

本类药物有很强的精神依赖性和耐受性。目前认为中枢多巴胺系统是形成心理依赖的关键因素，其他递质系统如5-HT、促肾上腺皮质激素(adrenocorticotropic hormone，ACTH)、γ-氨基丁酸(gamma aminobutyric acid，GABA)等可能参与调整。尽管对兴奋剂是否形成躯体依赖仍有争论，但即使少量短期使用也会出现戒断症状，其表现恰与中毒症状相反。戒断症状有抑郁情绪，行动缓慢，动作拘泥、仔细、刻板，疲乏无力，嗜睡或者多梦，饥饿感和对再次使用兴奋剂的渴求。中毒症状包括烦躁易怒、不安、话多、头昏头痛、心悸、恶心、呕吐、无力、失眠、震颤、焦虑、幻觉、精神混乱、定向力障碍、惊恐、敌意、易致人身伤害。

5.可卡因　是最古老的兴奋剂之一，为1880年由古柯树叶中分离出的一种生物碱。

1884 年，Freud 用可卡因戒掉了其同事对吗啡的依赖性，但却也开创了第一例可卡因依赖性患者。可卡因有很强的精神依赖性，仅有轻微的耐受性和身体依赖性。

可卡因可抑制神经末梢突触前膜对 NA 类的重摄取，增加突触间隙中 NA 的浓度，引起中枢神经系统兴奋，使精神活动、思维能力增强，疲劳感减轻，但肌张力并不增加，使动作增多，不协调，称为行为兴奋药。也产生欣快，同时也有一定的局麻作用，在 1∶5000 时即能阻断感觉神经对冲动的产生和传导，使痛觉消失。另外，可兴奋心血管系统，使心率加快，血管收缩，血压升高以及兴奋呼吸。急性中毒症状表现为欣快、极度兴奋、过度健谈、焦躁不安、失眠、幻觉、幻视、幻听、恐惧妄想、敌视行为。

6. 致幻剂类　又称迷幻药物（psychedelics）或拟精神病药（psychologenic drugs），是一类在不影响意识和记忆的情况下，改变人的知觉、思维和情感活动的一类化合物。除下面所列的药物外，还有抗胆碱药物、溴化物、可卡因、苯丙胺及类固醇激素等很多其他药物，当达到一定剂量时，都可以引起幻觉和情绪障碍。按致幻剂对神经递质的影响不同分为 3 类：

（1）胆碱能神经致幻剂：该类主要增加脑内乙酰胆碱（acetylcholine，ACh）的含量，药物包括 ACh、毒扁豆碱。

（2）NA 能神经致幻剂：主要能增加脑内 NA 含量，包括麦司卡林（mescaline）、三甲氧基安非他明（TMA）。

（3）5-HT 能神经致幻剂：主要能增加脑内 5-HT 的含量，包括麦角酰二乙胺（LSD）、西洛西宾（psilocybin）、二甲基色胺（dimethyltryptamine，DMT）、蟾酥碱（bufotenine）。

LSD 口服吸收快，作用持续 10～12 小时，只要 10 μg 就能引起明显的欣快和致幻作用。中毒症状：瞳孔散大，高热，心率快，血压升高，出汗，寒战，头痛，恶心，呕吐，幻觉，时间失真（时间过得特慢或特快，在时间中漫游），听、视、触觉失真，产生“感觉互相沟通”现象，如听到了颜色，看见了声音，最后由欣快变为粉身碎骨的恐惧感。本品有严重的精神依赖性，无明显身体依赖性，但有耐受性，且与西洛西宾之间有交叉耐受性。DMT 作用与中毒症状似 LSD，产生欣快、幻觉、令人陶醉、超然、脑海及视觉中一派沸腾景象，像无拘无束在太空中旅行一样，有明显耐受性和精神依赖性，无身体依赖性。苯环己哌啶（phencyclidine，PCP）是一种有麻醉作用的致幻剂，使用后产生感觉障碍、痛觉迟钝、兴奋、谵妄、幻觉、自大高傲、觉得自己力大无穷、血压升高、心动过速、反射亢进、瞳孔缩小、精神错乱、定向力障碍（无力辨别方向），只能坐以待毙，使众多用药者因缺乏定向力而在浅水中溺死，从大楼窗口摔下，与慢速行驶的汽车相撞或在大火中烧死。

7. 乙醇和尼古丁　酒实际上是不同浓度的乙醇水溶液，乙醇具有很强的耐受性、精神依赖性和身体依赖性。酒的戒断症状：抑郁、焦虑、烦躁、易怒、失眠、妄想、幻觉、心慌、多汗、胸闷、定向障碍、意识错乱、乏力、记忆力下降、四肢抽搐、自主神经紊乱、震颤、虚脱等。尼古丁是烟草中的主要成分，尼古丁停用时亦产生易激惹、激动与萎靡不振。

四、药物滥用的危害

以阿片类药物为代表的麻醉药品滥用成瘾在历史上曾广泛地毒害过我国人民群众，

新中国成立前成瘾者有2000万之多。新中国成立后历时2年多时间就消灭了毒品和吸毒，这一巨大成绩引起世界的关注。20世纪80年代后期，随着国门的打开，受境外毒品活动的影响，已经绝迹的阿片烟毒再次殃及我国，严重影响吸毒者身体健康和灵魂，诱发犯罪，导致家庭破裂，成为社会发展的一大公害。药物滥用的危害性主要表现在以下几方面。

（一）急性中毒致死

依赖形成之后，一旦中断用药便会产生一系列戒断症状，使人难以忍受，最终想方设法寻求药物，使瘾癖不得矫正。据研究，吸毒人群的死亡率通常高于一般居民人群的15倍。死亡的主要原因为用药过量造成呼吸抑制，而死亡案例有时竟然发生在注射用药的数分钟之内。首次滥用海洛因，由于耐受性差，用量大而随即致死者近年在我国境内也时有发生。除此以外，麻醉品成瘾还可造成神经系统的一系列损伤。20世纪80年代全世界由于吸毒直接造成10万人死亡。

（二）病原体的感染

吸毒者自行注射毒品，往往由于注射器、针头、溶液以及药品的污染造成一系列病原体的感染。最常见的是细菌感染，如金黄色葡萄球菌造成的皮肤感染和深层感染、细菌性心内膜炎或骨髓炎等，最终形成败血症或神经系统及肾脏并发症。有时患者则由于注射时的细菌污染，直接产生破伤风，约90%可以致死。此外，长期吸毒者极易患结核病、慢性消耗性病症，在营养不足与抵抗力低下的状况中死去。

（三）传染病的流行

药物滥用者由于身上可以同时被感染数种传染病，特别是艾滋病、各型肝炎、结核病。吸毒者常成群聚集及不卫生的生活习惯，导致多型急(慢)性肝炎的传播。特别是艾滋病疫情蔓延，被视为当今人类的重大灾难。据流行病学研究显示，艾滋病的传播途径主要归结到同性恋或性乱、静脉滥用药物以及输血或血液制品这三大方面。我国卫生部1990年10月18日公布的资料表明，从1985年到1990年10月底对30万重点人群进行HIV监测，发现HIV阳性者为416例，其中378例为内地公民，而378例中368例为吸毒者。吸毒人群之所以容易播散艾滋病，在于他们交叉使用已污染的注射器，使HIV迅速传播。

（四）对女性生育和新生儿的影响

吸毒使人的社会生活衰退，道德沦丧，众多的女性吸毒者最终走向卖淫的歧途。生理上，女性吸毒者常有闭经、不排卵或不能生育。吸毒的孕妇胎儿发育迟缓，娩出的新生儿体重甚低。临床上，这些受母体毒害的新生儿，一出生就表现出类似成年冷火鸡(鸡皮疙瘩)般的戒断症状，表现为震颤、不安、多动、肌张力增高、哭闹、呼吸增快、吮奶不佳、抽搐。此外，还有的新生儿发热、打哈欠、吐、泻、流鼻涕。新陈代谢也发生障碍，出现呼吸性碱中毒，过度钠丢失，血浆5-HT含量改变等等。此类新生儿必须立即救治，以挽救生命。

（五）对家庭和子女的影响

长期滥用麻醉品或酗酒成瘾，势必影响到家庭生活和家庭关系。吸毒成瘾导致钱财耗尽，一贫如洗，家庭成员特别是夫妻间情感失和，妻子或丈夫因而产生焦虑、抑郁、绝望，离婚率极高，最终造成妻离子散和家破人亡。生活于这类家庭中的未成年子女心理的发展与成长会受到严重影响，出现较高的行为问题或精神症状。他们在学校的学习成绩低下，升学率和就业率低于正常家庭中的子女，走向犯罪者不在少数。

（六）对社会的影响

吸毒与犯罪是直接联系与相互影响的，即吸毒、酗酒制造了犯罪，而犯罪者更易沾染吸毒、酗酒。长期吸毒或酗酒者惯用诈骗的方式获得药物。在药物滥用者中间有许多人走上卖淫的歧路，也有的人在群体吸毒中鬼混，进行性犯罪。有些滥用药物者为了追逐毒品的满足不惜铤而走险，非盗即抢，严重触犯国家法律刑律，最终以身陷囹圄而了结余生。某些药物依赖者包括急（慢）性酒精中毒患者，常因意识恍惚丧失机械操作敏捷性，导致多类交通事故，造成过失犯罪。吸毒分子借机结成犯罪团伙进行非法贩运和走私毒品，严重危害社会治安。药物滥用一旦成为群体现象，将直接消耗巨额毒资，严重破坏社会生产力。而人群间的药物滥用乃至全局性流行终使一个国家在禁毒和戒毒的防、治、管理工作中，消耗大量人、财、物和社会财富。久而久之，定会形成社会与民族危机，亡国亡种并非危言耸听。

总之，药物滥用不仅危害药物依赖者，而且危害家庭，扰乱治安，严重危害社会的稳定与发展。控制药物滥用的发生和蔓延，消除药物依赖性对人类健康和社会发展的危害，是医药学工作者重要的社会责任。同时向广大群众宣传教育，使群众充分认识药物滥用的危害，自觉抵制毒品，是制止药物滥用取得成功的基础。

五、药物滥用的管制与预防

药物滥用给个人、家庭和社会带来极大危害性，如果不采取有效的措施预防和控制，药物滥用及其与之有关的疾病将会很快在全球泛滥成灾，任何国家都处于这种危险之中。

（一）药物滥用的管制

合理应用致依赖性药物并防止滥用，早在第一次世界大战以前就引起关注和重视。为遏制全球药物滥用，国内外均设置了专门机构，负责该项工作，并制定公约和管理办法。对于有依赖性潜能的麻醉药品和精神药物，国家有严格的管理制度。我国除《麻醉药品管理办法》和《精神药品管理办法》外，还通过大规模的宣传教育工作，使广大群众特别是有潜在可能的用药者认识到滥用毒品的危害性，自觉抵制毒品，同时，加强对吸毒者进行戒毒治疗，使其康复和重返社会。

我国于1987年11月28日发布了《麻醉药品管理办法》，规定麻醉药品的种植、生产、供应、进出口等均由国家严格管制，研究试制麻醉药品新品种，必须先将计划报经卫生部审定批准后方可进行。使用麻醉药品的医务人员必须是具有医师以上专业技术职务并经考核能正确使用麻醉药品者;处方应书写完整,字迹清晰,开方医生、配方和核对人员均应签名,建立麻醉药品处方登记册;医务人员不得为自己开写麻醉药品。医疗单位对麻醉药品的管理要有专人负责,专柜加锁,专用账册,专用处方,专册登记;处方保存3年备查。

国务院于1988年12月27日正式颁布的《精神药品管理办法》,内容包括总则,精神药品的生产、供应、运输、使用、进出口,罚则和附则。该办法依据精神药品对人产生的依赖性和危害人体健康的程度,分为第一类和第二类。第一类精神药品只限供应县以上卫生行政部门指定的医疗单位,不得在医药门市部零售;第二类精神药品可供各医疗单位使用。

(二)药物依赖性的预防

药物滥用是药物、人和环境三个主要因素相互作用的结果。在这三者的作用下,会存在一类高危人群,这些人在一定的条件下会成为潜在滥用者。药物滥用的预防是通过各种手段和不同渠道的教育来实施,根据药物滥用的状况和对象,分为三个层次,即三级预防模式。

一级预防:目的在于避免问题的发生,主要对象是正常人群,未雨绸缪,主要方法是宣传、教育,传播、普及有关药物滥用的知识,抵御外界的压力和药物的诱惑。

二级预防:主要对象是处于药物滥用高度威胁的社区和人群,他们可能已经用过药物,但未成为依赖者,为亡羊补牢,通过早期发现、早期干预、早期控制,制止药物滥用的扩散和滥用者发展成依赖者。

三级预防:主要对象是药物依赖者,他们是消费性地滥用药物。其认知、情绪、行为已被药物所控制,并对药物已产生强烈的精神和身体的依赖性。其目的在于通过治疗、康复等手段,帮助他们摆脱药物,回归社会。

三级预防具有全面性、针对性、科学性和有效性。近年来,人们在预防方面已达成另一个共识:毒品滥用的预防和控制还必须坚持从减少供应和减少需求两方面着手,“三减”政策是指:减少毒品非法供应,减少毒品需求的目标与内容,减少危害。

六、戒毒治疗

药物滥用的主要原因是其正性强化效应(positive reinforcement effect),能改善人的情绪,使用这些物质后用药主体往往会产生一种无法用语言表述的欣快感,正是这种良性诱导强制使用者不间断地去追求使用药物。同时精神活性物质也具有负性强化效应(negative reinforcement effect),即停药后出现的戒断症状。因此治疗药物依赖性必须从避免或减轻戒断综合征和尽快消除心理渴求两方面考虑。治疗过程一般包括脱毒(消除负性强化作用)、防复发(消除正性强化作用)和回归社会三个有机联系的过程。回归社会需要全社会的共同关心,主要依赖于社会群体监督治疗,因此属于广泛意义上的治疗过程。

国内外目前的戒毒治疗主要集中在脱毒和防复发两个阶段。脱毒的主要目的是缓解药物滥用者因停药所致的戒断症状，因此脱毒药主要针对的是身体依赖，此期还需同时配合心理康复治疗。防复发的主要目的是防止药物滥用者在停用毒品后由于对此类毒物的记忆性欣快效应而主动再次使用该类物质，主要与精神活性物质所致的精神依赖有关。下面以海洛因医学干预为例，说明戒毒治疗过程。

(1)脱毒：是针对戒断综合征和其后的稽延症状采用相应的对症和对因治疗措施，主要有替代治疗、非替代治疗和对症治疗。

(2)防复发：主要针对患者对精神活性物质的心理渴求进行治疗。现有的治疗措施包括：阿片受体阻断药，脱毒期过后为防止患者复发并重新回归社会针对性地采取药物治疗，认知行为治疗，复吸预防，家庭、群体及社会治疗。

(一)脱毒期治疗药

临床大量观察表明，阿片类药物身体依赖有明显的自限性。在不用任何药物治疗的情况下，停用阿片类药物 7～10 天，身体依赖就会自然消失。但在这 7～10 天内机体将经历无法忍受的痛苦。脱毒是指通过一定的治疗手段缓解由于停用阿片类药物所带来的戒断综合征和后期的稽延症状，从而减弱此类药物的负性强化作用，防止突然停药所带来的不良生理和心理反应，使患者在安全舒适的状态下顺利摆脱毒品的身体依赖。脱毒治疗方法很多，包括替代治疗、非替代治疗和对症治疗。此阶段的治疗主要是针对阿片类药物戒断带来的身体和心理问题。疗效评价主要以患者在治疗过程的主观感觉和客观评价指标为依据，多采用国内外公认的一些自评和临床评价量表，如海洛因稽延性戒断症状评定量表、汉密尔顿抑郁量表、阿片类药物依赖戒断症状自评量表等，从主观和客观两方面评价戒毒治疗的效果。

1. 替代治疗药　主要是用长效阿片受体激动药或阿片受体部分激动药来替代阿片受体的强激动药，以减轻戒断症状，使患者较好地度过停药期，然后逐渐减少替代药物，直至最后停用。这样既能解除机体对毒品的身体依赖，又不至于使机体对脱毒治疗的阿片类药物产生新的依赖。临床最常用的替代药是美沙酮、丁丙诺啡(buprenorphine)。美沙酮具有与阿片受体亲和力高、作用维持时间长、成瘾潜力小等特点，是目前用作阿片类药物依赖性患者替代递减治疗的主要药物。但美沙酮替代治疗只能相对地减轻戒断症状，而不是控制所有戒断症状，另有一些症状需心理治疗。有些患者主观戒断症状没有减少，脱失率很高。

2. 非替代治疗　是指用一些非阿片类药物来对抗戒断综合征的治疗方法。研究发现，许多非阿片类药物如 α_2 肾上腺素受体激动药、一氧化氮合成酶抑制剂(NOS inhibitors)、谷氨酸 NMDA 受体阻断药(NMDA receptor blocking agents)等，虽不与阿片受体产生直接的相互作用，但能抑制阿片激动药所致的身体依赖。目前应用最广泛的是 α_2 肾上腺素受体激动药可乐定。阿片类药物依赖性患者，其中枢蓝斑核亦受阿片类药物的抑制，一旦停药，蓝斑神经元高度兴奋，自主神经系统功能紊乱，出现恶心呕吐、肌肉痉挛、流汗、心动过速、血压升高等临床症状，可乐定抑制戒断期间蓝斑核 NA 神经元的电活动，从而有效抑制临床戒断症状。

3. 对症治疗　针对脱毒期的戒断综合征和稽延期症状，适当地进行对症辅助治疗，可以缓解患者的不适感，增强脱毒药的治疗效果。例如中草药对戒断后前三天的戒断症状治疗作用较差，但可促进机体康复，促进食欲。针灸治疗也能起到一定的作用。其他可使用镇静催眠药，如地西泮(diazepam)和莨菪碱类等药物，临床上应用也较为广泛。

(二)防复发治疗药

脱毒主要是针对戒断综合征进行的药物治疗。但经脱毒治疗后，由于精神依赖并未得到纠正，患者在心理上极度渴求再次用药，加之稽延症状的存在和周围吸毒环境的干扰，复发率极高。因此如何预防复发是戒毒工作中的最大困难。当前国内外的防复发模式主要有三种，其一是阿片受体阻断药纳曲酮(naltrexone)；其二是美沙酮终身替代；其三是以康复治疗为目的的社区治疗模式。根据临床治疗后的跟踪观察和流行病学调查，可以评价某种方法在防复发治疗中的实际效果，目前评价防复发药物治疗效果的主要依据是治疗一定时间以后的复发率。

思考题

1. 解释下列概念：(1)药物滥用；(2)药物依赖性；(3)生理依赖性；(4)精神依赖性；(5)戒断症状；(6)麻醉药品；(7)精神药品；(8)稽延性戒断症状；(9)代谢抗性；(10)细胞抗性；(11)处境性滥用；(12)医源性滥用；(13)正性强化效应；(14)负性强化效应。
2. 容易滥用的药物有哪些？
3. 药物依赖性产生的主要因素有哪些？
4. 试述致依赖性药物的分类。
5. 普遍存在的药物依赖性的表现是什么？
6. 试述阿片类药物所产生的药物依赖性的特征。
7. 试述中枢神经抑制药所产生的药物依赖性的特征。
8. 药物滥用有什么危害？
9. 药物滥用如何预防？
10. 脱毒期治疗药物有哪些？

(赵丽霞)

第十六章

药事管理学

一、性质与任务

（一）性质

药事管理学（the discipline of pharmaceutical administration）是一门正在发展中的边缘、交叉学科，美国等国家将这个学科称之为社会与管理药学（social and administrative pharmacy）。国内大部分高校药学院设有药事管理学教研室，并为药学各专业本科生开设药事管理学必修课程；中国药科大学和沈阳药科大学本科阶段招收药事管理学学生，研究生阶段大部分学校设置的专业是药事管理学，少数高校比如中国药科大学设置的专业是社会与管理药学。

从药品研制、生产、经营到使用的每个环节都要涉及药事管理学问题。在研制环节，要遵循药物非临床研究质量管理规范（good laboratory practice，GLP）、药物临床研究质量管理规范（good clinic practice，GCP）以控制药品的安全性、有效性，然后还要将有关资料上报药品监督管理部门申报新药。新药上市后还要进行再评价，即根据医药学的最新学术水平，从药理学（pharmacology）、药剂学（pharmaceutics）、临床医学（clinical medicine）、药物流行病学（pharmacoepidemiology）、药物经济学（pharmaceutical economics）及药物政策（drug policy）等方面，对已批准上市的药品是否符合安全、有效、经济的合理用药原则做出临床评价（clinical evaluation），包括在社会人群中的疗效、用药方案、稳定性及费用等。另外，上市后的药品生产要符合药品生产质量管理规范（good manufacture practice，GMP）、药品经营要符合药品经营质量管理规范（good supplying practice，GSP），在使用领域也要满足药事管理的要求。随着政府财政投入越来越多，药品的经济性也在逐渐成为基本药物目录、医疗保险目录的重要考虑因素。

可见，药事管理学的性质主要包括：其一，它是药学科学的分支学科；其二，它是边缘性、交叉性和应用性学科；其三，这个学科主要借用管理学（management）、法学（law）、经济学（economics）等社会科学领域的思想和研究方法，具有社会科学（social science）的性质。

（二）基本概念

1.药事（pharmaceutical affair） 药事是指与药品的研制、生产、流通、使用、价格、互联网及广告等活动有关的事项。

2.药事管理（pharmaceutical administration） 狭义的药事管理是指国家对药品及药事的监督管理，保证药品质量，维护人类健康和用药合法权益，又称为药政管理（medicine management）或药品管理（drug administration）。广义的药事管理是指国家对药品监督管理及药事机构自身的经营管理，以及药学服务（pharmaceutical service）的管理。本章采用的药事管理定义是广义的定义。

3.药事管理学 药事管理学的理论基础与研究对象，与药学其他分支学科如药剂学、药物化学（medicinal chemistry）、药理学、药物分析（pharmaceutical analysis）、临床药学（clinical pharmacy）等不同，它以药品或药事行为为研究对象，应用社会学（sociology）、经济学、法学、管理学与行为科学（behavioral science）的原理和方法，研究药学事业中各种资源（人、财和物）的管理和法律问题，以及药学事业的影响因素及管理规律。

（三）任务

药事管理学的主要任务宏观上可以分为药政管理、生产经营管理以及药学服务管理，依次关系到药品监督、药品生产和经营企业的日常管理以及医疗机构和药品零售企业的药品使用管理。

1.药政管理 主要包括药事管理体制、药品监督管理、药品法制管理、药品知识产权保护、药学信息管理。涉及国家层面的药事管理体制、法律法规、专利、商标权、著作权以及互联网的管理。

2.生产经营管理 主要包括药品研究管理、药品生产管理、药品经营管理、药品包装管理、药品价格和广告管理。涉及药品研发、注册、生产、批发、零售等环节，以及贯穿这些环节的包装、价格和广告管理。

3.药学服务管理 主要包括药品使用管理以及药物经济学。药品使用管理强调保证药品的安全、有效，药物经济学强调保证药品的经济性。

二、药品的质量特性

（一）定义

根据《药品管理法》，药品（drug）指用于预防、治疗、诊断人的疾病，有目的地调节人的生理机能并规定有适应证或者功能主治、用法和用量的物质，包括中药材、中药饮片、中成药、化学原料药及其制剂、抗生素、生化药品、放射性药品、血清疫苗、血液制品和诊断药品等。

由上述可知，药品质量特性（the drug quality characteristics）指药品与满足预防、治疗、诊断人的疾病,有目的地调节人的生理功能的要求有关的固定特性。

(二)质量特性

药品质量特性主要包括安全性、有效性、稳定性和均一性。四种质量特性的定义及表现如表 16-1 所示。

表 16-1 药品质量特性

类别	定义	表现
有效性	在规定适应证、用法和用量下,能满足预防、治疗、诊断人的疾病,有目的地调节人的生理功能的要求	痊愈、显效和有效;完全缓解、部分缓解和稳定
安全性	按规定的适应证和用法、用量使用药品后,人体产生不良反应的程度	致癌、致畸、致突变、致死
稳定性	规定条件下(规定有效期内,生产、储存、运输和使用条件)保持其有效性和安全性的能力	稳定,便于运输、储存
均一性	药物制剂的每一单位产品都符合有效性、安全性的规定要求	制剂过程中的固有特性

从药品的供应链来看,一般在研发环节(包括药品说明书)侧重药品的安全性、有效性[《药物非临床研究质量管理规范》(GLP)、《药物临床试验质量管理规范》(GCP)];在药品生产(制剂)环节,普通药品要符合《药品生产质量管理规范》(GMP),中药材要符合《中药材生产质量管理规范》(GAP),注重稳定性和均一性;药品批发环节要符合《药品经营质量管理规范》(GSP),注重药品保管和养护中药品的稳定性和均一性以及注重供应链上游企业(供货单位)、下游企业(采购单位)的合法资格及相关药品的合法性,以及销售人员或采购人员的合法资格都要进行审核;药品使用(药店、医院)环节,更注重认清企业和销售人员的合法资格、药品来源的合法性、质量可靠性,以及使用的适宜性(相符性、正确性、合理性),药品重点监测主要关注安全性(见表 16-2)。所有这些措施从根本上,都是为了保证药品的安全性、有效性。

表 16-2 药品质量管理规范

中文名称	英文缩写	制定目的	适用范围
药物非临床研究质量管理规范	GLP	提高药物非临床研究的质量,确保实验资料的真实性、完整性和可靠性,保障人民用药安全	适用于为申请药品注册而进行的非临床研究(毒性实验)
药物临床试验质量管理规范	GCP	保证药物临床试验过程规范,结果科学可靠,保护受试者的权益	适用于进行各期临床试验、人体生物利用度或生物等效性试验

续表

中文名称	英文缩写	制定目的	适用范围
药品生产质量管理规范	GMP	加强药品生产和质量管理，保证药品生产过程的质量合格	适用于药品制剂生产的全过程、原料药生产中影响成品质量的关键工序
中药材生产质量管理规范	GAP	规范中药材生产，保证中药材质量，促进中药标准化、现代化	适用于中药材生产企业生产中药材（含植物、动物药）的全过程
药品经营质量管理规范	GSP	药品经营管理和质量控制的基本准则	药品经营企业、药品生产企业销售药品，药品流通过程中其他涉及储存与运输的机构

三、药事管理体制

（一）药事监督管理部门的职责

第十二届全国人民代表大会第一次会议批准的《国务院机构改革和职能转变方案》和《国务院关于机构设置的通知》，将国务院食品安全委员会办公室的职责、国家食品药品监督管理局的职责、国家质量监督检验检疫总局的生产环节食品安全监督管理职责、国家工商行政管理总局的流通环节食品安全监督管理职责整合，设立国家食品药品监督管理总局（正部级），为国务院直属机构。

1.职能转变

（1）取消的药品监督管理职责：①将药品生产行政许可与药品生产质量管理规范认证两项行政许可逐步整合为一项行政许可。②将药品经营行政许可与药品经营质量管理规范认证两项行政许可逐步整合为一项行政许可。③取消执业药师（licensed pharmacist）的继续教育管理职责，工作由中国执业药师协会承担。

（2）下放的药品监督管理职责：①将药品、医疗器械质量管理规范认证职责下放省级食品药品监督管理部门。②将药品再注册以及不改变药品内在质量的补充申请行政许可职责下放省级食品药品监督管理部门。③将药品委托生产行政许可职责下放省级食品药品监督管理部门[这项内容依据 2013 年 12 月 28 日公布的《全国人民代表大会常务委员会关于修改〈中华人民共和国海洋环境保护法〉等七部法律的决定》（主席令第 8 号）对《中华人民共和国药品管理法》做出修改的内容已经开始执行]。

（3）整合的药品监督管理职责：将原卫生部组织制定药品法典的职责，划入国家食品药品监督管理总局。

(4)加强的药品监督管理职责:①转变管理理念,创新管理方式,充分发挥市场机制、社会监督和行业自律作用,建立让生产经营者成为药品安全第一责任人的有效机制。②完善药品标准体系、质量管理规范,优化药品注册和有关行政许可管理流程,健全药品风险预警机制和对地方的监督检查机制,构建防范区域性、系统性药品安全风险的机制。③推进药品检验检测机构整合,公平对待社会力量提供检验检测服务,加大政府购买服务力度,完善技术支撑保障体系,提高药品监督管理的科学化水平。④规范药品行政执法行为,完善行政执法与刑事司法有效衔接的机制,推动加大对药品安全违法犯罪行为的依法惩处力度。

2. 主要药品监督管理职责

(1)负责起草药品[含中药(Chinese herb)、民族药(ethnodrug),下同]、医疗器械监督管理的法律法规草案,拟定政策规划,制定部门规章,建立药品重大信息直报制度,并组织实施和监督检查,着力防范区域性、系统性药品安全风险。

(2)负责组织制定、公布国家药典等药品和医疗器械标准、分类管理制度并监督实施。负责制定药品和医疗器械研制、生产、经营、使用质量管理规范并监督实施。负责药品、医疗器械注册并监督检查。建立药品不良反应(adverse drug reaction,ADR)、医疗器械不良事件(medical device adverse event)监测体系,并开展监测和处置工作。拟定并完善执业药师资格准入制度,指导监督执业药师注册工作。参与制定国家基本药物目录,配合实施国家基本药物制度(national essential drug system)。

(3)负责制定药品监督管理的稽查制度并组织实施,组织查处重大违法行为。建立问题产品召回和处置制度并监督实施。

(4)负责药品安全事故应急体系建设,组织和指导药品安全事故应急处置和调查处理工作,监督事故查处落实情况。

(5)负责制定药品安全科技发展规划并组织实施,推动药品检验检测体系、电子监管追溯体系和信息化建设。

(6)负责开展药品安全宣传、教育培训、国际交流与合作。推进诚信体系建设。

(7)指导地方药品监督管理工作,规范行政执法行为,完善行政执法与刑事司法衔接机制。

3. 省和省以下药品监督管理体制　明确现行体制为了强化地方各级政府食品药品安全综合监督责任,从而实行地方政府分级管理:省级食品药品监督管理机构为省级政府的工作机构,由同级卫生部门管理。市、县食品药品监督管理机构为市、县级政府的工作机构。

(二)药品监督管理其他部门的职责

1. 国家卫生和计划生育委员会的职责　主要包括:①建立国家基本药物制度。②制定国家药物政策。③负责制定中医药事业的发展规划。④制定中医药事业有关规章和政策。⑤负责审批与吊销医疗机构执业证书。⑥负责医疗机构麻醉药品(narcotic drug)和精神药品(psychotropic drug)管理(注意:研发、生产、经营、运输等领域由国家药品监督管理部门负责)。⑦负责医疗机构与实施药品不良反应报告相关的管理(注意:与麻醉药品与精神药品管理类似，卫计委只负责医疗机构内的药品不良反应，其他领域归国家药品监督管理部门）。⑧参与药品、医疗器械临床试验管理（注意：卫计委大部分职责是负责，这个职能是参与，主要负责部门是国家药品监督管理部门）。⑨负责对医疗机构药房及药品、医疗器械使用的管理和监督。⑩指导与管理医疗机构临床合理用药，规范处方行为。

与国家食品药品监督管理总局衔接的药品监督管理职责：①国家食品药品监督管理总局会同国家卫生和计划生育委员会组织国家药典委员会，制定国家药典。②国家食品药品监督管理总局会同国家卫生和计划生育委员会建立重大药品不良反应事件相互通报机制和联合处置机制。

2. 中医药管理部门的职责　主要包括：①负责拟定中医药（traditional Chinese medicine，TCM）和民族医药事业发展的规划、政策和相关标准。②负责中药及民族药的发掘、整理、总结和提高。③负责中药资源普查，促进中药资源的保护、开发和合理利用。

3. 发展和改革宏观调控部门　主要包括：①负责监测和管理药品宏观经济。②负责药品价格的监督管理工作。③依法制定和调整药品政府定价目录（主要是国家免疫规划用药、计划生育药）。④拟定和调整纳入政府定价目录的药品价格。

4. 人力资源和社会保障部门的职责　主要包括：①负责统筹拟定医疗保险、生育保险政策、规划和标准。②拟定医疗保险、生育保险基金管理办法。③组织拟定定点医疗机构、药店的医疗保险服务和生育保险服务管理、结算办法及支付范围等工作。④制定并发布《国家基本医疗保险、工伤保险和生育保险药品目录》。

5. 工商行政管理部门职责　主要包括：①负责药品生产、经营企业的工商登记、注册（注意：国家将企业审批的行政许可权给予工商行政管理部门，而药品生产、经营的行政许可权给予药品监督管理部门，因此《药品管理法》修订过程中将《药品生产企业许可证》改为了《药品生产许可证》）。②负责查处无照生产、经营药品行为。③负责药品广告监督检查与处罚发布虚假违法药品广告行为。④负责监督管理药品市场交易行为和网络商品交易行为，尤其注意包括城乡集贸市场中药材经营（注意：与药品监督管理部门的权限对比，药品监督管理部门负责药品研制、生产、经营、使用、监督管理、广告审批，药品交易和广告处罚归工商行政管理部门）。

6. 工业和信息化管理部门职责　主要包括：①负责拟定和实施生物医药产业规划、政策和标准。②承担医药行业管理工作。③承担中药材生产扶持项目管理。④承担国家药品储备管理工作。⑤配合药监部门加强对互联网药品广告的整治。

7. 商务管理部门的职责　属于药品流通行业管理部门，职责主要包括：①负责研究制定药品流通行业发展规划、行业标准和有关政策（注意商务部负责拟订药品流通发展规划和政策，国家食品药品监督管理总局负责药品流通的监督管理，配合执行药品流通发展规划和政策）。②配合实施国家基本药物制度。③提高行业组织化程度和现代化水平。④逐步建立药品流通行业统计制定。

8. 海关的职责　主要包括：①负责药品进出口口岸设置。②药品进口与出口的监管、统计与分析。

9. 公安部门的职责　主要包括：①负责涉药刑事案件受理和方案侦查。②协同药监部门打击违法制售假、劣药品的违法犯罪行为。③协同药监部门打击麻醉药品和精神药品生产、销售、使用中的违法犯罪行为。

（三）药品技术监督管理机构

药品技术监督管理机构是药品监督管理的组成部分，为药品行政监督提供技术支撑与保障。在药学概论中，应该理解各种技术监督管理机构的功能定位（见表 16-3）。

表 16-3　药品技术监督管理机构的功能定位

药品技术监督管理机构	功能定位
中国食品药品检定研究院	国家检验药品、生物制品质量的法定机构
国家药典委员会	法定的国家药品标准工作专业管理机构
药品审评中心	未上市药品（新药）注册技术审评的机构
药品评价中心	已上市药品的再评价和药品不良反应监测机构
食品药品审核查验中心	GLP、GCP、GMP、GAP、GSP 和医疗器械 GMP 制定、修订、现场检查等工作的机构
执业药师资格认证中心	执业药师考试、注册、继续教育等
国家中药品种保护审评委员会	中药品种保护、保健食品和化妆品技术审查和审评工作机构

注意：国家食品药品监督管理局已经取消执业药师的继续教育管理职责，工作由中国执业药师协会承担。

其中尤其应注意中国食品药品检定研究院，前身是中国药品生物制品检定所，主要的药品技术支撑工作包括：①承担药品、医疗器械的注册审批检验及其技术复核工作，负责进口药品注册检验及其质量标准复核工作。②承担药品、医疗器械安全相关的监督检验、委托检验、抽查检验以及安全性评价检验（GLP）检测工作，负责药品进口口岸检验工作。③承担或组织药品、医疗器械检验检测的复验及技术检定工作。④承担生物制品审批签发相关工作。⑤承担药品、医疗器械安全相关标准、技术规范及要求、检测方法制定、修订的技术复核与验证工作。⑥承担药用辅料、直接接触药品的包装材料及容器的注册检验、监督检验、委托检验、复验及技术检定工作，以及承担相关国家标准制定、修订的技术复核与验证工作。⑦负责药品、医疗器械国家标准物质的研究、制备、标定、分发和管理工作。⑧承担有关药品、医疗器械广告以及互联网药品信息服务的技术监督工作。⑨承担严重药品不良反应或事件以及医疗器械不良事件原因的实验研究。

四、国家基本药物制度

20 世纪 70 年代中期，世界卫生组织（World Health Organization，WHO）开始倡导基本药物理念。1979 年，我国开始参加 WHO 基本药物行动计划。同年 4 月，卫生部、国家医药管理总局成立“国家基本药物遴选小组”。1982 年 1 月，该遴选小组颁布了第一版《国家基本药物目录》，主要收载化学药品，未收载中成药。2009 年 3 月，《中共中央国务院关于深化医药卫生体制改革意见》提出“建立基本药物的生产供应保障体系，在政府宏观调控下充分发挥市场机制的作用，基本药物实行公开招标采购，统一配送，减少中间环节，保障群众基本用药。国家制定基本药物零售指导价格，在指导价格内，由省级人民政府根据招标情况确定本地区的统一采购价格。规范基本药物使用，制定基本药物临床应用指南和基本药物处方集”。2009 年 8 月，《关于建立国家基本药物制度的实施意见》进一步明确基本药物制度改革的目的是保障群众基本用药、减轻医药费用负担，主要政策手段是以政府宏观调控为主、市场机制为辅。2010 年 11 月，国务院发布了《建立和规范政府办基层医疗卫生机构基本药物采购机制的指导意见》，形成了以省为单位基本药物招标、网上集中采购、零差率销售等一系列政策。

（一）定义

1. 基本药物　适应基本医疗卫生需求，剂型适宜，价格合理，能够保障供应，公众可公平获得的药品。

2. 基本药物制度　对基本药物的遴选、生产、流通、使用、定价、报销、监测评价等环节实施有效管理的制度，与公共卫生、医疗服务、医疗保障体系相衔接。

（二）管理机构

主要由国家基本药物工作委员会管理，其职能包括：①协调各个环节的相关政策问题。②确定制度框架。③确定目录遴选和调整的原则、范围、程序和工作方案。④审核国家基本药物目录。

（三）基本药物目录管理

1. 遴选　遴选原则是防治必需、安全有效、价格合理、使用方便、中西药并重、基本保障、临床首选、基层能够配备。在保持数量相对稳定的基础上，原则上 3 年调整一次。必要时，可适时调整，但要经国家基本药物工作委员会审核同意。

2. 列入国家基本药物目录的条件　《中华人民共和国药典》收载的，卫生部、国家食品药品监督管理局颁布药品标准的品种。除急救、抢救用药外，独家生产品种纳入国家基本药物目录应当经过单独论证。

3. 不能纳入国家基本药物目录的情况　主要包括：①含有国家濒危野生动植物药材的。②主要用于滋补保健作用，易滥用的。③非临床治疗首选的。④因严重不良反应，国家药品监督管理部门明确规定暂停生产、销售和使用的。⑤违背国家法律、法规，或不符合伦理要求的。⑥国家基本药物工作委员会规定的其他情况。

4. 从国家基本药物目录中调出的情形　主要包括：①药品标准被取消的。②撤销药品批准证明文件的。③发生严重不良反应的。④根据药物经济学评价，可被风险效益比或成本效益比更优品种所替代的。⑤国家基本药物工作委员会认为应当调出的其他情形。

（四）基本药物使用、销售和报销

1. 各类医疗机构使用　政府举办的基层医疗卫生机构全部配备和使用基本药物，其他各类医疗机构也都必须按规定(首选药物并达到一定使用比例)使用基本药物。

2. 省增补　国家基本药物制度初期,政府举办的基层医疗卫生机构确需配备、使用非目录药品,暂由省级人民政府统一确定,并报国家基本药物工作委员会备案。该类药品从国家基本医疗保险药品目录(甲类)范围选择,确因地方特殊疾病治疗需要的,也可从目录(乙类)中选择。增加的药品应该是多家企业生产品种。

3. 销售价格　国家发展改革委制定基本药物全国零售指导价格(按通用名公布,不区分具体生产经营企业),然后实行省级集中网上公开招标采购确定中标价、统一配送、政府举办的基层医疗卫生机构全部配备和使用基本药物并实现零差率销售。

4. 报销　基本药物全部纳入基本医疗保障药品报销目录,报销比例明显高于非基本药物。

五、药品分类管理

我国自 2000 年开始实施药品分类管理制度,2001 年将其写入修订的《药品管理法》(drug administration law)。该制度主要针对药品的特殊性限定消费者的自主选择权,其中处方药(prescription drug)消费者必须凭处方消费,非处方药(nonprescription drug,即"可在柜台上买到的药物",over the counter,OTC)可以不凭处方、自主选择购买和使用。涉及的相关法规有《处方药与非处方药分类管理办法(试行)》《非处方药专有标识管理规定(暂行)》《处方药与非处方药流通管理暂行规定》。

(一)定义

1. 药品分类管理　根据药品品种、规格、适应证、剂量及给药途径,将药品分别按处方药与非处方药进行管理。

2. 处方药　必须凭执业医师或执业助理医师处方才可调配、购买和使用。

3. 非处方药　不需要凭执业医师或执业助理医师处方即可自行判断、购买和使用。根据安全性,非处方药又分为甲类 OTC、乙类 OTC,甲类 OTC 安全性低于乙类安全性。

(二)非处方药的目录、包装、标签、说明书、专有标识和印刷管理

1. 目录　OTC 目录的遴选、审批、发布和调整工作部门是国家药品监督管理部门。

2. 包装　要求:①必须印有国家指定的非处方药专有标识,必须符合质量要求,方便储存、运输和使用。②每个销售基本单元包装必须附有标签和说明书。

3. 标签和说明书　标签和说明书的用语应当科学、易懂,便于消费者自行判断、选择和使用。审批机构均为国家药品监督管理部门。

4. 专有标识　红色专有标识用于甲类 OTC,绿色专有标识用于乙类 OTC、企业指南性标志。

5. 印刷　药品的说明书和大包装可以单色印刷,标签和内包装、中包装必须按色标要求印刷。非专有标识要与药品标签、药品说明书、内包装、外包装一体化印刷。

(三)处方药、非处方药经营管理

1. 必须具有《药品经营许可证》 ①经营药品(处方药、非处方药)的批发企业。②经营处方药的零售企业。③经营甲类 OTC 的零售企业。经营乙类 OTC 的普通商业企业可以不具有《药品经营许可证》,但是必须具有乙类 OTC 准销标志。

2. 处方药和非处方药陈列的要求 处方药、非处方药应当分柜摆放。

3. 广告 处方药只能在国家卫生行政部门和国家药品监督管理部门共同指定的医学或药学专业期刊做广告,不得以公众为对象进行广告宣传。非处方药既可以在专业性医药报刊上做广告,也可以在大众传播媒介做广告。无论是处方药,还是非处方药,广告均须由生产企业所在地省级药品监督管理部门审批。

4. 不得采用的销售方式 处方药、非处方药不得采用有奖销售、附赠药品或礼品销售等销售方式。

六、药品经营与执业药师制度

2000 年 6 月,国家药品监督管理部门发布《药品经营质量管理规范》(GSP),11 月发布《药品经营质量管理规范实施细则》和《药品经营质量管理认证管理办法》。2012 年 11 月,新修订的《药品经营质量管理规范》将 2000 版的 GSP 正文和实施细则合而为一,经原卫生部部务会审议通过,2013 年 1 月以卫生部部令第 90 号颁布,自 2013 年 6 月 1 日实施,对新 GSP 的实施设置了 3 年过渡期。到 2016 年规定期限后,仍不能达到新修订 GSP 要求的企业,依照《药品管理法》停止其药品经营活动。2013 年 10 月,根据《药品经营质量管理规范》第 183 条规定,发布冷藏、冷冻药品的储存与运输管理,药品经营企业计算机系统,温湿度自动监测,药品收货与验收和验证管理等 5 个附录。附录与正文法律效力相同,同为规章,但是可以动态变化,方便药品经营质量管理。

(一)GSP 的基本精神和适用范围

GSP 的基本精神是药品经营管理和质量控制的基本准则,适用于企业的药品采购、储存、销售、运输等环节。这里的企业包括:①药品经营企业,包括药品批发企业、药品零售企业。②药品生产企业销售药品、药品流通过程中涉及储存与运输药品的环节。

(二)GSP 的主要内容

新版 GSP 共 4 章 187 条。第一章“总则”,共 4 条,阐明了 GSP 制定的依据和目的,基本精神以及适用范围。第二章“药品批发质量管理”,共 118 条,主要包括:质量管理体系、组织机构与质量职责、人员与培训、质量管理体系文件、设施与设备、校准与验证、计算机系统、采购、收货与验收、储存与养护、销售、出库、运输与配送、售后管理等内容。第三章“药品零售的质量管理”,共 59 条,主要包括:质量管理与职责、人员管理、文件、设施设备、采购与验收、陈列与储存、销售管理、售后管理。第四章“附则”,共 6 条,包括用语含义。

(三)执业药师制度

我国1994年开始实施执业药师资格制度(licensed pharmacist qualification system),是对药学技术人员的职业准入控制。执业药师资格证书全国范围有效,但是只能在一个省注册,执业类别分为西药、中药,执业范围分为生产、经营和使用。2003年,执业药师立法工作启动,但是十年来没有取得实质进展。新版GSP的颁布,使执业药师的地位得到一定提升,其中规定药品批发企业质量负责人、质量部门负责人必须是执业药师,药品零售企业负责人或法定代表人以及处方审核和合理用药指导人员必须是执业药师。截至2014年5月30日,全国取得执业药师资格的人数为277 940人,全国注册执业药师共为121 596人,执业药师注册率仅为43.7%,执业药师缺口仍然很大。

七、医疗机构药事管理与临床药师制度

临床药师(clinical pharmacist)主要在医疗机构工作,药事管理和临床药学是其主要工作内容。现阶段和医疗机构药事管理工作相关的规章主要有《医疗机构药事管理规定》《医疗机构药品监督管理办法(试行)》《医疗机构制剂注册管理办法(试行)》《医疗机构制剂配制质量管理规范(试行)》以及《医疗机构制剂配制监督管理办法(试行)》。

(一)概念

医疗机构药事管理是指医疗机构内以服务患者为中心,以医院药学为基础,以临床药学为核心,促进临床科学、合理用药的药学技术服务和相关的药品管理工作。

(二)医疗机构药事管理的主要内容

医疗机构药事管理的工作范围包括药品采购、制剂、处方、药品临床应用等方面的管理。其中临床应用管理越来越重要,也是临床药师的重要工作范围。

(三)临床药师制度

20世纪60年代起,药学教育由"化学模式"改变为"生物医学模式"。20世纪70年代中期,改为"生物-心理-社会医学模式"。西方发达国家20世纪60年代开始设置"临床药学专业",培养临床药师。1997年,美国在医院药师中已有38%受过药学专业高等教育。2002年1月,由中国卫生部发布的《医疗机构药事管理暂行规定》要求药学部门建立以患者为中心的药学管理模式,开展以合理用药为核心的临床药学工作,逐步建立临床药师制度。

国家对临床药师的配备有一定要求。根据《医疗机构药事管理规定》第34条,三级医院不少于5名临床药师,二级医院不少于3名临床药师,这些人员要求具有高等学校临床药学专业或者药学专业本科毕业以上学历,并且经过规范化培训。临床药师应当全职参与临床药物治疗工作,对患者进行用药教育,指导患者安全用药。根据《抗菌药物临床应用管理办法》第12条,二级以上医院应当配备抗菌药物等相关专业的临床药师。抗菌药

物专业的临床药师的职责是:①对本机构抗菌药物临床应用提供技术支持。②指导患者合理使用抗菌药物。③参与抗菌药物临床应用管理工作。

思考题

1.解释下列概念:(1)药事;(2)药事管理;(3)基本药物;(4)基本药物制度;(5)质量特性;(6)处方药;(7)非处方药;(8)医疗机构药事管理。

2.药事管理学属于什么性质的学科?

3.药品质量特性的具体表现是什么?

4.如何理解我国的药事管理体制?

5.我国基本药物制度包括的主要内容是什么?

6.药品分类管理的主要内容包括什么?

7.药品经营中执业药师的作用是什么?

8.医院药事管理中临床药师的作用是什么?

(左根永)

第十七章

药物经济学基本知识

一、药物经济学的概念

药物(drug)是保证人类健康不可缺少的重要物质资源,但是这种资源是有限的,尤其近些年,低价药品短缺成为社会问题。如何用有限的资源满足人类的健康需求,这是药物经济学(pharmacoeconomics,PE)要解决的现实问题。在这种背景下,本章将药物经济学定义为:应用现代经济学的研究手段,结合流行病学(epidemiology)、决策学(science of design making)、生物统计学(biostatistics)等学科研究成果,全方位地分析药物治疗的备选方案(包括非药物治疗方案)的成本、效益或效果,评价其经济学价值的差别。

从学科角度,药物经济学属于卫生经济学(health economics)的分支,而卫生经济学属于经济学(economics)的分支。该学科的性质表现在:①交叉性、综合性很强,和药物流行病学(pharmacoepidemiolog)、药学(pharmacy)、统计学(statistics)、决策学和伦理学(ethics)等学科有很深的关系。②比较性强,主要是对药物治疗等备选方案的选优。③定量性、预测性和应用性强,药物经济学评价涉及数学模型(mathematical model),需要运用统计技术进行现实模拟,用来预测现实,并将这种结论加以应用。

二、药物经济学的产生和发展

(一)萌芽阶段

药物经济学的原始思想可以追溯到成本收益分析(cost-benefit analysis)。成本收益分析的思想萌芽远在中国北宋时代的丁渭工程就有所体现。北宋真宗年间,首都汴京(即今开封)发生大火灾,导致皇宫化为灰烬,皇上命大臣丁渭修复皇宫。他经过权衡选择了一个最优方案:他先命人把皇宫前的大街挖成一条沟河,利用挖出来的土烧制成砖瓦;然后把京城附近的汴河水引入沟河,用船把大批的建筑材料直接运到宫前。新宫建成以后,把废墟及建筑废料填入沟河,修复原来的大街。一举解决了就地取土、运输和清理废料三个问题，皇帝大加赞赏，丁渭也就更受重用。

成本收益分析的起源学科之一是运筹学（operations research），在二战期间以美国为首的很多国家更深入地将成本收益分析的思路用于武器研发和运输。另外成本收益分析与工程学（engineering）、经济学关系也很大。工程学方面，美国在1902年将成本收益分析的思想用于河流及码头控制法，1936年将其用于水灾控制法。经济学方面，美国在20世纪30年代将其思想用于公共投资；1965年，公共金融学（public finance）将成本收益分析用于公共预算，标志着该方法的成熟。这也为后来的成本收益分析用于临床医学（clinical medicine）、药物治疗学（pharmacotherapy）领域奠定了基础。

（二）形成阶段

1966年，瑞斯（Rice）发表文章“计算疾病成本”。1970年，埃可顿（Acton）在对心肌梗死预防的研究过程中，首次将成本效益分析应用于医学卫生决策领域。1975年，《新英格兰医学杂志》发表诺伊豪泽尔（Neuhauser）和莱威克（Lewicki）有关大便潜血的研究，首次将成本收益分析用于临床标准操作程序。1978年，布特曼（Bootman）等人在《美国医院药学杂志》上开始介绍成本效果分析（cost-effectiveness analysis）。1980年，美国国会技术评估办公室的报告全面总结成本效益（果）分析在医疗卫生领域的应用。至此，药物经济学评价方法正式形成。

（三）独立阶段

1980年，萧恩玻姆率先提出成本效果分析应与临床药理试验同时进行。1986年，药物经济学（pharmacoeconomics）这一词语在Townsend的“上市后药品研究开发”中首次出现。1989年，爱莫恩和荷瑞思伯格出版了《药物治疗的社会经济评价》（*Socioeconomic Evaluation of Drug Therapy*）专著。1991年，布特曼（Bootman）等人出版了教材《药物经济学原理》（*Principles of Pharmacoeconomics*）。1992年，*Pharmacoeconomics*杂志创刊。药物经济学正式成为一门独立学科。

（四）发展和应用阶段

20世纪90年代开始，医药费用快速上涨，成为世界级难题。为了解决这一难题，发达国家开始将药物经济学方法引入政策应用。1990年，美国俄勒冈州（Oregon）率先将药物经济学研究应用于医疗补助制度改革。1993年，澳大利亚和加拿大率先应用药物经济学研究进行药物报销管理，并将药物经济学评价结果作为药品评审的一项正式指标。在这种背景下，一些保险公司也开始将药物经济学理念用于报销目录制定，国际上比较大的制药公司设置了专门的部门研究药物经济学，其工作人员一般称之为卫生经济与结果研究专员（Health Economics Outcome Research，HEOR）。美国目前已有多所著名大学，如Arizona大学、North Carolina大学、Washington大学、Austin大学及California大学等，设有药物经济学专业，培养药物经济学的研究生、博士生。中国也在差不多同期，卫生经济学、技术经济学（technological economics）和药事管理学（pharmacy administration）研究人员开始关注药物经济学的国际前沿，逐渐开设了相关课程，并且近年来中国药科大学还在药学一级学科下设置了药物经济学博士点，开始招收药物经济学专业硕士生和博士生。

三、药物经济学评价基础

(一)核心思想

通过药物经济学产生和发展的演变，可知药物经济学的评价思想源于成本收益分析，而成本收益分析的关键在于对手段目的分析法(means-end analysis)的理论，更具体的是对边际分析(marginal analysis)和机会成本(opportunity cost)概念的理解。

1. 手段目的分析法　就是简化解决问题的复杂性。它的基本思路是：比较问题的目标与当前情况，发现一个或几个差距，然后寻找缩小或消除差距的手段。问题即研究者期望的东西和体验的东西之间的差别，这个差距是有很多影响因素(约束条件)导致的，每个影响因素都有相应的解决手段，这些手段的组合即备选方案(alternative)。比如，医生给患者看病时，医生的目标是看好患者的疾病，但是他会根据经验判断患者有可能得了某种疾病，然后他会通过各种检查措施帮助修正假设，最后确诊疾病，然后寻找病因，并针对病因寻找组合各种解决手段的治疗方案。

2. 边际分析　手段目的分析法在经济学领域最常用的方法是边际分析，这种方法的内涵等同于高等数学中的导数(derivative)概念，但是其经济学意义要远比导数的内涵丰富，是药物经济学经常采用的方法增量分析(incremental analysis)的重要基础。“边际”即在一定情景下(边上)观察行为的变化，而识别这种情景就至为关键，而这种情景的具体化即“影响因素”或“约束条件”。

极端分析法(extreme analysis)和类比法(analogism)可以帮助识别边际情景。事物本身很复杂，极端情况下关键因素会很突出，利于观察这种变化所带来的行为改变。另外，同类事物放在一起，也利于发现关键因素的影响路径。类比法可以进一步分为自身前后比较(self controlled study)、类似事物的比较(comparison of similar things)以及事物与标准的比较(comparison between things and standard)。①自身前后比较，也就是比较情景(干预)前后的行为变化。②类似事物比较，比较就要保证可比性，在实验设计中往往通过设置实验组、对照组来实现可比性。这种方法在理想状态下可以排除混杂因素的影响，将干预因素的影响突现出来，这是药物经济学中临床试验方法的重要思想基础。③事物与标准的比较，做任何事情都有标杆，药物经济学在使用过程中，政府和私立机构同样有承受的支付意愿，这种支付意愿一般称之为成本效果阈值(cost effectiveness threshold)。

3. 机会成本　可以将边际分析中的发现进行量化。机会成本也即选择当前备选方案而放弃其他备选方案所带来的最大收益。这个概念其实内涵了类比法的思想，但是为测量这种成本提供了基本思路。

(二)备选方案

备选方案在药物经济学中可以等同于治疗方案，可以分为互斥方案(mutually exclusive alternatives)、独立方案(independent scheme)以及相关方案(relevant plan),这关系到药物经济学评价方法的选择,在药物经济学首先要进行明确。

1. 独立方案　各备选方案间互不干涉、互不影响,任一方案的被采用与否都不影响其他方案是否采用。其特点在于只考虑方案本身的经济性,无需考虑方案间的可比性。比如在保险基金足够的情况下,医疗保险药品目录中不同疾病组间的药品互相独立。

2. 互斥关系　方案间互不相容、互相排斥,选择一方案必须放弃其他方案。比如医疗保险药品目录中同一疾病关系到选择哪一些药品进目录时,药品之间就会互相竞争、互相排斥。

3. 相关关系　若选一方案,就会显著改变其他方案的成本或收益,或多个备选方案间的关系既包含独立关系又包含互斥关系。可以将其中的独立方案和互斥方案分离,转化为互斥方案来进行评价。

(三)药物经济学评价步骤

药物经济学的评价步骤就是手段目的分析法的应用,而在药物经济学分析过程中遵循科学的步骤,也是保证评价结果科学、可信的关键所在。

1. 明确问题及其解决目标　手段目的分析法中曾提到问题的识别至为关键,而目标则为研究问题划定了边界。

2. 明确评价对象　不同的评价对象所追求的目标不同,所面临的问题也不同,也会造成识别和计量成本和收益的原则和标准不同。在药物经济学研究中要明确评价对象是全社会、保险公司、医生的,还是患者及家属的。

3. 确定备选方案　找出可用于解决问题的所有可能的药物治疗或干预措施以及其他非药物治疗或干预措施形成的备选方案。备选方案要穷尽所有可能的措施或项目,要保证不遗漏;同时也要保证不重复;还要保证方案合乎法律、实践上合理、技术上可行;方案间要满足可比性;方案所解决的问题处于同一层面。

4. 选择适宜的评价指标和方法　指标和方法的选择要与所要解决的问题相适宜。评价指标可以有经济学指标、临床效果指标和效用指标,评价方法有成本效益分析、成本效果分析、成本效用分析(cost utility analysis)以及特例方法最小成本法(cost-minimization analysis)。要根据不同的研究问题,结合评价指标和方法的特点来加以选择。

5. 识别并计量成本和收益　在深刻理解成本和收益的影响因素的基础上,识别资源消耗的价格、单位,从而汇总出成本;然后根据健康结果是效益、效果还是效用,分别采用不同的技术计量收益。

6. 比较成本和收益　采用相应的经济学、统计学技术,从备选方案中选出经济最优的方案,为临床决策提供参考。

7. 进行不确定性分析　各种影响因素的变化规律,需要采用一定技术来识别并发现,以提高评价结果的适用范围。

四、药物经济学评价方法

药物经济学评价常用方法分为成本效益分析(cost benefit analysis,CBA)、成本效果分析(cost effectiveness analysis,CEA)、成本效用分析(cost utility analysis,CUA)以及最小成本分析(cost minimization analysis,CMA)。另外,增量分析法在药物经济学评价中地位也非常高。

(一)评价方法

药物经济学评价方法的思想来源于成本收益分析,除了最小成本法是另三种方法的特例外,成本效益分析、成本效果分析和成本效用分析成本测算方法是一致的,区别在于健康结果的测量不同、适用范围不同以及决策标准不同(见表17-1)。

表17-1　　药物经济学评价方法的比较

评价方法	收益计量	适用范围	决策标准
CBA	货币	适用于任何方案间的比较	净收益大于0
CEA	临床指标	只适用于两种或以上疾病治疗方案的比较	需要寻找外部参考标准
CUA	质量调整生命年等	只适用于两种或以上疾病治疗方案的比较	需要寻找外部参考标准
CMA	收益相比无统计差异	不能评价单一方案的经济性	成本最低者经济

(二)增量分析法

增量分析法也叫差额比较法(difference comparison),是对不同备选方案在各个相应时点所发生的成本和收益差额进行分析,从而推出另一方案经济性的方法。其理论依据来自于边际分析,区别在于边际分析是针对同一备选方案而言,而增量分析则针对两个备选方案而言。但是由于研究设计中强调被比较方案的可比性,最极端的可比情景就是两个备选方案一模一样,从而也就变成了边际分析。

增量分析法的步骤包括:第一步,按成本额由小到大将备选方案排序;第二步,判断成本额较低方案的经济性,如果经济,则作为基准方案,用成本额次高的方案与之形成差额进行分析;第三步,如果差额是经济的,而基准方案本身经济,也就是成本额次高的方案就是经济的;反之,则成本额次高的方案不经济。

五、药物经济学评价指南

在药物经济学评价工作中，因为人的主观认识不同，可能造成评价结果的差异较大。因此，世界上越来越多的国家制定药物经济学评价指南，用以明确药物经济学评价准则，以最大限度提高由不同评价人员所进行的评价结果的可比性。2005 年，中国医师协会牵头、政府参与，开始启动制定《中国药物经济学评价指南》，北京大学刘国恩教授负责上市前药物经济学评价，复旦大学胡善联教授负责上市后药物经济学评价，复旦大学程晓明教授负责中成药药物经济学评价。在此基础上，2008 年，中国药学会与中国医师协会受中国科协委托的 2008 年重点课题项目《中国药物经济学评价指南》启动，2011 年 4 月颁布指南。该指南项目负责人是桑国卫院士，由上市前组、上市后组、临床评价组、中成药组等四个组进行，分别由中国药学会药物经济学专业委员主任委员刘国恩教授、中国医师协会药物经济学评价中心主任委员胡善联教授、中国药学会副理事长李大魁教授和复旦大学公共卫生学院程晓明教授负责。

中国现行版《中国药物经济学评价指南》包括十个指南，分别为研究问题、研究设计、成本、健康产出、评价方法、模型分析、差异性和不确定性、公平性、外推性以及预算影响分析。该指南为在中国从事药物经济学评价提供了标准的报告格式。

六、药物经济学应用

全世界范围内的卫生系统改革，为药物经济学的发展提供了机遇。而中国自 2009 年开始的新阶段医药卫生体制改革则为中国的药物经济学者提供了机遇。现阶段药物经济学主要用于宏观卫生决策、协助制定临床用药指南以及用于指导新药研发。

(一)用于宏观卫生决策

国家的预算是一定的，政府财政的每一笔钱花费的效率和效果，需要有科学的评价报告来帮助判断，所以药物经济学研究结果经常用于确定费用补偿。澳大利亚政府是第一个参考药物经济学研究进行药物报销管理的国家，加拿大随后也进行类似的改革。还有英国国家卫生与临床技术优化研究所(national institute of health and care excellence, NICE)也将药物经济学的评价方法运用到英国卫生技术和药品的筛选过程中。

(二)协助制定临床用药指南

根据《处方管理办法》，处方用药应该坚持安全、有效和经济。尤其在医药卫生体制改革进行的大背景下，政府投入的资源越来越多，对于资源使用的经济性将越来越受重视。其中药物经济学可以研究比较不同药物治疗方案的成本、效果优劣，揭示特定疾病、特定人群的最佳药物选择和治疗步骤，是制定临床标准用药指南的重要参考。

（三）用于新药研发决策

新药研发的基本原则是安全、有效、（质量）可控和经济（价格低廉）。正如上所述，澳大利亚和加拿大已经将药物经济学用于药物报销指南，而部分欧洲国家正在运用药物经济学的研究结果，来和制药公司谈判协商药品价格。制药公司为了应对这种情况，就在市场营销部门设立药物经济学研究组，尝试在临床试验的早期就引进药物经济学研究，评估药品定价和药物可及性（the accessibility of pharmaceuticals）之间的关系。

思考题

1. 解释下列概念：(1)药物经济学；(2)手段目的分析；(3)边际分析；(4)机会成本；(5)独立方案；(6)互斥方案；(7)相关方案；(8)增量分析法。

2. 药物经济学属于什么性质的学科？

3. 药物经济学的发展历史给我们的启示是什么？

4. 手段目的分析、边际分析与机会成本间的关系是什么？

5. 药物经济学的评价步骤是什么？

6. 边际分析与增量分析的关系是什么？

7. 增量分析的步骤是什么？

8.《中国药物经济学评价指南》的分组及主要内容是什么？

9. 药物经济学的应用包括什么？

（左根永）

中英文名词对照索引

A

B

C

D

E

F

G

H

J

K

L

M

O

P

R

T

W

X

Y

Z

(张庆柱)

图书在版编目(CIP)数据

药学概论/张庆柱主编. —济南:山东大学出版社,2015.11
ISBN 978-7-5607-5400-0

Ⅰ.①药 Ⅱ.①张 Ⅲ.①药物学 Ⅳ.①R9

中国版本图书馆 CIP 数据核字(2015)第 281551 号

策划编辑:刘 彤
责任编辑:徐 翔
封面设计:张 荔

出版发行:山东大学出版社
社 址 山东省济南市山大南路 20 号
邮 编 250100
电 话 市场部(0531)88364466
经 销:山东省新华书店经销
印 刷:泰安金彩印务有限公司
规 格:720 毫米×1000 毫米 1/16
19.5 印张 442 千字
版 次:2015 年 11 月第 1 版
印 次:2015 年 11 月第 1 次印刷
定 价:32.00 元